高等院校实验教学示范中心实验教材

供医学影像、医学影像技术、生物医学工程等专业使用

医学影像技术实验教程

主　　编　黄小华

副 主 编　李真林　敬宗林　曾南林　李文荣

编　　委　(以姓氏笔画为序)

龙金津(川北医学院)	帅　桃(四川大学华西临床医学院)
兰永树(泸州医学院)	任勇军(川北医学院)
刘　念(川北医学院)	刘倩倩(川北医学院)
米良传(川北医学院)	汤梦月(川北医学院)
孙家瑜(四川大学华西临床医学院)	杨　林(川北医学院)
杨述根(泸州医学院)	李　勇(川北医学院)
李兴辉(川北医学院)	李文荣(西安交通大学)
李素平(川北医学院)	李真林(四川大学华西临床医学院)
张　志(成都医学院)	张仕勇(川北医学院)
罗　开(川北医学院)	罗银灯(重庆医科大学)
岳文军(川北医学院)	袁　元(四川大学华西临床医学院)
夏春潮(四川大学华西临床医学院)	顾　鹏(川北医学院)
黄小华(川北医学院)	曹礼庭(川北医学院)
敬宗林(川北医学院)	傅家庆(泸州医学院)
曾南林(川北医学院)	雷力行(川北医学院)

科学出版社

北　京

内　容　简　介

　　本实验教程内容涵盖医学影像技术全领域。全书分七篇、十七章、九十五节,按普通 X 线成像技术、数字 X 线成像技术、CT 成像技术、数字减影血管造影技术、磁共振成像技术、超声检查技术和核医学成像技术顺序编写,每一实验包含临床概述、诊断要求、检查注意事项、实验目的、实验内容、实验器材、实验方法、实验步骤、实验学时、实验总结、实验报告和实验思考。

　　本教程适合医学影像、医学影像技术及生物医学工程等专业的医技人员使用,各高校也可根据自身的教学计划选择本书中适宜的实验项目。

图书在版编目(CIP)数据

医学影像技术实验教程／黄小华主编．—北京:科学出版社,2013.8
ISBN 978-7-03-038287-0

Ⅰ.医…　Ⅱ.黄…　Ⅲ.影像诊断-高等学校-教材　Ⅳ.R445

中国版本图书馆 CIP 数据核字(2013)第 181907 号

　　　　责任编辑:杨鹏远　李国红／责任校对:宣　慧
　　　　责任印制:李　彤／封面设计:范璧合

科 学 出 版 社 出版
北京东黄城根北街 16 号
邮政编码: 100717
http://www.sciencep.com

北京凌奇印刷有限责任公司 印刷
科学出版社发行　各地新华书店经销

*

2013 年 8 月第 一 版　　开本:787×1092　1/16
2022 年 7 月第六次印刷　　印张:13
字数:307 000

定价:49.80 元
(如有印装质量问题,我社负责调换)

序

随着生物技术、电子技术、信息科学等学科的发展，医学影像学也随之快速发展。与之密切关联的影像技术也进入了一个崭新的发展阶段。医学影像技术已成为临床诊断、治疗及预后评估必不可少的重要手段。但是，由于学科发展的不平衡，影像技术的发展相对滞后于影像诊断，影响了整个影像学科的发展，因此进一步加强影像技术学科建设势在必行，其中最重要的就是人才培养。在目前的专业设置中，医学技术专业、医学影像专业，以及部分生物医学工程专业都在培养影像技术人才，但目前国内各大高校医学影像技术教学内容设置各异，没有统一、规范、全面、系统的实验教材，不利于专业人才的培养。

黄小华教授等影像学专家，根据他们积累的丰富经验，并参考了大量国内外文献，主持编写了这本《医学影像技术实验教程》。全书内容覆盖了全身各个系统，阐述了各种影像技术在临床实践中的地位和作用，以及不同成像技术和方法的临床应用，既有实验方法和步骤，也有实验思考。其内容反映了近年来影像学技术的新进展。本书紧扣临床实践，具有较强的针对性和实用性，适合于医学影像专业、医学技术专业、生物医学工程专业本科实验教学用，也可作为临床从事影像诊断和技术工作人员的参考书。

本书出版和发行在一定程度上填补了医学影像技术实验教学的空白，有助于促进影像技术教学和临床操作的规范化，进而提高医学影像诊断和技术水平。

川北医学院副院长

2013 年 5 月 16 日

前　言

　　医学影像学是当今医学发展最快的学科之一。先进的影像设备、琳琅的软件技术及强大的图像后处理功能对新形势下的影像医技人员提出了更高的要求。夯实理论基础、加强临床操作技能知识的培训势在必行。医学影像理论基础的教学由来已久，且随医学影像学的发展而日趋完善，并已成体系。临床操作技能知识的培训相对滞后，缘于学科发展的不平衡。迄今为止，有关医学影像技术的教材不少，但相匹配的实验教材寥若晨星，技术实验教学彰显不足，桎梏教学质量，影响教学效果。鉴于此，遵照高教"十二五"规划和原卫生部、教育部 2001 年和 2002 年颁布《中国医学教育改革和发展纲要》关于加强医学相关类专业高等教育的指示精神，结合医学影像的教学特点，编写了这本医学影像实验教程，供高等医学院校影像及相关专业学生使用。

　　医学影像技术学科实践性强，本实验教程的编写力求反映本门学科特点，基础与临床并重，理论与实践结合，注重实践，紧扣理论，将理论的每一知识点贯穿于每一实验中，让学生学有所获。全书分七篇、十七章、九十五节，按普通 X 线成像技术、数字 X 线成像技术、CT 成像技术、数字减影血管造影技术、磁共振成像技术、超声检查技术和核医学成像技术顺序编写，每一实验包含临床概述、诊断要求、检查注意事项、实验目的、实验内容、实验器材、实验方法、实验步骤、实验学时、实验总结、实验报告和实验思考。知识涵盖医学影像技术全领域，内容多，覆盖范围广，适合医学影像、医学影像技术及生物医学工程等专业各学历层次的医技人员使用，各高校也可根据自身的教学计划选择本书中适宜的实验项目。

　　本教材编写人员，均来自各高等院校从事影像技术临床、教学多年的专家、教授和学者，他们经验丰富，技术精湛。教程编写的顺利完成，得益于他们的无私奉献。另外，感谢学院领导杜勇教授、张小明教授、董国礼教授、李春平教授、翟昭华教授、杨汉丰教授和陈天武教授等对本教材的顺利完成给予的支持与帮助，最后感谢我科全体技术人员对本书完成所做的辛苦工作。

　　本教材编写内容多，编者水平有限，书中错误和缺点在所难免，恳请同道不吝指正。

2013 年 5 月于南充

目 录

第一篇 普通 X 线成像技术实验

第二篇 数字 X 线成像技术实验

第三篇 CT 成像技术实验

第一篇　普通 X 线成像技术实验

【实验要求】

1. 基础理论实验　掌握普通 X 线成像条件、相关概念及影响因素;熟悉各型普通 X 线成像设备的基本组成、主要性能特点、工作原理、临床用途及操作流程。

2. 体位学实验　正确掌握普通 X 线成像常规体位,中心 X 线的入射点及入射方式,摄影距离,滤线栅的使用原则;熟悉各常规体位的临床用途。

3. X 线特殊检查实验　掌握常用特殊检查技术基本概念及特殊检查技术的设备条件;熟悉各特殊检查技术的优缺点及临床应用价值。

4. 造影检查技术实验　掌握各种造影检查技术流程;熟悉对比剂的性能特点、引入途径、副反应的处理原则。

5. 暗室冲洗技术实验　掌握显、定影液正确配制方法(包括手工冲洗技术和自动洗片机冲洗技术)及各药液的温度控制;熟悉常用的显、定影液配方及工作原理。

【实验安全】

1. 了解 X 线机的规格、性能、特点及注意事项。

2. 熟悉显示仪表、指针读数,操作时轻调各调节按钮。

3. 了解暗盒、增感屏的结构与保养措施。

4. 熟悉 X 线胶片的特性、结构、种类和用途。

5. 严格遵守操作规程,以保障机器的安全。

6. 实验过程中必须严格防止机器过载。

7. 注意实验人员和周围环境的射线防护。

8. 实验操作完毕,调节各调节器或开关返回零位,关闭机器电源开关,断开墙闸。

【注意事项】

1. 详细了解 X 线机的性能、使用方法和操作规程后,才能开机使用。

2. 开启电源开关,显示电源电压表读数,并调节电源电压表指针在规定值范围。

3. 准确调节曝光所需的毫安大小、曝光时间、千伏值、摄影距离等参数。

4. 必须在机器性能的额定值内使用,切勿超负荷。低于额定值使用,可以延长 X 线管寿命。每次摄影曝光之后,应有数分钟间歇时间,以待阳极靶面散热。

5. 使用旋转阳极 X 线机,必须在阳极转速达到要求时曝光。

6. 在曝光过程中,不能对其参数进行临时调节,有需要时应停止曝光再行调节。

7. 随时保持 X 线机清洁,避免水分及酸、碱性物质的侵蚀,小心操作使用。

8. 使用过程中,严防机件强烈振动。若发现异常声音、臭味、漏油、控制台指针振动等,应立即停机检查。

第一章　普通 X 线成像技术理论实验

第一节　X 线影像几何学模糊实验

【临床概述】　X 线照射入三维空间的被照体后,通过胶片或荧光屏传递在二维平面上成像,由于几何投照的原理,照片影像产生模糊,影响 X 线片质量。因此,我们通过实验分析产生模糊的原因,以便减少照片影像模糊。

【诊断要求】　用于诊断的 X 线照片影像,应尽量减少由于几何投影导致的影像模糊。

【检查注意事项】

1. 被照体尽量靠近胶片。

2. 尽可能使用大的物-片距。

3. 尽量使用小焦点投照。

【实验目的】　理解 X 线影像几何学模糊产生的机理,分析其影响因素,正确处理几何学模糊。

【实验内容】

1. 分别使用大焦点和小焦点进行投照测试,计算模糊值。

2. 采用不同的物-片距进行测试,计算模糊值。

【实验器材】　医用 X 线机;矩形测试卡;X 线胶片;胶片冲洗设备。

【实验方法】

1. 带教老师现场讲解、示范。

2. 在带教老师的指导下,学生分组实践操作。

【实验步骤】

1. 测试暗盒平放于摄影台面,矩形测试卡放于暗盒中心,并做标记为 A 暗盒,采用小焦点,在 FFD＝100cm、40kV、10mAs 的条件下进行曝光。

2. 采用大焦点,其他条件相同,并标记为 B 暗盒,然后进行曝光。

3. 采用小焦点,变化物-片距离,将矩形测试卡置于距暗盒 30cm 的支架上,FFD＝100cm、40kV、10mAs 的条件,标记为 C 暗盒,然后进行曝光。

4. 比较 A、B 暗盒不同 X 线管焦点得到的 X 线照片影像的模糊值。

5. 比较 A、C 暗盒相同大小的 X 线管焦点,不同物-片距得到的 X 线照片影像的模糊值。

【实验学时】　3 学时。

【实验总结】

1. X 线管的焦点大小不同,所获得的矩形测试卡照片影像模糊值不同。

2. 相同大小的 X 线管焦点,不同的物-片距,所获得的矩形测试卡照片影像模糊值不同。

【实验报告】　根据实验观察和记录写出实验报告。

【实验思考】

1. 减小 X 线照片几何学模糊的措施有哪些?

2. 影响 X 线影像几何学模糊的因素有哪些?

第二节　滤线栅的应用

【临床概述】　X 线管发出的原发射线,在到达胶片之前的传递过程中,可产生大量杂乱无章的、低能的散射线。在 X 线摄影中,散射线使照片产生灰雾,降低照片对比度,并且不利于患者和工作人员的放射防护,所以在临床工作中,常使用滤线栅来消除散射线。

【诊断要求】　在 X 线摄影中,必须正确使用滤线栅,才会获得满意的图像质量。

【检查注意事项】

1. 使用聚焦栅、格栅时勿将滤线栅反置。

2. X 线中心线要对准滤线栅中线,左右偏移不要超过 3cm。

3. 倾斜 X 线管时,倾斜方向只能与铅条排列方向平行。

4. 使用聚焦栅时,焦点至滤线栅的距离要在滤线栅焦-栅距允许范围内。

5. 使用调速运动滤线栅时,要调好与曝光时间相适应的运动速度,一般运动时间应长于曝光时间的五分之一。

6. 使用平行栅时,摄影距离要增大。

【实验目的】

1. 了解滤线栅的分类和结构。

2. 熟悉滤线栅的工作原理。

3. 掌握滤线栅的使用方法。

【实验内容】

1. 观察滤线栅的构造。

2. 掌握在不同情况下滤线栅的使用方法。

【实验器材】　医用 X 线机;聚焦式滤线栅(焦-栅距为 100cm);胶片;暗盒;铅橡皮(铅板);胶片冲洗设备。

【实验方法】

1. 带教老师现场讲解、示范滤线栅的使用。

2. 学生通过分组实践操作,掌握滤线栅正确使用的方法。

【实验步骤】

1. 将装有胶片的暗盒平放于摄影台上,使胶片长轴与摄影台长轴平行。

2. 用粉笔将暗盒纵向划分为六等份,按照以下方式分别摄片。

(1) 用铅橡皮(铅板)遮挡 5/6 份,把聚焦滤线栅正放,放于暗盒之上,X 线管中心线对准胶片中心入射,在 FFD = 100cm、50kV、20mAs 的条件下曝光,并标记为"1"。

(2) 移动铅橡皮(铅板),改为曝光区 2,将滤线栅倒置,其他条件同上。曝光,并标记为"2"。

(3) 移动铅橡皮(铅板),改为曝光区 3,将滤线栅正放,FFD = 50cm,其他条件相同。曝光,并标记为"3"。

(4) 移动铅橡皮(铅板),改为曝光区 4,将滤线栅正放,倾斜 X 线管,使中心 X 线与滤线栅铅条垂直方向成 30°角,FFD = 100cm,其他条件相同。曝光,并标记为"4"。

(5) 移动铅橡皮(铅板),改为曝光区 5,将滤线栅正放,倾斜 X 线管,使中心 X 线与滤线栅铅条平行方向成30°角,FFD=100cm,其他条件相同。曝光,并标记为"5"。

(6)移动铅橡皮(铅板),改为曝光区6,将滤线栅正放,移动X线管,使焦点偏离滤线栅中心10~20cm,FFD=100cm,其他条件相同。曝光,并标记为"6"。

(7)进行胶片后处理。

(8)进行照片质量分析。

【实验学时】 3学时。

【实验总结】

1. 滤线栅是消除散射线的有效方法。

2. 正确使用滤线栅是获得优质照片的关键。

【实验报告】 根据实验观察和记录写出实验报告。

【实验思考】

1. 滤线栅的工作原理是什么?

2. 滤线栅的主要技术参数及特点有哪些?

3. 滤线栅有哪些分类?每一类的特点是什么?

第三节　X线胶片感光特性的测定

【临床概述】 X线胶片感光特性测定是一种建立感光材料的特定曝光量与所产生的相应的影像密度之间度量的方法,测定的方法有很多种,最常用的是铝梯定量测定法。

【诊断要求】 X线胶片的感光特性决定了图像质量的好坏,临床工作中要根据实际情况选用不同成像性能的胶片进行摄影。

【检查注意事项】

1. 铝梯曝光法是对同一种胶片进行两次曝光。

2. 第二次曝光量是第一次曝光量的两倍,其他条件不变。

3. 绘制胶片特性曲线时,第二个坐标图横轴是以曝光量的对数值表示的。

【实验目的】 掌握利用X线双倍曝光法制作胶片特性曲线的方法,并通过特性曲线计算X线胶片特性值。

【实验内容】 通过铝梯曝光法获得曝光量和所产生密度的值,绘制胶片特性曲线,并计算胶片特性值。

【实验器材】 医用X线机;21阶铝梯;医用X线胶片;暗盒;铅橡皮;透视密度计;胶片冲洗设备。

【实验方法】 通过带教老师的讲解,同学亲自实践操作,绘制出胶片特性曲线,并计算胶片特性值。

【实验步骤】

1. 拍摄铝梯单、双倍曝光照片　将X线胶片放入暗盒内,用铅橡皮遮住暗盒的一半,再将铝梯置于暗盒上,用60kV、5mAs对胶片曝光;用铅橡皮遮住已感光的一半胶片,将铝梯置于未感光胶片的暗盒中心,用60kV、10mAs再次曝光。冲洗后可得到铝梯的单、双倍曝光像。另外,曝光时在铝梯旁放置一块铅橡皮,得到胶片的本底灰雾(最小密度D_{min})。

2. 在同一坐标下绘制单、双倍曝光曲线

(1)利用透射密度计依次对单、双倍铝梯像各阶的密度进行测量。

（2）在同一坐标下绘制出单、双倍曝光曲线，横坐标为铝梯的阶数，纵坐标为 X 线照片的密度。

3. 绘制 X 线胶片的特性曲线　在方格纸上画两个坐标，第一个坐标的横坐标表示铝梯的不同阶，纵坐标表示不同阶的密度值。第二个坐标图的纵坐标以 1.0mm 作为 0.02D，其标度由 0.0 至 3.0。横坐标以曝光量的对数值表示，也取 1.0mm 作为 0.02D。将记录的不同阶的密度值描记在坐标中，这样就形成两条密度曲线（图 1-1）。

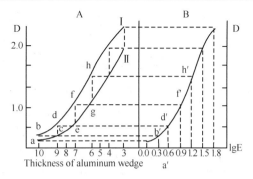

图 1-1　胶片特性曲线

4. 计算 X 线胶片的特性值　本底灰雾（最小密度 D_{min}）、最大密度（D_{max}）、宽容度（L）、感光度（S）、反差系数（γ 值或 $\overline{G}$ 值）。

【实验学时】　3 学时。

【实验总结】　铝梯双倍剂量测定法是利用铝梯按一定差值衰减 X 线量，获取胶片上所得的相对曝光量及对应产生的密度值，绘制胶片特性曲线，并从特性曲线上计算胶片特性值。这种方法简便易行，对空间和时间的要求不高，可以作为一种测试 X 线胶片感光特性的方法。

【实验报告】　根据实验观察和记录写出实验报告。

【实验思考】

1. 根据胶片特性曲线图比较两种以上不同胶片的感光特性有何不同？

2. 根据胶片特性曲线计怎样算 X 线胶片的特性值？

第二章　人体各部位普通 X 线成像技术实验

第一节　头颅普通 X 线成像技术实验

【临床概述】　头颅正侧位普通 X 线成像可用于头颅外伤、头颅大小与外形异常、颅内压力增高等疾病,特殊情况可作头颅切线位及斜位的摄影。颅内病变可经颈动脉注射对比剂后摄影检查,但有一定的局限性和风险。目前 CT 检查对头颅诸骨的显示更清晰,特别是对颅内病变的检查更佳。

【诊断要求】

1. 头颅正位摄影　显示头颅正位影像,颅骨全部包括在照片内,骨板及骨质结构显示清楚;矢状缝及鼻中隔影像居中,眼眶、上颌窦、筛窦、顶骨、两侧颞骨的影像对称;眼眶正中可见颞骨岩部上缘,内听道显示。

2. 头颅侧位摄影　显示头颅侧位整体观影像,颅骨全部包括在照片内,上缘包括顶骨,前缘包括额骨、鼻骨,后缘包括枕外隆凸;蝶鞍影像居中,鞍底呈单边显示,颅骨内、外板和板障及颅缝影像显示清楚。

【检查注意事项】　去除能产生伪影的异物,如:发夹、耳环及活动义齿等金属饰物;对不合作的患者或儿童可适当给予镇静剂,防止运动产生伪影;在照射中给被检者甲状腺、性腺等对射线敏感的部位适当防护。

【实验目的】

1. 掌握头颅普通 X 线成像的适应证。

2. 掌握头颅普通 X 线成像前的相关准备。

3. 掌握头颅普通 X 线成像的步骤及相关解剖。

4. 掌握头颅各基准径线及面的应用。

5. 掌握照射野的应用。

【实验内容】

1. 头颅普通 X 线成像体位的设计和中心线的确定。

2. 头颅普通 X 线成像曝光参数的选择。

3. 头颅普通 X 线成像的步骤及注意事项。

【实验器材】　DR;干式胶片;热敏打印机;X 射线防护用品;氧气瓶或氧气袋;抢救药品。

【实验方法】

1. 检查前准备。

2. 体位设计和中心线的确定。

3. 曝光参数的选择。

4. 图像的显示和胶片打印。

5. 认识图像显示的相关解剖结构。

【实验步骤】

1. 检查前准备

(1) 与患者沟通,以消除其顾虑和紧张情绪。

（2）嘱患者除去头上发夹、耳环及活动义齿等金属饰物。

（3）对于儿童和不合作患者,可根据情况给予镇静剂,以减少运动伪影。

2. 检查方法

（1）头颅正位:①体位设计:患者取俯卧位,正中矢状面垂直于床面,并重合于床中线;下颌内收,额部及鼻尖紧贴床面,听眦线(OML)垂直于床面;两侧外耳孔与床面等距,照射野上缘超出颅顶3cm。如果患者处于昏迷状态或不能配合,可让患者仰卧摄影。②中心线:经枕外隆凸至眉间垂直射入探测器。③摄影距离:100cm。

（2）头颅侧位:①体位设计:患者取俯卧位,头部侧转,被检侧贴近床面;头颅矢状面与床面平行,下颌稍内收,听眦线与床面边缘垂直。②中心线:对准外耳孔前、上 2.5cm 处垂直射入探测器。③摄影距离:100cm。

【实验学时】　3 学时。

【实验总结】

1. 头颅正侧位是头颅普通 X 线成像的常规体位,常用于头颅外伤及其他颅内病变的检查。

2. 头颅正位常用于观察颅骨的骨质、对称性、骨板厚度及颅内情况。

3. 头颅侧位常用于观察颅骨的骨质、骨缝及蝶鞍的形态和大小情况。

4. 对于头颅外伤患者应尽量减少搬动,正位摄影常采用头颅前后位,侧位摄影常采用头颅水平侧位。若患者意识不清,应采取适当的头颅固定措施。

5. 根据设计的体位找准中心线,选择好曝光参数。

6. 对患者检查部位以外的辐射敏感组织和器官加以防护。

【实验报告】　根据实验观察和记录写出实验报告。

【实验思考】

1. 头颅普通 X 线成像的适应证有哪些?

2. 头颅普通 X 线成像的相关准备及步骤有哪些?

3. 头颅 X 线标准影像显示的各部位的位置有哪些?

第二节　乳突普通 X 线成像技术实验

【临床概述】　检查乳突病变常用许氏位及梅氏位,许氏位显示乳突侧位影像,梅氏位显示乳突的轴位影像。对无骨质破坏的病变显示欠佳,对胆脂瘤显示较好。

【诊断要求】

1. 乳突许氏位显示乳突的侧位影像　照片上乳突气房显示清晰,乳突尖投影于照片下部;内、外耳道及鼓室影基本重叠,位于颞颌关节后方;耳道影的稍上方可见鼓室、上隐窝及鼓窦的投影;岩部上缘乙状窦壁及窦硬膜角在照片上均能清晰可见。

2. 乳突梅氏位显示颞骨岩部的轴位影像　鼓室、乳突窦、内耳道、咽鼓管及颈动脉管、颞颌关节间隙显示清晰,岩骨长径与横径之比约 4 : 1,无明显变形。

【检查注意事项】

1. 去除产生伪影的异物,如:发夹等。

2. 摄影前嘱咐患者保持体位不动。

3. 注意许氏位及梅氏位体位的角度及中心线入射点。

4. 照射野要适当,患者病变侧外耳廓要折叠。

【实验目的】

1. 掌握乳突普通 X 线成像的适应证。

2. 熟悉乳突普通 X 线成像前的相关准备。

3. 掌握乳突普通 X 线成像的步骤及相关解剖。

【实验内容】

1. 乳突普通 X 线成像体位的设计和中心线的确定。

2. 乳突普通 X 线成像曝光参数的选择。

3. 乳突普通 X 线成像的步骤及注意事项。

【实验器材】 DR;干式胶片;热敏打印机;X 射线防护用品;氧气瓶;抢救药品。

【实验方法】 同本章第一节。

【实验步骤】

1. 检查前准备

(1) 与患者沟通,消除其顾虑和紧张情绪。

(2) 嘱患者除去头上发夹、耳环及活动义齿等金属饰物。

(3) 对儿童和不合作患者,可根据情况给予镇静剂,以减少运动伪影。

2. 检查方法

(1) 乳突许氏位:①体位设计:患者取俯卧位,头侧置成标准头颅侧位,被检侧耳廓向前折叠,并紧贴床面;患侧外耳孔置于床面正中线上,下颌稍内收,听眶线垂直床面。②中心线:向足侧倾斜25°,通过被检侧外耳孔射入探测器中心。③摄影距离:100cm。

(2) 乳突梅氏位:①体位设计:患者取仰卧位,面部转向被检侧;被检侧耳廓向前折叠,耳廓后沟置于床面正中线上;头部正中矢状面与床面成45°,下颌内收,听眶线与床面垂直。②中心线:向足侧倾斜45°,侧面观通过患侧外耳孔,将中心线与对面交点对准照射野上缘。③摄影距离:100cm。

【实验学时】 3 学时。

【实验总结】

1. 乳突许氏位摄影常用于观察鼓室、鼓窦、乳突气房、乙状窦及听骨的情况,需摄双侧。

2. 乳突梅氏位摄影常用于观察内外耳道、鼓窦、岩耳、下颌骨髁状突的情况。

3. 根据患者的情况确定最佳检查体位。

4. 根据设计的体位找准中心线,选择曝光参数。

5. 给患者检查部位以外的对辐射敏感的组织和器官加以防护。

【实验报告】 根据实验观察和记录书写实验报告。

【实验思考】

1. 乳突普通 X 线成像的目的是什么?

2. 乳突普通 X 线成像的相关准备和步骤有哪些?

3. 乳突普通 X 线成像标准影像显示的内容有哪些?

第三节 副鼻窦普通 X 线成像技术实验

【临床概述】 临床上常用华氏位与柯氏位来检查副鼻窦腔疾病,也可用于显示上颌骨及颧骨等。

【诊断要求】

1. 华氏位两侧上颌窦对称显示于眼眶之下,呈倒置的三角形,颞骨岩部的投影位于上颌窦影的下方,后组筛窦及额窦显示良好。

2. 柯氏位额窦投影于眼眶的内上方,眼眶投影于照片的中部,两侧对称,其内可见眶上裂,前组筛窦显示于两眼眶影之间。

【检查注意事项】

1. 去除产生伪影的异物,如:发夹等。

2. 摄影前嘱咐患者保持体位不动。

3. 注意两体位的中心线和角度,照射野要适中,如上颌窦腔有积液,多采用立位摄影。

【实验目的】

1. 掌握副鼻窦 X 线检查的目的。

2. 熟悉副鼻窦 X 线检查前的相关准备。

3. 掌握副鼻窦 X 线检查的步骤及副鼻窦的相关解剖。

【实验内容】

1. 副鼻窦 X 线检查体位的选择和中心线的确定。

2. 副鼻窦 X 线检查曝光参数的选择。

3. 副鼻窦 X 线检查的步骤及注意事项。

【实验器材】 DR;干式胶片;热敏打印机;X 射线防护用品;氧气瓶;急救药品。

【实验方法】 同本章第一节。

【实验步骤】

1. 检查前准备

(1) 与患者沟通以消除其顾虑和紧张情绪。

(2) 嘱患者除去头上发夹、耳环及活动义齿等金属饰物。

(3) 对儿童和不合作患者,可根据情况给予镇静剂,以减少运动伪影。

2. 检查方法

(1) 华氏位:①体位设计:患者取俯卧位,正中矢状面垂直于床面,并与床面中线重合;下颌骨颏部置于床面,头稍后仰,听眦线(OML)于床面成 37°角;鼻根对准探测器中心。必要时也可以才采用站立摄影。②中心线:经鼻根部垂直探测器射入。③摄影距离:100cm。

(2) 柯氏位:①体位设计:患者取俯卧位,正中矢状面垂直于床面,并与床面中线重合;额部及鼻尖置于床面上,下颌内收,听眦线(OML)垂直于床面;鼻根对准探测器中心。②中心线:向足侧倾斜23°角,经鼻根部射入探测器。③摄影距离:100cm。

【实验学时】 3 学时。

【实验总结】

1. 华氏位 X 线检查常用于观察上颌窦、额窦、前及后组筛窦、上颌骨等骨质。

2. 柯氏位 X 线检查常用于观察额窦、筛窦、眼眶、眶上裂等。

3. 如果患者需要观察鼻窦内的积液,应采用站立华氏位,立位较俯卧位更有价值。

4. 根据患者情况设计出最佳的体位,找准中心线,选择曝光参数。

5. 对患者检查部位以外的辐射敏感组织和器官加以防护。

【实验报告】 根据实验观察和记录写出实验报告。

【实验思考】

1. 副鼻窦普通 X 线成像的用途有哪些？

2. 副鼻窦普通 X 线成像的相关准备和步骤有哪些？

3. 副鼻窦普通 X 线成像标准影像显示的内容有哪些？

第四节　内听道普通 X 线成像技术实验

【临床概述】　内听道病变多采用汤氏位及格氏位,汤氏位除用于内听道病变,还常用于头颅枕部外伤。当患者枕部外伤无法仰卧时可采用反汤氏位。临床上,汤氏位及反汤氏位是内听道病变及头颅枕部外伤在普通 X 线检查中较常用的检查方法。

【诊断要求】

1. 汤氏位照片上包括全部枕骨、岩骨、眶骨及下颌骨升支,矢状缝与鼻中隔连线位于照片正中,两侧内听道位于岩骨正中且清楚显示,鞍背位于枕骨大孔内 1/2 处且清楚显示。

2. 反汤氏位影像的表现为两岩骨角增大,其余的影像同汤氏位。

【检查注意事项】

1. 去除能产生伪影的异物,如发夹、耳环等。

2. 嘱咐患者保持体位不动。

3. 注意中心线的角度及入射点。

4. 照射野要适中。

【实验目的】

1. 掌握汤氏位、反汤氏位 X 线成像的适应证。

2. 熟悉汤氏位、反汤氏位 X 线成像前的相关准备。

3. 掌握汤氏位、反汤氏位 X 线成像的步骤及相关部位解剖。

【实验内容】

1. 汤氏位、反汤氏位 X 线摄影体位的设计和中心线的确定。

2. 汤氏位、反汤氏位 X 线摄影曝光参数的选择。

3. 汤氏位、反汤氏位 X 线摄影的步骤及注意事项。

【实验器材】　DR;干式胶片;热敏打印机;X 射线防护用品;氧气瓶;抢救药品。

【实验方法】　同本章第一节。

【实验步骤】

1. 检查前准备

(1) 与患者沟通消除其顾虑和紧张的情绪。

(2) 嘱患者除去头上发夹、耳环及活动义齿等金属饰物。

(3) 对儿童和不合作患者,可根据情况给予镇静剂,以减少运动伪影。

2. 检查方法

(1) 汤氏位:①体位设计:患者取仰卧位,正中矢状面垂直于床面,并重合于床中线;下颌内收,听眦线(OML)垂直于床面;照射野上缘超出颅顶。②中心线:向足侧倾斜 25°～30°,对准眉间上方处,经枕外隆凸射入探测器。③摄影距离:100cm。

(2) 反汤氏位:①体位设计:患者取俯卧位,正中矢状面垂直于床面,并与床中线重合;下颌稍内收,听眶线与床面垂直;照射野上缘超出颅顶。②中心线:向头侧倾斜 25°～30°,

对准枕外隆凸,经眉间上方射入探测器。③摄影距离:100cm。

【实验学时】 3 学时。

【实验总结】

1. 汤氏位普通 X 线成像常用于观察枕骨及顶骨后部,颞骨岩部、枕骨大孔及鞍背床突等情况。

2. 反汤氏位普通 X 线成像的影像表现为两岩骨角增大,其余的影像同汤氏位。

3. 根据患者的情况设计最佳的摄影体位。

4. 根据设计的体位找准中心线,选择好曝光参数。

5. 对患者检查部位以外的对辐射敏感的组织和器官加以防护。

【实验报告】 根据实验观察和记录写出实验报告。

【实验思考】

1. 汤氏位、反汤氏位普通 X 线成像的适应证有哪些?

2. 汤氏位、反汤氏位普通 X 线成像的相关准备及步骤有哪些?

3. 汤氏位、反汤氏位普通 X 线成像标准影像显示的内容有哪些?

第五节　颈椎普通 X 线成像技术实验

【临床概述】 颈椎外伤多采用颈椎正侧位,但寰枢椎骨折时须采用颈椎张口位,使寰椎、枢椎及寰枢关节从口腔中显示出来。如果患者患有颈椎病,多采用颈椎侧位及颈椎左右双斜位。斜位分后前斜位和前后斜位,区别在于左、右后前斜位显示同侧椎间孔,前后斜位则相反。如:左前斜位显示右侧椎间孔,右前斜位显示左侧椎间孔。

【诊断要求】

1. 颈椎张口位　第 1、2 颈椎于上、下齿列之间显示,第 2 颈椎位于其正中;上中切牙牙冠与枕骨底部相重,第 2 颈椎齿状突不与枕骨重叠,单独清楚的显示;齿状突与第 1 颈椎两侧块间隙对称,寰枕关节呈切线状显示。

2. 颈椎侧位　显示全部颈椎侧位影像,第 1~7 颈椎显示于照片正中;每个椎体前后缘均无双边影出现;椎体骨质、各椎间关系显示清楚;下颌骨不与椎体重叠;气管、颈部软组织层次清晰。

3. 颈椎斜位　显示颈椎斜位影像,第 1~7 颈椎显示于照片正中;近探测板侧椎间孔、椎弓根显示清楚,椎间孔显示于椎体与棘突之间,椎弓根投影于椎体正中;诸椎体骨质清晰,椎间隙清晰;下颌骨不与椎体重叠。

【检查注意事项】

1. 去除能产生伪影的异物,如:耳环、项链等。

2. 嘱咐患者保持不动。

3. 照射野要适中。

4. 照寰椎和枢椎时应除去活动义齿,以减少伪影重叠。

【实验目的】

1. 掌握颈椎普通 X 线成像的适应证。

2. 熟悉颈椎普通 X 线成像前的相关准备。

3. 掌握颈椎普通 X 线成像的步骤及影像涉及部位的相关解剖。

【实验内容】

1. 颈椎普通 X 线成像体位的设计和中心线的确定。

2. 颈椎普通 X 线成像曝光参数的选择。

3. 颈椎普通 X 线成像的步骤及注意事项。

【实验器材】 DR;干式胶片;热敏打印机;X 射线防护用品;氧气瓶;抢救药品。

【实验方法】 同本章第一节。

【实验步骤】

1. 检查前准备

（1）与患者沟通消除其顾虑和紧张情绪。

（2）嘱患者除去头上发夹、耳环及活动义齿等金属饰物。

（3）对儿童和不合作患者,可根据情况给予镇静剂,以减少运动伪影。

2. 检查方法

（1）颈椎张口位:①体位设计:患者取仰卧位,双上肢放于身旁,头颅正中矢状面垂直台面并与台面中线重合;头后仰,使上颌门齿咬面与乳突尖的连线垂直于台面,上、下切牙连线对照射野中心;曝光时嘱患者口张大或令患者发"啊……"声。如果患者口腔有活动义齿,摄影前应取下。②中心线:通过两嘴角连线中点,垂直射入探测器。③摄影距离:100cm。

（2）颈椎正位:①体位设计:患者取仰卧位或站立位,身体正中矢状面垂直探测器并重合于探测器中线;两臂自然下垂置于身旁,头稍上仰,听鼻线垂直于探测器。照射野上缘于外耳孔平齐,下缘包括第一胸椎。②中心线:向头侧倾斜 10°～15°角,经甲状软骨射入胶片。③摄影距离:100cm。

（3）颈椎侧位:①体位设计:患者取站立侧位,两下肢分开使身体平稳,头颈部正中矢状面平行于摄影架面板;双肩下垂,必要时可以借助外力向下牵引;头稍后仰,上颌门齿咬合面与乳突尖端连线与水平面平行。照射野上缘平外耳孔,下缘包括第 1 胸椎。②中心线:经甲状软骨平面,颈部前后缘连线中点,水平方向垂直射入探测器中心。③摄影距离:50～100cm。

（4）颈椎斜位:①体位设计:患者取站立位,面向摄影架,被检侧靠近摄影架面板,使人体冠状面与摄影架面板约成 55°～65°角,下颌稍前伸,双肩下垂,照射野上缘包括外耳孔,下缘包括第一胸椎。②中心线:对准甲状软骨平面颈部中点,水平方向垂直射入探测器中心。③摄影距离:100～150cm。

【实验学时】 3 学时。

【实验总结】

1. 颈椎张口位 X 线成像,常用于观察寰椎和枢椎的情况。

2. 颈椎正位 X 线成像,常用于观察第 3 至第 7 颈椎的钩突、正位序列等情况。

3. 颈椎侧位 X 线成像,常用于观察全部颈椎的情况,也可用于观察喉部软组织情况。

4. 颈椎斜位 X 线成像,常用于观察颈椎椎间孔、小关节及椎弓根的情况。

5. 如果患者颈椎骨折或椎体不稳,需要摄取颈椎照片,必要时请临床医生在场协助固定体位,以免患者移动而发生意外。

6. 对患者检查部位以外的对辐射敏感的组织和器官加以防护。

【实验报告】 根据实验观察和记录写出实验报告。

【实验思考】

1. 颈椎不同体位普通 X 线成像的适应证有哪些？
2. 颈椎不同体位普通 X 线成像的相关准备及步骤有哪些？
3. 颈椎不同体位 X 线标准影像显示的内容有哪些？

第六节　胸部普通 X 线成像技术实验

【临床概述】　胸部普通 X 线检查是胸部常规检查的最重要手段之一,对于临床病变的早期发现、治疗、临床疗效的判断及临床预后都有极其重要的作用。

常规胸部检查 X 线平片根据不同的病变及要求采用不同的检查体位及其组合来完成。胸部正侧位是最常见的胸部病变检查体位,根据不同的病变可分别摄取左侧位或右侧位。肺尖病变可用前弓位或前凹位来检查;胸部外伤常规采用正斜位,通常以患侧靠近探测器作为选择标准;对心脏 X 线检查应根据房室形态改变的诊断要求设计体位,一种是胸部后前位加左、右斜位,另一种是胸部后前位、左侧位加右前斜位;对于床旁胸片的检查,尽量采用半卧位或者坐卧位,如果患者身体情况不允许,也可以采用仰卧位。在成像条件选择时应充分考虑婴幼儿肺组织结构含气不良的特殊性,选用恰当的条件进行检查。特殊疾患或外伤不能移动患者,可以参照床旁摄影模式采用仰卧摄影方式进行检查。

【诊断要求】　骨性胸廓是否对称？双肺透光度是否异常？肺纹理是否清晰？双肺有无异常密度影？双肺门是否增大增浓？肺双侧膈面是否光滑？纵隔是否居中且有无增宽？心影及大血管影有无异常等。基于以上诊断要求,胸部普通 X 线检查应注意以下问题。

1. 解剖结构范围　上缘以包含颈椎 5 至颈椎 7 为界,下缘以包含双侧浮肋肋骨连线为界,左右双侧以胸廓外侧缘为界(根据检查目的也可以双侧肋膈角为界),双侧四肢附带骨包括锁骨、肩胛骨、肱骨头部。脊柱纵隔居中,心影不偏。

2. 体位学标准　图像显示以标准解剖学姿势为标准。

3. 技术检查显示特点　常规胸部检查显示范围:同解剖结构范围;肺纹理清晰、心影旁肺纹理显示充分、肺门结构清晰。

4. 窗口技术的要求　胸部图像对比度较好,通过简单窗位、窗宽调节便可;特殊情况下,可采用操作处理软件对相应伽马值、对比度、亮度、线性数据做组织均衡技术(tissue equalization technique,TE)处理。原则上原始图像含有的数据量最大,TE 技术只是对感兴趣区图像细节对比观察的一个补充手段,应尽量选取原始数据进行图像处理。

【检查注意事项】

1. 了解检查的要求及目的　认真阅读会诊单,明确检查目的,确定检查方法及相应检查体位。

2. 检查前准备　包括设备和被检者的检查前准备;呼吸气状态的准备;异物的去除;精神状态的准备等。

3. 图像显示要点及特点　首先进行胸部后前位或前后位检查,了解被检者的大致信息,及时修改或调整检查方法以提高被检信息的检出。

4. 保证图像质量　外伤状态下斜位角度的选取以偏转后侧胸壁肋骨是否显示完全为标准,角度选取为 5°~15°;心脏检查必须按诊断学显示要求进行;外伤状态下肋骨检查必须包含全部肋骨;图像对比度及密度有利于图像细节的观察等。

5. 检查条件的记录及比较。

6. 被检者信息的特点及信息反馈。

7. 从诊断学角度比较图片显示效果是否满足读片需要。

【实验目的】

1. 掌握胸部普通 X 线成像的方法及要点。

2. 掌握常规胸部的 X 线解剖图及优质图像的评价标准。

3. 了解心脏普通 X 线成像检查的特点。

4. 了解特殊情况下 X 线胸部检查的特点。

【实验内容】

1. 检查前准备。

2. 常规胸片摄影的操作步骤。

3. 常规胸部普通 X 线成像检查的注意事项。

4. 常规胸部普通 X 线成像的高管电压摄影。

5. 图像显示要点及特点;图像后处理。

6. 打印技术对图像显示的要求。

【实验器材】 中、高频 X 线机各一台;8×10、10×12 英寸激光胶片及探测器或 IP 板;医用人体教学模型(简称体模)或模拟显示过程的志愿者;网络打印机一台;医学影像存档与通信系统(picture archiving and communication system,PACS)或医学信息系统(hospital information system,HIS)一台。

【实验方法】

1. 胸部普通 X 线成像系统的图像采集。

2. 运用图像后处理技术处理图像。

3. X 线解剖与影像图像的比较。

【实验步骤】

1. 胸部正位(后前位)

(1) 将探测器机架设置于与地面垂直状态,球管与探测器处于互联耦合状态。

(2) 体模或被检者取站立位,双脚分开,上体前倾使其前胸部紧贴探测器,矢状面与胶片垂直,使下颌前伸,置于探测器上缘;两肩放平,使锁骨成水平位以减少与肺尖重叠,探测器高出肩部约 5cm,两肘屈曲,手背放于髂外侧,两肘内旋,以使两肩胛骨减少与肺部的重叠(也可使其双臂抱住片架以固定胸部,注意要点是肩部向前紧贴以保证肩胛外旋减少与肺野肺纹理的重叠),调整准直仪使胸部两侧对称位于照射野范围内。

(3) 焦-片距为 180cm 或 200cm,中心线水平对准第 4 或 6 胸椎。

(4) 选择常规曝光条件曝光,记录曝光条件。

(5) 选用适合图像的显示窗口技术调整显示效果,将调整好的图像用激光打印机打印,打印完毕后退出图像处理窗口界面。

(6) 选择高 kV 曝光条件曝光,记录并比较软件提供的条件。比较两种条件下胸部正位片脊柱、心影后、肋骨及肺野的密度和对比度变化特点。

(7) 检查设备并还原。

2. 胸部侧位(左侧)

(1) 将探测器机架设置于与地面垂直状态,球管与探测器处于互联耦合状态。

（2）使被检者侧立,左胸与探测器紧贴,昂首挺胸,双上肢交叉抱头,身体矢状面与探测器平行,探测器上缘超出肩部 2～3cm,前后胸壁软组织应包含在探测器内。

（3）焦-片距为 150～180cm。中心 X 线对准第 6 胸椎之侧胸壁中点并与探测器垂直。

（4）选择适当曝光条件曝光,并记录曝光条件。

（5）选用适合图像的窗口显示技术调整显示效果并打印胶片,打印完毕后退出图像处理窗口界面。

（6）检查设备并还原。

3. 右前及左前斜位

（1）将探测器机架设置于与地面垂直状态,球管与探测器处于互联耦合状态。

（2）被检者站立于探测器前,面向探测器,摄右(左)前斜位时右(左)胸向前,贴近探测器,身体冠状面与探测器呈 45°角(心脏片呈 45°～55°角,左前斜位 60°～70°角),左(右)臂高举抱头,右(左)臂屈曲放于同侧髂上,探测器包括整个胸部软组织(若是外伤或气胸状态下,角度可选 5°～15°角的体位设计)。

（3）中心线水平对准第 6 胸椎,焦-片距为 150～180cm。

（4）选择适当曝光条件曝光,并记录曝光条件。

（5）选用适合图像的显示窗口技术,调整图像后打印。

（6）检查设备并还原。

【实验学时】　3 学时。

【实验总结】

1. 胸部正、侧、斜位是胸部检查的常规体位,临床上可根据需要合理选用相应检查组合。

2. 学习胸部摄影必须熟悉胸部 X 线解剖,注意掌握主要体表标记点、中心 X 线位置及摄影时的肢体倾斜角度。

3. 检查胸腔积液、积气时应尽量取立位摄影;检查心脏及肋骨病变时应采用相应检查组合。

4. 检查成人心脏时焦-片距应等于或大于 200cm,常规摄取左侧位。

5. 选择左(右)侧位、斜位检查时应以病变侧靠探测器为佳。

6. 对患者进行呼吸气训练是必要的。

7. 去除产生影像伪影的一切衣、物。

8. 对于重病(或需床旁检查)患者和婴幼儿可根据病情适当采取半卧位或仰卧正位检查。

9. 心脏大血管的摄影体位顺序是左前斜位、右前斜位、侧位、正位。

10. 掌握硫酸钡剂的黏稠度及吞服时间。

【实验报告】　根据实验观察和记录写出实验报告。

【实验思考】

1. 什么摄影体位组合是显示胸部肋骨骨折的最佳体位?

2. 外伤时观察血气胸应采用哪些方法进行摄影检查?

3. 进行成人心脏检查时焦-片距为何要采用 200cm?

4. 为什么胸部常规侧位要用左侧位?

5. 床旁胸部摄影时有哪些注意事项?

6. 成人和婴幼儿胸部检查有什么区别和注意事项？

7. 常规和高管电压状态下胸部正位片脊柱、心影后、肋骨及肺野的密度和对比度变化状况有什么区别？试比较并分析说明。

第七节　腹部普通 X 线成像技术实验

【临床概述】　腹部普通 X 线成像检查是临床了解腹部疾患的重要检查手段,特别是对于阳性结石、异物和阴性对比剂(气体)有极大的诊断价值,可以直接或者间接获取被检者该检查区域组织、器官的影像学表现。

腹部普通 X 线成像图像多缺乏对比且容易混淆,仰卧位为最基本的检查体位;立位主要用于检查腹腔内游离气体和气液平面;不能站立的特殊被检者可采用仰卧水平侧位来使游离气体移至肝周间隙来观察。鉴于腹部普通 X 线成像显示腹腔脏器缺乏对比,引入对应对比剂后可获得良好的显像。人工引入阳性、阴性对比剂方法较多且简便易行。对于新生婴儿先天肛门闭锁也有良好效果。小孩腹部倒立位要注意中心线入射一定要做切线成像,同时倒立时间一定要在 1 分钟以上以使测量数据准确。数字成像技术的窗位、窗宽及 TE 技术的应用也提高了病变检出率。

急腹症患者腹部的异常积气、积液、双膈下游离气体对于急腹症的诊断有非常重要的意义。特殊患者在检查过程中不能移动时可取仰卧水平侧位观察气液平。

【诊断要求】　膈下是否有游离气体？腹部肠腔异常积液、积气征象？确切的阳性结石影？腹脂线是否清楚？站立位是否有长短不一的气液平面？基于以上诊断要求,腹部检查应注意以下问题。

1. 解剖结构范围　卧位上缘包含 11 胸椎或 12 胸椎(以包含肾脏上下极为标准),下缘以包含耻骨下支为界,左右双侧包含腹部软组织;立位上缘以双侧膈肌上 1cm 为界,下缘包含膀胱、耻骨上支,其余同卧位。

2. 体位学标准　图像显示以标准解剖学姿势为标准。

3. 检查技术显示特点　常规腹部检查影像显示范围同解剖结构显示范围;腹部卧位可显示更多细微组织结构,包括局部的器官组织形态轮廓(肝界影、肾影、膀胱影、腹脂线等);腹部立位要求能清楚显示盆腔液平面、肠道气体、肠道液平面以及横膈上下相关结构以利于诊断。

4. 窗口技术的要求　腹部图像对比度较差,通常情况下根据检查要求做图像处理,通过简单窗位、窗宽调节便可;特殊情况下,可采用图像处理软件对相应伽马值、对比度、亮度、线性数据等做组织均衡处理,原则上原始图像含有的数据量最大,TE 技术只是对感兴趣区图像对比观察的一个补充手段。

【检查注意事项】

1. 读取会诊单以了解检查的要求及目的,根据会诊单目的及要求明确检查体位。

2. 检查前准备　包括:设备和被检者的准备;滤线设备的选用;被检者是否使用高密度药物以及衣着的准备、肠道的准备等。

3. 图像显示要点及特点　腹部平片下缘以包括耻骨下支平面为界,上缘以胸 11 椎体平面以下(包含肾影)为界;腹部立位平片上缘以包含双侧膈肌为界(检查时需辨认是否有肠疝或肺大泡的存在),下缘以探测器的下缘为界;双侧腹部尽量包含腹部软组织,以能够辨清腹脂线为图像显示良好。

4. 保证图像质量　根据检查要求做好相应图像定位,比如:后尿路结石要包括全部后尿路结构影像,上尿路要包含双侧肾影,做好呼吸训练和必要的肠道准备,怀疑有肾下垂时需做腹部立卧位摄片,以便对比。泌尿系造影根据要求合理安排检查体位。倒立位阴性对比剂的引入时间不少于 1 分钟。

5. 检查条件的记录及比较。

6. 被检者实际信息的特点及信息反馈。

7. 从诊断学角度比较图像显示效果是否满足读片需要。

【实验目的】

1. 了解腹部各体位摄影的适应证。

2. 掌握腹部普通 X 线检查步骤及摄影要点。

3. 了解特殊腹部检查的意义。

4. 掌握常规腹部体位 X 线平片的解剖图及优质图像的质量标准。

5. 了解小儿先天性肛门闭锁摄影检查的特点和意义。

【实验内容】

1. 检查前准备。

2. 常规腹部平片摄影检查注意事项。

3. 常规腹部平片(立、卧位)摄影的操作步骤。

4. 图像显示要点及特点;图像后处理。

5. 图像显示和打印技术。

【实验器材】　中、高频 X 线机各一台;8×10、10×12 英寸激光胶片及探测器或 IP 板;医用人体教学模型(简称体模)或模拟显示过程的被检者一人;网络打印机一台;PACS 或 HIS 一台。

【实验方法】

1. 应用人体模型模拟腹部摄影操作过程。

2. 投照手动与自动条件的选择。

3. X 线解剖与影像图像的比较认识。

4. 运用图像后处理技术处理图像。

【实验步骤】

1. 仰卧位

(1) 体模或被检者仰卧于检查床中央,身体正中矢状面与之垂直,双臂放于身旁或上举,双下肢伸直,双脚尖大蹬指靠拢,并以第二趾、双踝连线中点平面垂直于检查床面为标准。

(2) 照射野上缘包括剑突(相当于胸 11、胸 12 椎体水平),下缘包括耻骨联合。

(3) 中心线垂直对准剑突与耻骨联合连线中点射入照射野中心,D=100cm。

(4) 选择检查条件,记录曝光条件。

(5) 图像传递至处理平台进行图像后处理。

(6) 打印激光图像。

(7) 检查并还原设备。

2. 站立前后位

（1）体模或被检者面向 X 线球管站立，背部紧贴探测器摄影架，正中矢状面对照射野中线并与之垂直，双上肢自然下垂并微外展，照射野上缘包括肩胛下角（或男性双乳头连线平面以下）。

（2）中心线水平射入探测器中心，D=100cm。

（3）选择检查条件，记录曝光条件。

（4）图像传递至处理平台进行图像后处理。

（5）打印激光图像。

（6）检查并还原设备。

【实验学时】 3 学时。

【实验总结】

1. 腹部卧位常用于腹部各种造影的普通 X 线成像以及观察泌尿系结石等腹部病变。

2. 腹部立位常用于各种急腹症检查，如：肠梗阻、胃肠穿孔等疾患，可显示膈下有无游离气体（胶片上缘应包括左右膈肌）或气液平面。亦可用于确定肾下垂者肾脏位置（以便与卧位片比较）。立位须包括双膈肌并至少高于膈肌2cm。

3. 腹部仰卧水平侧位目的是使腹腔游离气体从腹部中部移至肝周间隙来显示，通常需要被检者仰卧静息3～4分钟。

4. 以观察泌尿系、胆系结石为目的的腹部平片，应清洁肠道，减少肠道高密度的内容物和气体的重叠干扰。

5. 除急诊外，被检者检查前2～3天内禁用不透 X 线的药物，如：钡剂、肠道 CT 增强对比剂；禁止服用高密度食物，如：含高铁物质的食物等。

6. 休克患者不宜做立位腹部平片。

7. 妊娠3个月内的孕妇应避免此种检查。

8. 注意各体位体表标记及中心线位置。

【实验报告】 根据实验观察和记录写出实验报告。

【实验思考】

1. 普通 X 线成像腹部立、卧位是观察各种急腹症如肠梗阻、胃肠穿孔的最佳体位吗？

2. 阳极端效应在腹部普通 X 线成像中的应用是怎样的？

3. 怎样保证对膈下游离气体进行充分观察？

4. 小儿先天性肛门闭锁怎样检查？如何引入阴性对比剂以满足诊断需要？

5. 腰椎检查可否通过腹部检查来获取相应检查信息？

第八节　腰椎普通 X 线成像技术实验

【临床概述】 腰椎普通 X 线成像检查是临床了解腰椎椎体结构和形态的主要手段，特别是对了解正常腰椎骨性结构、解剖变异及其生理、病理改变有极大的诊断价值。此方法简便、易行，特别是对于椎体序列结构状态、椎旁软组织有良好的检查效果。对于不同的观察目的可选取相应体位来观察，同时做好体位设计并调整相应检查范围。

【诊断要求】 腰椎生理曲度是否正常？序列是否连续？各椎体及椎弓形态和骨质有无异常改变？各椎间隙、椎间孔有无异常？椎体边缘是否有骨质增生硬化？骨质有无融合? 轴线是否居中? 骨桥生成情况如何? 棘间韧带是否存在钙化? 腰大肌轮廓是否清晰? 基于以上诊断要求, 腰椎检查应注意以下问题。

1. 解剖结构范围 上缘以胸椎 11 或胸椎 12 为界, 下缘以腰骶椎为界, 左右双侧以腰大肌下缘最大径为界(包括双侧斜位状态下)。

2. 体位学标准 图像显示以标准解剖学姿势为标准。

3. 技术检查显示特点 常规腰椎部检查显示要求同解剖结构范围; 腰椎序列完整, 椎间隙及椎体显示完整, 腰大肌影显示清晰完全。

4. 窗口技术的要求 腰椎图像对比度较好, 通常情况下进行简单窗位窗宽调节便可; 特殊情况下, 可采用图像处理软件对相应伽马值、对比度、亮度、线性数据做组织均衡处理, 原则上原始图像含有的数据量最大, TE 技术只是对感兴趣区图像做对比观察的一个补充手段。

【检查注意事项】

1. 了解检查的要求及目的 认真阅读检查要求及目的, 确定检查范围和设计体位。

2. 检查前的准备情况 包括设备和被检者的准备。了解患者经胃肠道的服药史、对比剂检查史, 去除被检者身体检查区域内的膏药、腹带等异物。

3. 图像显示要点及特点 图像显示应包括 11 胸椎体至 2 骶椎体全部椎骨及腰大肌, 正位像上椎体序列、两侧横突、椎弓根对称且腰椎各椎体的各缘边界无双边影, 相邻椎间隙显示清晰; 侧位像上椎间关节、腰骶关节、棘突可见; 斜位像上椎体及椎间关节显示于图像正中, 各椎弓根投影于椎体正中或前 1/3 处。

4. 保证图像质量 椎体序列显示对称, 椎体无双边影, 椎间隙清晰, 骨皮质、骨小梁显示清晰; 各椎弓根结构投影清晰可辨, 软组织显示清楚分明。腰椎图像两端应包括 1~2 个相邻标识椎体。骨质密度高和密度低的椎体是否适当做过条件处理。

5. 检查条件的记录及比较。

6. 被检者信息的特点及信息反馈。

7. 从诊断学角度比较图片显示效果是否满足读片需要。

【实验目的】

1. 掌握腰椎不同体位设计方法。

2. 掌握脊柱的普通 X 线成像步骤及注意事项。

3. 熟悉腰椎不同体位的 X 线解剖图像。

4. 掌握腰椎 X 线片的评价标准。

5. 掌握腰椎摄影体表标志点的意义。

【实验内容】 腰椎不同体位的成像方法。

【实验方法】 运用医用人体教学模型模拟体位设计过程。

【实验器材】 中、高频 X 线机各一台; 8×10、10×12 英寸激光胶片及探测器或 IP 板; 医用人体教学模型(简称体模)或模拟显示过程的受检者; 网络打印机一台; PACS 或 HIS 一台。

【实验步骤】

1. 腰椎正位

(1) 体模或被检者仰卧于摄影台床正中(头部朝向 X 线管阴极端), 身体正中矢状面与台面垂直, 双上肢置于身体两侧或上举, 下肢伸直或髋、膝弯曲, 双脚踏台面。使腰背部平贴台面以减少腰椎前凸生理弯曲。

（2）探测器置于床下托盘上,其长轴与台面同向。

（3）移动活动床面,使探测器平面中心对准脐孔上方3cm处,使上缘包括第12胸椎,下缘包括第1骶椎。调整照射野范围,两侧距中线各10cm左右(可根据具体情况适当调整)。

（4）移动X线球管,使中心线垂直对准脐上3cm处。调节球管高度,使焦-片距达100cm。调节好曝光条件后开始曝光或自动曝光,并记录曝光条件。

（5）图像传递至处理平台进行图像后处理。

（6）打印激光图像。

（7）还原检查设备。

2. 腰椎侧位

（1）使体模或志愿者侧卧于摄影台床面上(头部朝向X线管阴极端),身体正中矢状面与台面平行,双上肢上举抱头,双下肢屈膝上移。季肋下垫以棉垫使腰背部椎体序列平行于台面。

（2）探测器放于床下托盘上,其长轴与台面同向。

（3）移动活动床面,使探测器平面中心对准脐孔上方2~3cm处,调整照射野范围使上缘包括第11胸椎,下缘包括上部骶椎。

（4）移动X线球管,使中心线垂直对准腰部后缘前8~10cm处(相当于腰椎椎体位置,可根据具体情况调整),相当于腰3椎体水平。调节球管高度,使焦-片距达100cm。

（5）调节好曝光条件后开始曝光或自动曝光,并记录曝光条件。

（6）图像传递至处理平台进行图像后处理。

（7）打印激光图像。

（8）检查并还原设备。

3. 腰椎斜位

（1）在标准腰椎正位的基础上,向被检侧倾斜,使身体冠状面与台面呈45°角,两上肢屈曲置头旁,下肢屈曲,使身体保持上下倾斜度一致,使被检者腰椎棘突连线位于台面中线的后5cm垂直线上。

（2）摄取左(右)椎弓及关节突时,使右(左)侧身体抬高。

（3）移动床面及球管,使胶片中心对第3腰椎水平。

（4）中心线对第3腰椎水平垂直射入暗盒。

（5）调节好曝光条件后开始曝光或自动曝光,并记录曝光条件。

（6）图像传递至处理平台进行图像后处理。

（7）打印激光图像。

（8）检查并还原设备。

【实验学时】 3学时。

【实验总结】

1. 腰椎正位检查时,被检者仰卧,身体不能扭曲,避免出现人为的腰椎侧弯。腰椎侧位检查时如果被检者季肋下未垫棉垫可采用中心线向足侧倾斜5°~10°的方式。有侧弯时,体位尽量选择凸出侧贴近探测器的方式,尽量减少椎体、椎间隙的失真度。

2. 腰椎正、侧位属常规摄影体位,常用于腰椎外伤、结核、退行性改变等病变的检查。

3. 腰椎斜位主要用于检查椎间关节、上下关节突和椎弓的外伤等,但须摄取左右两侧以做对比。

4. 观察各椎体对应的体表标志、注意中心线射入点。例如:腰椎斜位的入射点根据被检者具体情况以肚脐向躯体背侧方向移动 5~10cm。

【实验报告】　根据实验观察和记录书写实验报告。

【实验思考】

1. 疑有腰椎椎体压缩性骨折的患者进行 X 线摄像时常用什么体位?

2. 第 3 腰椎的体表标记位置是什么?

3. 腰椎前后位摄影时,X 线球管阴极端应对准腰椎上部还是下部?

4. 疑有腰椎椎弓峡部骨折的患者进行 X 线摄像时应选择取何种体位?

5. 腰椎检查时,膝部弯曲足底平踏台面的作用是什么?

6. 可否采用立位方式摄取腰椎平片? 为什么?

7. 可否采用后前位的方式摄取腰椎平片? 为什么?

第九节　四肢长骨普通 X 线成像技术实验

【临床概述】　人体骨骼主要由 206 块骨组成,其中长骨 12 块,长骨及附带骨通常组成重要的四肢关节及相关关节。股骨普通 X 线检查是人体四肢骨骼中常用的一种长骨检查,在长骨 X 线检查中较特殊,由于它的提携角会影响成像效果,特别是会影响对股骨颈、相关髋关节及膝关节的观察。股骨的检查成功与否取决于对股骨骨干、股骨相应关节的图像显示的体位设计是否合乎诊断要求,是否符合美学审美。由于骨盆解剖结构的特殊性,股骨侧位检查常不能满足观察需要,因此常采用大斜位来代替侧位成像。而搬动困难、不能合作的被检者,常采用侧卧位。鉴于股骨长短不一的差异,以长骨普通 X 线检查原则为基准,灵活加以应用。

【诊断要求】　四肢长骨的位置、形态如何? 密度是否有增高或不均? 骨端关节形态如何? 是否存在变形或脱位? 关节间隙是否模糊? 关节面是否光滑? 界限是否清楚? 有无断裂或脱位? 骨皮质有无中断? 软组织有无肿胀、增厚或异常? 有无骨膜反应? 反应状态如何? 基于以上诊断学要求,四肢长骨检查应注意以下问题(以股骨为例)。

1. 解剖结构范围　上缘以髋关节为界,下缘以膝关节为界,左右双侧以股骨大腿肌肉软组织最大径为界(包括双侧斜位)。

2. 体位学标准　图像显示以标准解剖学姿势为标准。

3. 技术检查显示特点　常规股骨检查显示要求同解剖结构范围;股骨全长或检查部位近侧的关节面显示完全,显示长骨完整、对比度良好,相关软组织显示完全、肌间隙显示清楚。

4. 窗口技术的要求　股骨长骨部分图像对比较好,通常情况下作简单窗位窗宽调节便可;特殊情况下,可采用操作处理软件对相应伽马值、对比度、亮度、线性数据做组织均衡处理;原则上原始图像含有的数据量最大,TE 技术只是对感兴趣区图像做对比观察的一个补充手段,特别是在曝光量较少的情况下尽量少用。

【检查注意事项】

1. 了解检查的要求及目的　了解被检肢体附带骨的特点及被检肢体的实时状况(骨折及骨折愈合、骨龄、肿瘤等)。

2. 检查前准备　包括设备和被检者的准备。了解被检者是否有石膏、夹板、绷带、金属固定器等;小儿及急诊状态下不合作被检者是否需要给予镇静剂;如何固定被检肢体以保证图像清晰。

3. 图像显示要点及特点 以四肢长骨检查原则为基本原则,比较图像方位是否同向;所检查长骨至少包括一个相邻段关节;所选关节的关节面是否位于同一水平面;小儿长骨摄片应摄取双侧;图像体位选择应与检查图像长轴平行;特殊情况下应选用阳极效应、Grodle效应、散射滤线等处理方法;股骨正位图像以大转子显示是否为切线位和正位来判定是否合乎检查要求。

4. 保证图像质量 选择的摄影体位是否正确?是否需要做对侧比较摄影?骨密度是否正常?是否需要负性图像做比较?图像对比度是否鲜明?外来影像是否影响到图像的质量?检查区域内的软组织是否完全包括?图像是否有运动模糊?骨小梁、骨皮质、骨膜、骨痂是否显示清晰?

5. 检查条件的记录及比较。

6. 被检者信息的特点及信息反馈。

7. 从诊断学角度比较图片显示效果是否满足读片需要。

【实验目的】

1. 掌握四肢长骨检查的基本原则。

2. 掌握四肢长骨的常规体位检查。

3. 了解四肢长骨的特殊检查体位。

4. 了解数字X线检查设备的基本使用方法及注意事项。

【实验内容】

1. 四肢长骨普通X线成像。

2. 互动演示长骨及关节的成像体位。

3. 了解特殊解剖部位(如舟骨)的X线成像方法。

【实验器材】 中、高频X线机各一台;8×10、10×12英寸激光胶片及探测器或IP板;医用人体教学模型(简称体模)或模拟显示过程的被检者;网络打印机一台;PACS或HIS一台。

【实验步骤】

1. 体位设计(以股骨为例)

(1) 股骨前后正位的摄影体位:患者仰卧于摄影台上,下肢伸直,足稍内旋(约15°),并使检查照射野长轴方向与探测器平行,上缘包括髋关节或远端,下缘包括膝关节。中心线对准股骨上下、内外侧中点,与探测器垂直入射。

(2) 股骨侧卧位的摄影体位:患者侧卧于摄影台上,被检侧靠近台面,对侧髋或膝弯曲,对侧下肢髋膝屈曲90°,下肢放于被检侧下肢的前方,被检侧下肢伸直,膝关节稍微弯曲,与检查床面中线平行。中心线对准探测器中线中点,并与之垂直入射。或上段向头侧倾斜25°,对准探测器中心倾斜射入。

(3) 股骨颈仰卧水平侧位摄影:患者仰卧于摄影台上,患侧臀部髋部垫高,患肢伸直外展且内旋约10°,健侧肢体上抬与躯干成90°,探测器或IP板横立在被检股骨头部外侧,上缘包括髂骨嵴,下缘IP板与躯干分开约45°,使IP板长轴与股骨颈平行。中心线:X线呈水平投射,对准股骨颈垂直射入IP板或探测器中心。

2. 调节好曝光条件后开始曝光或自动曝光,并记录曝光条件。

3. 图像传递至处理平台进行图像后处理。

4. 检查完毕,还原设备。

【实验总结】

1. 不同患者的长骨都有其特点及相应的附带骨,检查时应仔细观察其特点再决定检查重点及范围,避免遗漏检查细节。

2. 中心线的使用 四肢长骨体位摆放时应三线重合(摄影台面中线、长骨中线、球管长轴线)。

3. 中心线出射点和入射点关系 通常情况下出射点就是检查的目的位置,比如胸骨正位的检查,头颅特殊位置的检查,但利用斜射线检查是个例外,比如颈椎正位就可以利用斜射线进行检查。

4. 长骨摄影注意事项 双侧长骨同向排列并至少包括一个邻近关节,双侧关节面位于同一水平;小儿长骨应作双侧对比检查,长骨与胶片长轴平行等。

5. 应尽量缩小照射野,减少散射线的产生 根据体厚、照射面积与散射线的相关关系,随照射面积的增加,散射线增多,应采取相应措施减少散射线的产生,如:缩小照射野、采用遮线筒、Grodle 效应、滤线栅等方法。

6. 根据患者特殊情况设计特殊体位 须采用多部位、多角度、多种检查手段进行综合检查处理以获取更多的被检信息,同时便于病变的观察和减轻患者痛苦。

7. 遵守婴幼儿、孕妇检查制度,对相应器官给予保护。

【实验学时】 3 学时。

【实验报告】 详细记录实验内容,写出实验报告。

【实验思考】

1. 膑骨是否要求要检查正侧位?怎样检查?

2. 外伤情况下如果常规位置检查不能实现,可以采用哪些方法以达到检查目的?

3. 急诊状态下,放射科工作人员是否需要了解患者的生命体征?

4. 患者出现危急情况时,放射科人员怎样参与急救?

5. 四肢长骨检查是否需要做平静呼吸训练?

第十节 骨关节普通 X 线成像技术实验

【临床概述】 骨关节普通 X 线成像的常规体位是正侧位,临床上主要用于了解正常骨关节的骨质结构形态、小儿生长发育情况,侧位用于了解关节诸骨的形态结构。以腕关节为例,如:尺桡骨远端柯氏骨折移位及关节脱位;骨折或脱位后的复查。由于腕骨是不规则骨,重叠较多,因此观察目的不同而检查体位亦不同,如:豌豆骨脱位采用侧位检查;观察腕关节关节面除采用常规后前位外还可选用前后位,因为各关节面呈前小后大的楔形排列。

【诊断要求】 各骨、关节的形态及骨质的形态、密度如何?关节面是否光滑?关节间隙是否正常?骨折线连续性如何?断端对位对线状态如何?金属固定器状态如何?外骨痂生长状态如何?干垢端骨垢、骨干的生长愈合关系如何?基于以上诊断要求,骨关节检查应注意以下问题(以腕关节为例)。

1. 解剖结构范围 上缘以第 3 掌骨远端为界,下缘以尺桡骨近端 10cm 为界,左右双侧以软组织最大径为界(包括双侧斜位)。

2. 体位学标准　图像显示以标准解剖学姿势为标准。

3. 技术检查显示特点　常规腕部检查对于显示要点的要求同解剖结构范围;腕关节诸骨结构序列完整,骨关节面及间隙显示完整,骨痂及外固定显示完整,软组织显示完全。

4. 窗口技术的要求　腕关节图像对比较好,通常情况下做简单窗位窗宽的调节便可;特殊情况下,可采用操作处理软件对相应伽马值、对比度、亮度、线性数据做组织均衡处理,原则上原始图像含有的数据量最大,TE 技术只是对感兴趣区图像做对比观察的一个补充手段。

【检查注意事项】

1. 了解检查的要求及目的。

2. 检查前准备　包括设备和被检者的准备。去除首饰、高密度异物、膏药、夹板、石膏板。对不合作肢体患者适当的选择固定方式以及适当的检查条件。

3. 图像显示要点及特点　正位,腕关节诸骨位于照射野正中,包括尺桡骨远端及掌骨近端,腕关节及腕桡关节间隙清晰,腕部诸骨骨纹理清晰,周围软组织显示清晰;侧位,尺桡骨远端重叠良好,骨纹理和软组织显示清晰。尺偏位,舟骨无其他腕骨重叠显示。抬高 20° 角度板是否适中。

4. 保证图像质量　腕关节各骨形态及骨质形态、密度有利于关节面的观察,关节间隙恰当显示,骨折区域骨小梁显示良好,断端对位对线状态完全,外骨痂生长显示清晰,软组织边界清晰。

5. 检查条件的记录及比较。

6. 被检者信息的特点及信息反馈。

7. 从诊断学角度比较图片显示效果是否满足读片需要。

【实验目的】

1. 掌握腕关节不同体位的检查方法。

2. 掌握腕关节的 X 线检查评价标准。

3. 了解腕关节的 X 线解剖结构。

4. 掌握腕关节、肘关节、肩关节、髋关节、膝关节、踝关节摄影。

5. 了解四肢骨关节的特殊成像体位。

【实验内容】　学习腕关节常规体位检查方法及步骤。

【实验器材】　中、高频 X 线机各一台;8×10、10×12 英寸激光胶片及探测器或 IP 板;医用人体教学模型(简称体模)或模拟显示过程的被检者;网络医用激光打印机一台;PACS 或 HIS 一台。

【实验方法】　运用医用人体教学模型模拟投照过程。

【实验步骤】

1. 腕关节正位

(1) 被检者(或医用人体教学模型,下同)侧坐于检查台旁,被检侧上肢伸直,手呈半握拳状,掌面向下紧贴于照射野中心部分。移动 X 线管焦-片距为 90~100cm,探测器中心对准尺桡骨茎突连线中点。

(2) 中心线垂直投射于探测器。

(3) 中心 X 线入射点:从尺骨和桡骨茎突连线中点垂直射入。

(4) 调节好曝光条件后开始曝光或自动曝光,并记录曝光条件。

（5）对采集的图像进行解剖学判定,看其是达到诊断学要求。

（6）运用软件对传递至处理平台的图像进行后处理。

（7）打印激光图像,检查并还原设备。

2. 腕关节侧位

（1）被检者侧坐于检查台旁,腕部变换位置,尺侧在下,肘屈曲呈 90°,使第 5 掌骨和前臂尺侧紧靠床面并使其冠状面垂直于探测器平面,尺骨茎突对准照射野中心。移动 X 线管使焦-片距为 90～100cm。

（2）中心线对准桡骨茎突垂直射入。

（3）调节好曝光条件后开始曝光或自动曝光,并记录曝光条件。

（4）对采集的图像进行解剖学判定,看其是否达到诊断学要求。

（5）运用软件对传递至处理平台的图像进行后处理。

（6）打印激光图像,检查并还原设备。

3. 腕关节尺偏位(舟骨后前位)

（1）被检者面向检查台,被检侧上肢伸直,手半握拳、掌心向下使掌部放于照射野中心,可选用 20°角度板(或用沙袋垫高 20°),尽量向尺侧外展,摄影距离为 90～100cm,尺、桡骨茎突连线中点对准探测器中心。

（2）调节好曝光条件后开始曝光或自动曝光,并记录曝光条件。

（3）对采集的图像进行解剖学判定,看其是否达到诊断学要求。

（4）运用软件对传递至处理平台的图像进行后处理。

（5）打印激光图像,检查并还原设备。

【实验学时】　3 学时。

【实验总结】

1. 腕关节正侧位成像多用于腕部外伤、尺桡骨远端外伤、小儿发育情况观察及其他腕部及周围病变诊断。

2. 检查时须重点注意各体位中心线入射位置。

3. 学习腕关节检查技术应同时了解其他四肢关节的检查方法,并掌握其 X 线涉及部位的解剖结构及诊断。

4. 腕部尺偏位常用于观察舟骨病变;腕部尺偏位角度板的使用可根据具体情况而定。

【实验报告】　根据实验观察和记录书写实验报告。

【实验思考】

1. 根据腕关节解剖结构,判断其后前位和前后位所摄影像有何异同?

2. 标准的腕关节正位图像是否与尺桡关节重叠接触面有关?

3. 检查桡骨下端可疑骨折(柯氏骨折)应用何种体位?

4. 腕骨排列较密集时只用正位能否显示完全?

5. 显示腕舟骨的最佳摄影体位是什么体位?

6. 骨关节检查中有功能位要求的有哪些?

第十一节　乳腺普通 X 线成像技术实验

【临床概述】　乳腺疾病是女性的常见疾病之一,其中乳腺癌发病率居女性肿瘤首位。

早发现、早诊断、早治疗对延长生命和提高生存质量具有十分重要的意义。乳腺 X 线成像技术是诊断乳腺病变特别是乳腺癌最有效、最可靠的方法之一,其诊断正确率可达 90% 以上。

【诊断要求】

1. 图像清晰、层次丰富、体位标准、标记准确、无干扰伪影。

2. 轴位摄影应包括乳后间隙和部分胸壁组织,避免遗漏。

3. 必要时对可疑病变部位放大摄影,结合计算机辅助诊断(computer-aided diagnosis, CAD)或定向穿刺活检作出准确诊断。

【检查注意事项】

1. 检查前准备　阅读会诊申请单,明确会诊目的。与患者沟通交流,取得信任、配合,除去衣服、饰物,充分暴露乳腺组织。

2. 体位选择　常规轴位和斜位检查,男性患者和乳腺特别小的女性患者需摄取侧位片。对不能确诊的可疑病变需做放大摄影或局部点片。

3. 轴位、斜位摄影的注意事项　轴位检查时,需将乳后间隙及部分胸壁组织包括在内;斜位摄影时应尽量包括腋窝前缘组织,便于淋巴结和副乳的显示。

4. 固定和加压　使用压迫器将圆锥形或圆盘形乳腺组织加压成厚度均匀的扁平组织,以利于 X 线穿透。同时固定乳腺组织,避免因位置移动造成影像模糊。加压固定后显示面积相对增大,可提高乳腺组织及病变细节的显示能力。

5. 曝光条件选择　乳腺组织可因女性的年龄和发育情况而不同。乳腺组织致密程度从高到低依次为青春期、发育期(含妊娠期)、哺乳期和老年期。曝光条件主要由压迫后乳腺组织的厚度和致密程度而决定。可选择手动曝光模式或自动曝光模式进行采集。

【实验目的】

1. 掌握乳腺普通 X 线成像的原理、体位、步骤。

2. 熟悉乳腺检查的注意事项。

3. 了解各型乳腺机的构造、性能特点、CAD 及乳腺导管造影。

【实验内容】

1. 乳腺检查常规体位成像:轴位成像和斜位成像。

2. 乳腺放大摄影及乳腺导管造影。

【实验器材】　①乳腺检查专用 X 线机:钼靶或钼、铑双靶的模拟机或数字化乳腺机,中频或高频。焦点尺寸为 0.1 和 0.3(放大摄影使用 0.1 的焦点)的 X 线球管。②加压用加压板:有圆形、长方形、正方形,大小不等,根据需要更换。③模拟机乳腺摄影专用暗盒:全塑型暗盒、单面高清晰型增感屏。配备高对比、高清晰单面乳剂涂布型专用胶片。④放大摄影用装置。

【实验步骤】

1. 检查前准备　仔细阅读会诊申请单,明确会诊目的。充分与患者沟通,取得信任和配合。除去影响 X 线穿透产生伪影的衣服及饰物。熟悉机器性能及操作流程。

2. 摄影体位

(1) 轴位(CC)、侧斜位(MLO)和侧位。常采用前两种体位。局部加压和放大摄影根据诊断需要选择使用。

(2) 左、右侧斜位(L-MLO,R-MLO)均采用内外斜位。被检者取站立位,将被检侧整个乳腺、胸大肌及腋窝前缘组织置于滤线栅平板上,左或右上臂屈曲置于滤线栅上缘。滤线栅高度与腋窝一致。机架旋转45°,调节压迫器高度和压力,以患者稍感疼痛为止。中心 X 线随机架成45°与胶片暗盒或检查器垂直入射,该体位能很好地显示乳腺内下和外上组织,还可显示外侧胸大肌、腋窝前缘淋巴结及副乳的结构。这是乳腺检查的重要体位。

(3) 左、右轴位(L-CC,R-CC):轴位又称正位、头尾位或上下位。患者取站立位,收腹挺胸,头后仰或偏向对侧,将被检侧整个乳腺组织及胸壁组织置于滤线栅板上,调节压迫器高度直到外侧乳腺组织有紧绷感为止。中心 X 线自上而下垂直入射。该体位主要显示乳腺组织的内外结构及部分胸大肌影像。

(4) 侧位(ML):又称内外位。被检者立于机架前,机架旋转90°,将被检侧乳腺组织置于滤线栅板上,调节压迫器高度致乳腺组织有紧绷感为止。中心 X 线水平方向垂直射入胶片暗盒或检查器。该体位主要显示乳腺组织及部分胸大肌结构,特别适用于乳腺较小的女性患者和男性患者。

3. 图像的显示 普通乳腺摄影采用手工冲洗或自动洗片机冲洗,照片显示;数字化乳腺摄影(CR 或 DR)获取图像后进行图像后处理,显示器显示或激光打印成像。

【实验学时】 2 学时。

【实验总结】 乳腺普通 X 线成像检查是按照乳腺特殊的生理特征设计,钼靶在40kV 以下的低管电压条件下,可产生单色性强的特征 X 线。这种 X 线在人体内以光电吸收为主。光电吸收与物质原子序数的 4 次方成正比,各软组织结构之间只要平均原子序数稍有不同,即可产生明显的 X 线对比度,这是乳腺成像的基本原理。这种特殊 X 线检查技术只能用于无骨骼及其他组织结构遮挡的软组织检查,如乳腺、甲状腺及阴茎等部位的 X 线检查。

【实验报告】 根据实验操作流程按要求书写实验报告。

【实验思考】

1. 普通乳腺成像和数字化乳腺成像有何异同?

2. 乳腺普通 X 线成像有哪些注意事项?

第十二节　高千伏成像技术实验

【临床概述】 尘肺是一种常见的职业病。胸部高千伏成像检查对尘肺的临床诊断、分期、指导临床治疗具有重要作用,也是尘肺鉴定最常采用的一种特殊 X 线检查技术。此外,对观察肋骨、锁骨重叠、心影后及大量胸腔积液条件下的肺野病变、纵隔病变,都具有一定的临床价值。

【诊断要求】 影像层次丰富,有良好的清晰度,体位标准,标记准确,无干扰伪影。

【检查注意事项】 高千伏 X 线成像所用管电压高(120kV 以上),易产生散射线。应充分做好被检者及工作人员的防护工作,检查室内不堆放与检查无关的其他物品。

【实验目的】

1. 掌握高千伏成像的成像原理、设备条件、摄影步骤。

2. 熟悉高千伏成像的临床应用价值。

3. 理解高千伏成像的优、缺点。

【实验内容】

1. 胸部高千伏成像的技术条件。

2. 试比较胸部高千伏成像和普通成像的图像特点。

【实验器材】

1. 标准电压在 120～150kV 的普通 X 线机或数字 X 线机一台。

2. 栅比为 14∶1、16∶1 或 32∶1 的高栅比滤线器一块。

3. 普通 X 线机配备高清晰型增感屏暗盒及高反差 X 线胶片。

【实验步骤】

1. 检查前准备

（1）仔细阅读会诊申请单,明确会诊目的。

（2）充分与患者沟通交流,取得被检者信任和配合。

（3）去除胸部可能产生伪影的衣服及饰物。

（4）训练被检者的吸气及屏气状态。

2. 操作步骤

（1）测量胸部肢体厚度,设置曝光条件:胸部正位普通 X 线成像条件为 20～30mAs、55～65kV、成像距离为 180cm。高千伏成像条件为 3～5mAs、120～150kV、成像距离 180cm。

（2）体位:按标准胸部后前位进行体位设计。

（3）成像距离:180cm。中心 X 线:对准第六胸椎水平方向垂直入射。

（4）加用高栅比活动滤线器。

（5）上述步骤完成后,嘱被检者深吸气后屏气曝光。先按普通曝光条件曝光一次,更换胶片暗盒后其他条件不变,再按高千伏成像条件曝光一次。

（6）暗室冲洗加工后观察比较两幅图像的特点。数字图像可直接观察比较。

【实验学时】 2 学时。

【实验总结】

1. 高千伏成像是指管电压在 120～150kV 条件下的摄影。

2. 高千伏成像具有如下优、缺点:

（1）优点:①可获取低对比度、层次丰富的 X 线影像,为影像诊断提供更多细节。②曝光时间大大缩短,可避免运动模糊,提高影像质量。③所用 mAs 大幅度降低。球管产热减少,使用寿命延长。④高千伏线质变硬,组织吸收减少,有利于被检者防护。

（2）缺点:①散射线数量增加,灰雾密度增加,影像对比度下降。②所用 mAs 减小,量子数减少,照片斑点增多。

【实验报告】 根据实际操作和观察记录书写实验报告。

【实验思考】

1. 高千伏成像与普通 X 线成像比较,所获图像有何特点? 为什么会有这些特点?

2. 高千伏成像应具备哪些设备条件? 如何减少量子斑点对图像质量的影响?

3. 高千伏成像有哪些临床应用价值?

第三章　X线造影检查实验

第一节　静脉肾盂造影

【临床概述】　静脉肾盂造影是将碘对比剂经静脉注入,经过肾小球滤过排入肾盏、肾盂并使输尿管、膀胱充盈显影,故又称为"顺行尿路造影"或"排泄性尿路造影"。静脉肾盂造影不但可以观察完整的泌尿系统的解剖形态,而且可以了解全尿路的病变情况和肾脏分泌功能。静脉肾盂造影操作简单易行、痛苦小,因此,是临床上最常用的一种泌尿系X线检查方法。

【诊断要求】

1. 造影片体位设计标准,完整的泌尿系统均应包括于片中。

2. 肠道清洁彻底,片内无肠内容物和气体干扰。

3. 肾轮廓、腹脂线、腰大肌影清晰可见。

4. 肾盂显影呈喇叭状,肾盏杯口锐利,输尿管显影清晰,膀胱充盈满意。

【检查注意事项】

1. 严格把握造影适应证。

2. 造影前做好准备工作:签同意书;做碘过敏试验;清洁肠道。

3. 造影压迫位置准确,压力适当。

4. 造影过程中注意观察受检者的不良反应。

5. 注意放射防护。

【实验目的】

1. 熟悉静脉肾盂造影的适应证和禁忌证。

2. 掌握静脉肾盂造影的方法。

【实验内容】

1. 静脉肾盂造影前的准备工作。

2. 静脉肾盂造影的检查方法。

【实验器材】　医用X线机;机械式压迫带或气囊式压迫带;两个椭圆形压迫垫;非离子型对比剂20~40ml;20ml注射器2支;常规抢救药品;胶片;暗盒;胶片冲洗设备。

【实验方法】

1. 带教老师讲解静脉肾盂造影的原理和方法。

2. 学生观摩静脉肾盂造影的全过程。

3. 学生分组模拟检查过程。

【实验步骤】

1. 受检者仰卧于摄影台正中,摄泌尿系腹部平片。

2. 将两个椭圆形压迫垫呈倒"八"字,用压迫带固定于脐两旁,相当于两侧髂前上棘连线水平。

3. 经肘前静脉注入碘对比剂,成人用量20~40ml,儿童用量0.5ml/kg,1分钟内注射完毕。

4. 从对比剂注射完毕开始,分别于7min、15min、30min分别摄取双肾区及输尿管上段造影片,视肾盂、肾盏显影情况可延至45min、60min再摄片。

5. 肾盂、肾盏显影满意后,可解除压迫带,揉压压迫部位后再摄取全尿路造影片。

【实验学时】 3 学时。

【实验总结】 静脉肾盂造影不仅可以了解泌尿系统的正常结构和解剖变异,还可以了解肾脏的分泌功能,是泌尿系统检查中应用最广泛的一种方法。

【实验报告】 根据实验观察和记录书写实验报告。

【实验思考】

1. 静脉肾盂造影的方法有几种?

2. 静脉肾盂造影的注意事项有哪些?

第二节 逆行肾盂造影

【临床概述】 逆行肾盂造影也称逆行尿路造影,是在膀胱镜的观察下,将导管插入输尿管并注入碘对比剂,使肾盂、肾盏、输尿管和膀胱显影,用来观察全尿路情况。

【诊断要求】 造影片肾盂、肾盏显示清晰,与周围软组织对比良好。

【检查注意事项】

1. 严格把握造影适应证。

2. 造影前做好准备工作:签同意书;清洁肠道。

3. 插管动作轻柔,注入对比剂压力不宜过大。

4. 造影过程中注意观察受检者的不良反应。

5. 注意放射防护。

【实验目的】

1. 熟悉逆行肾盂造影的适应证和禁忌证。

2. 掌握逆行肾盂造影的方法。

【实验内容】

1. 逆行肾盂造影前的准备工作。

2. 逆行肾盂造影的检查方法。

【实验器材】 医用 X 线机;膀胱镜;特制导管;30% 非离子型对比剂 20～40ml;20ml 注射器 2 支;胶片;暗盒;胶片冲洗设备。

【实验方法】

1. 带教老师讲解逆行肾盂造影的方法。

2. 学生观摩逆行肾盂造影的全过程。

【实验步骤】

1. 由泌尿外科医生在膀胱镜观察下,将导管插入输尿管上端。

2. 受检者仰卧于摄影床中央,在透视观察下缓慢注入对比剂,每次注入量 5～10ml,可多次重复注射,注入压力不宜过大,以患者肾区有胀感为止。

3. 肾盂、肾盏显示清晰,可立即摄片。如观察肾盂、肾盏的排空情况,可在注药后 2 分钟再摄片,必要时可加照侧位、斜位片。如需观察输尿管情况,应将导管头拔出至输尿管下端,注入少量对比剂后摄片。

4. 造影片满足诊断要求后,拔出导管,结束检查。

【实验学时】 3 学时。

【实验总结】 逆行肾盂造影显影清晰,与周围组织对比好,而且不受肾脏分泌功能的影响。但该检查患者痛苦较大,且易发生逆行感染,故根据临床实际情况选择应用。

【实验报告】　根据实验记录和观察写出实验报告。

【实验思考】

1. 逆行肾盂造影的适应证有哪些?

2. 逆行肾盂造影的禁忌证有哪些?

第三节　尿 道 造 影

【临床概述】　尿道造影多用于检查男性尿道,以了解尿道的先天畸形,外伤后的狭窄,前列腺的病变,尿道的瘘管、结石。

【诊断要求】　造影片应满足诊断要求,后尿道管腔显示较粗,呈梭形,膜部较细,海绵体部管腔均匀。

【检查注意事项】

1. 严格把握造影适应证。

2. 造影前做好准备工作:检查前让患者排空膀胱,备好造影用品。

3. 插管动作轻柔,注入对比剂压力不宜过大。

4. 注意放射防护。

【实验目的】

1. 熟悉尿道造影的适应证和禁忌证。

2. 掌握尿道造影的方法。

【实验内容】　尿道造影的造影方法。

【实验器材】　医用 X 线机;胶片;暗盒;导尿包;10% 非离子型对比剂 20 ~ 40ml;20ml注射器 1 支。

【实验方法】

1. 带教老师讲解尿道造影的方法。

2. 学生观摩尿道造影的全过程。

【实验步骤】

1. 受检者仰卧于摄影台中央,尿道外口及会阴部常规消毒,铺好洞巾,将导尿管插入尿道外口内少许,并用胶布固定。

2. 在透视下通过尿管注入对比剂 20 ~ 40ml,并摄左右斜位片。

3. 如需观察后尿道及膀胱颈部,则嘱患者做排尿动作,使外括约肌松弛,并摄全尿道及膀胱底部斜位片。

【实验学时】　3 学时。

【实验总结】　尿道造影不仅可以了解男性尿道的先天畸形,还可以了解全尿道和膀胱的病变情况,是男性尿道检查中常用的方法之一。

【实验报告】　根据实验观察和记录书写实验报告。

【实验思考】

1. 尿道造影的适应证有哪些?

2. 尿道造影的禁忌证有哪些?

第四章　X线照片冲洗技术

第一节　显影液及定影液的配制

【临床概述】　显影液和定影液的配制是传统暗室影像加工技术的一个重要环节,除干式激光打印技术之外,均有显影液和定影液的配制这一操作过程。手工冲洗药液的配制技术是自动洗片机冲洗技术和湿式激光打印技术药液配制技术的基础。所以,正确掌握显影液和定影液的配制技术,对经济欠发达地区的基层医院仍具有十分重要的意义。

【诊断要求】　冲洗后的 X 线照片影像要求:密度适中、对比度良好、锐利度鲜明,无划痕和伪影,无脱膜现象发生,能满足诊断要求,耐保存(5 年以上)。

【药液配制注意事项】

1. 严格按试剂溶解顺序进行配制。

2. 两种药液的配制容器要严格分开,不能互相混入。

3. 配制时要均匀搅拌,待一种试剂充分溶解后再加入另一种试剂。

4. 因两种药液具有酸碱腐蚀性,搅拌时动作要轻柔,避免药液溅出。皮肤沾染后可用自来水冲洗。不小心溅入眼内,应立即用生理盐水冲洗。

【实验目的】

1. 掌握显影液和定影液配制的正确溶解顺序及操作步骤。

2. 熟悉显、定影液的温度控制要求和配制、使用的注意事项。

3. 理解显、定影液的工作原理。

【实验内容】

1. 显、定影液的正确配制。

2. 显、定影液的错误配制。

【实验器材】

1. 根据显影液配方比例,称取米土尔 18g、无水亚硫酸钠 30g、对苯二酚 45g、碳酸钠 20g、溴化钾 18g、煮沸过的水除去沉淀物 500ml。

2. 按定影液配方比例,称取无水亚硫酸钠 11.25g、冰醋酸 36ml、煮沸过的水除去沉淀物 750ml、硫代硫酸钠 180g、明矾 11.25g。

3. 水温计 1 支、玻璃棒 2 根、250ml 烧杯 5 个、未感光胶片条数条(或将正确配制量改为各 5 加仑,做摄影实验用)。

【实验步骤】

1. **显影液的配制**　将 500ml 的水加温为 52℃,等分在甲乙两烧杯之内,将上述称好的显影液配方各成分均分成两等份。甲杯按正确顺序溶解药物,依次为显影剂、亚硫酸钠、碳酸钠、溴化钾。乙杯按错误顺序加入各成分,依次为显影剂、碳酸钠、亚硫酸钠、溴化钾。观察两烧杯中显影液所发生的现象,作出分析和解释。

2. **定影液的配制**　将 750ml 水加温至 60℃,平均分放在甲、乙、丙三个烧杯内。将上述称好的定影液配方各成分,均分成三等份。甲杯内提前放酸配制,依次加入硫代硫酸钠、冰醋酸、亚硫酸钠、明矾。乙杯提前加入明矾,依次加入硫代硫酸钠、亚硫酸钠、明矾、冰醋酸。

丙杯按正确方法配制,依次为硫代硫酸钠、亚硫酸钠、冰醋酸、明矾。观察三杯内配制的定影液有何现象发生。可将三条未经显影的胶片,放入三个烧杯内,自放入后开始计时,比较三条胶片透明时间。将三杯加温至 35℃,浸泡胶片条,观察胶片药膜的收敛情况。

【实验学时】　2 学时。

【实验总结】

1. 自行配制显影液最理想的药物溶解顺序为:微量保护剂(防氧化)、显影剂、保护剂、促进剂、抑制剂。商业套药:手工冲洗,先微量大包,再小包,再大包。自动洗片机,A、B、C 三桶,按字母顺序顺次溶解。配制显影液时,对苯二酚溶解后必须加入亚硫酸钠保护剂。如果将碳酸钠先于亚硫酸钠放入,对苯二酚在碱性溶液中与氧结合生成苯醌,苯醌与显影液中的水反应生成羟基苯醌,进一步反应可生成羟基对苯二酚和二羟基苯醌,其中二羟基苯醌再进一步反应生成暗褐色的腐殖酸,使显影液呈酱油色,污染乳剂层,并使显影液效能降低。加入的亚硫酸钠则与苯醌反应,生成对苯二酚二磺酸钠,无色无污染,还有较弱的显影作用。

2. 自行配制定影液最理想的药物溶解顺序为:定影剂、保护剂、中和剂、坚膜剂。商业套药,手工冲洗套药,分 1、2、3、4 包,按包装编号顺序顺次溶解。自动洗片机套药,A、B 两桶,按字母顺序顺次溶解。配制定影液时,坚膜剂明矾须在酸剂之后溶解,若提前加入,明矾在 pH 值较高的溶液里水解后可形成白色糊状的氢氧化铝沉淀。如果酸剂加在保护剂亚硫酸钠之前时,硫代硫酸钠遇酸可分解析出硫,使溶液变黄,并使定影液失去定影能力。溶液中加入保护剂亚硫酸钠时,可避免定影剂遇酸分解。

3. 溶解药物时须均匀搅拌,待一种成分充分溶解后再加入另一种成分。搅拌动作要轻柔,避免药液溅出。配制容器要严格分开,切忌将显影成分和定影成分相互混入。配制后最好静置 12 小时再使用。不用时必须加盖密封,防止药液因氧化而衰老。

4. 严格控制显、定影液温度。显影液:手工冲洗 18～20℃。自动洗片机,33～35℃。定影液:手工冲洗,15～24℃。自动洗片机,28～35℃。

【实验报告】

1. 记录　显、定影液配制时药物加入顺序、步骤以及在配制过程中发生的各种现象。

2. 讨论　①错误配制显影液时出现异常现象的原因是什么?②错误配制定影液为什么溶液会变黄?

【实验思考】

1. 比较显、定影液中保护剂作用有何异同。

2. 为什么要严格控制显、定影液的温度?

3. 什么是二色性灰雾?产生的原因是什么?

第二节　激光打印机

【临床概述】　随着现代医学影像数字化的发展,伴随激光打印技术和图像存储传输系统(PACS)的出现,图像的采集、传递与存储已基本实现无纸化。激光打印技术以其高品质的图像质量和大容量信息记录能力,正逐步取代传统的感光胶片冲洗技术和湿式多幅照相成像技术,而成为数字图像硬拷贝记录的主要载体。微隔离技术(microisolation,MI)胶片是应运而生的新型胶片,它基于含显色剂的微型胶囊遇热通透性变化的特点,使胶片在不同温度下表现不同的发热通透,从而实现显色内包胶囊显色发色。实时控制显色内包胶囊的遇热通透从而控制显色反应,保证图像既有密度层次又有图像保存的稳定性。

1. 激光成像技术分类 按激光光源分类可分为氦氖激光打印机和红外激光打印机;按胶片处理方式分类可分为湿式打印机和干式打印机。相关技术有:直热式激光打印技术、光热成像打印技术、激光诱导成像技术、干式喷墨成像技术。为众多医院医务工作人员所接受的还是干式直热式激光打印机,主要部件是打印头,其复杂精细的制造工艺决定打印图像的质量。

2. 干式激光打印机的结构

(1)传热打印系统:主要由热力打印头构成。热力打印头有两种:一类是使用少量接触,打印图像在薄胶片上;另一类是使用打印力度,打印图像在胶片上。第一类主要是热力打印头由电力变成热力,在热敏片上一行一行打印。数千个微小发热源安装在热力头内,在很少电力下即能发热,每一个发热源受一个集成电路控制,控制电力脉宽,也就是控制放电时间,从而决定着每点的影像密度,以准确记录热力头的变化状况及所带的信息。

(2)干式胶片取出结构:目的是为了保持设备的稳定性,确保胶片是一张一张按程序口令取出。为使干式胶片的热力头有良好的接触,干式胶片表面附有防滑加工,但往往在胶片之间出现粘连。于是,经过摇动干式胶片结构等方法,实现了干式胶片取出的可靠性。

(3)待机部:为了在记录前修正胶片位置和防止滑行,利用薄的导板简化机构进行定位,上部可以自由开关,以便在发生卡片时能取出胶片。

(4)清洁胶片部:灰尘若附着在胶片表面,图像会产生白斑脱落伪影。为了在记录前清除附着在胶片上的灰尘,在记录前方安装有黏性清洁辊轮。清洁辊轮使用时对干式胶片无副作用,长期使用也不退化。如因污染而黏着力下降时,用水清洁辊轮即可恢复黏力。

(5)记录部:干式打印机用纸压卷筒将干式胶片压在热力头上加热进行记录。这时纸压卷筒如果不能按一定速度精确的转动,干式胶片传送速度就会发生变化,图像也就会出现不均匀现象。这与湿式激光打印机的非接触性记录不同。为了使其以一定的速度输送胶片就需要有高转矩、负载强的驱动马达,为了满足这一条件,开发使用了特殊减速机和马达组合成的驱动源,实现小型、高精度、高转矩的输送。

整个干式激光打印系统可以与任何数字成像设备,如 CT、MR、DSA 等连接,打印激光图像。

【诊断要求】 以参观分析打印机结构及掌握打印机工作原理为主,图像质量皆以诊断要求为指导原则,图像遵循适当的密度、良好的对比度、锐利的清晰度、尽量少的结构及量子斑点这个标准,以满足影像诊断的需要。

【检查注意事项】

1. 实验前熟悉教材所提示的打印机结构。
2. 保护好操作工具,操作前保持手部干净清洁,并戴好防尘帽、手套及工作服。
3. 操作过程中,每一次拆卸后应该组装还原相关部件。
4. 不能野蛮、暴力操作,轻拿轻放,保证不损伤零部件,如有损伤及时汇报。
5. 实验完毕,清点工具,交由当值老师确认后离开。

【实验目的】

1. 了解打印机的分类。
2. 熟悉打印机的基本结构。

3. 掌握打印机的工作原理。

【实验内容】

1. 干式激光打印机打印头的结构。

2. 干式激光打印机的基本结构及工作原理。

【实验器材】　8×10、10×12 英寸激光胶片;干式激光打印机一台;装有图像处理系统的电脑两台;PACS 或 HIS 一台;操作工具盒一套。

【实验方法】

1. 打印前的图像处理系统准备。

2. 图像处理并打印。

3. 观察并记录打印机工作过程。

4. 拆装并还原打印机打印头。

【实验步骤】

1. 打印前的图像处理系统准备　打开装有同一图像不同图像处理系统的两台电脑,做好图像预处理,并进入打印界面,选择好打印机器型号及胶片大小,通过 PACS 或 HIS 传递打印信号,等待打印机打印提示。直到打印出同种图像胶片,分别记录打印电脑型号及图像参数,观察对比度及密度的变化,就图像质量进行比较并作相关讨论。

2. 观察并记录打印机工作过程　拆开打印机各方机盖,观察并记录打印机构造:①暗盒部;②干式胶片取出结构;③待机部;④清洁胶片部;⑤记录部各部结构及运行特点。

3. 拆装并还原打印机打印头　在确保打印机冷却无尘状态下,运用专业工具拆下打印头,观察型号及热力头结构,观察完毕依次对位还原各结构,讨论打印头的打印特点。

4. 还原打印机,开机接通电源,确认打印机正常运转。

5. 清点工具,交由当值老师确认后离开。

【实验总结】

1. 干式激光打印机工作原理　激光打印机的光源为激光束,激光束通过发散透镜系统投射到一个在 X 轴方向上转动的多角光镜或电流计镜上折射,折射后的激光束再经过聚焦透镜系统"行式打印"在胶片上,与此同时,胶片在高精度电机带动下,精确地在 Y 轴上均匀地向前移动,完成整个胶片的幅式打印。

2. 打印机分类及特点　激光打印机分干式打印机和湿式打印机,两者的区分是:湿式打印机是激光打印出来的胶片需经显影、定影、水洗处理后方可成像的机器;干式打印机是激光打印出来的胶片不经显影、定影、水洗处理而直接打印成照片的机器。激光打印机整个成像系统均为数字化方式,并具有以下特点:①良好的成像效果;②多机输入;③连续打印;④多种功能;⑤高效率;⑥质量自控;⑦文字打印;⑧联机并网。

3. 干式打印机和湿式打印机比较有以下优点　①不需要冲洗机,直接出干片;②没有化学废料;③基本上只对热力有反应,因此是全日光处理;④机身小巧精致,安装简单方便。

4. 激光打印头的结构特点与 MI 胶片结构特点的相关性比较(原理)。

5. 常见故障分析　打印机在运行中最常见的故障就是胶片卡片,常见卡片部位有:①供片盒中的胶片被卡;②曝光部与传输提升部之间的胶片被卡;③加热部和冷却排除部之间的胶片被卡。

6. 排除方法　当胶片被卡时,可根据液晶控制面板上的提示打开相关的卡片部位门锁取出被卡胶片,故障即可排除(该部位的温度高达 80℃,为防止灼伤工作人员,需冷却后再取出被卡胶片）。胶片卡片的首要原因是高温热鼓及其传输部件的灰尘及所附药膜的污染，致使胶片与之粘连，胶片行走方向偏斜，最后卡在打印机运行通道中；其次是供片盒中所装胶片的位置不正，片袋挂孔未扣紧等因素也可导致卡片。排除方法：在暗光下打开供片盒，取出被卡胶片，并对胶片位置进行校正。故障的原因主要是装片人员操作不熟练所致，当打印机运转一段时间后，元部件间的压力、摩擦力、间隙均可产生偏差，如果出现这种现象就要对传输系统整体进行校正。此外，胶片探测传感器损坏、传片中途胶片滞留等故障需要与工程师取得联系，诊断故障，更换元部件。

【实验报告】 根据实验内容和实验要求写出实验报告。

【实验思考】

1. 干式激光打印机的优势有哪些？
2. 不同处理系统对激光打印图像质量有无影响？
3. 哪些因素影响激光打印机的打印效果？
4. MI 技术如何匹配打印头的热传递？
5. 打印过程如何避免外部因素影响打印效果？

第二篇　数字 X 线成像技术实验

【实验要求】　掌握数字图像的相关概念、特点、获取方式,CR 成像系统、DR 成像系统的优缺点及各成像系统图像后处理方式。熟悉各成像系统的操作流程及临床应用价值。理解各成像系统的性能特点和工作原理,做好防护工作。

【实验安全】

1. 了解所使用数字 X 线成像设备的规格、性能、特点及注意事项。

2. 了解影像板(imaging plate,IP)和各类探测器的特性及正确使用原则。

3. 熟悉各显示数值、单位,操作时要正确选择各项参数。

4. 严格遵守操作规程,以保障数字 X 线成像设备的安全。

5. 实验过程中,必须严格防止机器过载。

6. 注意实验人员和周围环境的射线防护。

7. 实验完毕,退出操作程序界面,关闭成像设备系统及电源。

【注意事项】

1. 熟悉实验用数字 X 线成像设备的性能、使用方法和操作规程后,才能开机使用。

2. 熟悉 IP 的结构,避免 IP 的撞击及其他电磁波的照射。

3. 准确选择成像部位或曝光所需的毫安大小、曝光时间、千伏值、摄影距离等。

4. 必须在机器性能的额定值内使用,切勿超负荷。每次检查曝光之后,应有数分钟间歇时间,以待阳极靶面散热。

5. 使用旋转阳极 X 线机,一定要在阳极转速达到要求时曝光。

6. 在曝光过程中,不能对其参数进行临时调节,有需要时应停止曝光再行调节。

7. 随时保持数字成像设备的清洁,避免水分及酸碱性物质的侵蚀,小心操作使用。

8. 操作过程中,若发现异常声音、臭味、漏油、控制台指针振动等,立即停机检查。

第五章 DR、CR 成像技术实验

第一节 DR 成像方式效果比较及图像后处理

【临床概述】 数字 X 线成像(digital radiology,DR)探测器根据成像原理不同分为非晶硅、非晶硒、CCD 和多丝正比电离室四种不同类型,四种探测器成像各具特点,成像效果的比较包括分辨率、量子检出率、MTF、响应时间及转换效率等因素。图像后处理主要是数字化的后处理方式,但是不同设备的后处理流程各有不同。

【诊断要求】

1. 掌握四种探测器各自的特点。

2. 了解不同类型 DR 成像效果之间的差异。

3. 熟悉常见的后处理类型。

【检查注意事项】

1. 四种探测器数字化的基础。

2. 成像效果参考的标准及标准定义。

3. 后处理类型的具体运用。

【实验目的】

1. 熟悉几种平板探测器成像效果的参考标准。

2. 掌握 DR 图像后处理常见方式。

【实验内容】

1. 不同类型 DR 成像效果各自的参考标准。

2. DR 图像后处理常见方式。

【实验器材】 DR 成像系统;PACS 工作站及专业显示器。

【实验方法】

1. 探测器分类的依据。

2. 不同探测器成像特点。

3. 图像效果评价。

4. 后处理类型。

【实验步骤】

1. 各型探测器的成像效果分类 探测器类型:碘化铯/非晶硅型;非晶硒型;CCD 阵列 DR 成像系统;多丝正比电离室线扫描 DR 系统。

2. 影响图像效果的相关因素

(1) 量子检测效率(detective quantum efficiency,DQE):闪烁体的涂层能将可见光转换成电信号的晶体管。目前常见的闪烁体涂层材料有两种:碘化铯和硫氧化钆。在碘化铯(或者硫氧化钆)薄膜晶体管(thin-film transistor,TFT)这种结构的平板探测器中,因为 TFT 的阵列可以做成与闪烁体涂层的面积一样大,所以可见光不需要经过透镜折射就可以投射到 TFT 上,中间没有光子损失,所以 DQE 较高;在非晶硒平板探测器中,X 线转换成电信号完全依赖于非晶硒层产生的电子空穴对,DQE 的高低取决于非晶硒层产生电荷能力。DQE

的计算公式是:DQE＝S²×MFT²/NSP×X×C。S:信号平均强度;MTF:调制传递函数;X:X线曝光强度;NPS:系统噪声功率谱;C:X线量子系数。从计算公式中我们可以看到,在不同的MTF值中对应不同的DQE,也就是说不同的空间分辨率有不同的DQE。国际权威机构测量了不同系统在70kVp,21mm铝滤片条件下的DQE值。

（2）空间分辨率:在直接转换平板探测器中,由于没有可见光的产生,不发生散射,空间分辨率取决于单位面积内薄膜晶体管矩阵大小。矩阵越大薄膜晶体管的个数越多,空间分辨率越高,随着工艺的提高可以做到较高的空间分辨率。

（3）调制传递函数(modulation transfer function,MTF):是描述系统再现成像物体空间频率范围的能力。理想的成像系统要求100%再现成像物体细节,但现实中存在不同程度的衰减,所以MTF始终小于1,它说明成像系统不能把输入的影像全部再现出来。MTF值越大,成像系统再现成像物体细节能力越强。MTF的测定:常用矩形波曝光-微密度计扫描方法,即利用矩形波响应函数R(ω),加以修正后取得正弦波响应函数H(ω)。矩形波响应函数的测定是利用X线对具有不同空间频率的方波测试卡进行照射,作为输入到屏-胶体系的有效信息,胶片所记下来的矩形波测试卡的密度影像就是输出信息。矩形波响应函数R(ω)就等于输出信息对比度(C′)与输入信息对比度(C)之比。

（4）噪声功能谱与空间频率响应

1）平板显示器(flat panel display,FPD)的暗电流:FPD暗电流是指在无X线照射的情况下,积累一段时间后FPD仍会产生一定的载流子,导致所采集的图像中各像素值并不为零。实际上暗电流表现为叠加在信号上的噪声。

2）X线量子噪声:降低FPD曝光量、减少被检者的辐射剂量和提高曝光量保证影像质量是相对矛盾的,应根据临床对影像的具体要求确定。

3）散射模糊噪声:X线数字影像是由焦点发出X线经过人体后,根据几何原理和FPD的光电转换特性而形成。因为散射噪声在影像的空间位置分布上是随机的,且呈正向脉冲,随着FPD受到辐射时间和X线能量(kV)的增加,脉冲噪声的数量和幅度也会增加。

（5）曝光宽容度:即探测器的动态范围能够显示信号强度不同的最小到最大辐射强度的范围。探测器的转换特性在1∶10000范围是线性的,a-Se的吸收效率很高。

（6）FPD设计:由于工艺难度和成本限制,多采用四板或两板拼接而成。多板拼接会在图像中央留下300um的盲区,影响图像的质量,需要在工作中进行校正。目前常见的像素尺寸有200um×200um、143um×143um、139um×139um等。像素尺寸越小,像素点就越多,图像的分辨率就越高,图像也就越清晰,但图像数据量就会很大,传输和处理数据就需要较多的时间。另外,采集单元越小,采集到的信号就越少,每一像素点的信噪比会降低,对于那些对比度很低的就很难发现。因此,调节好像素大小和噪声之间的平衡是FPD显示成功的关键。

（7）探测器尺寸:目前多为43cm×43cm、41cm×41cm或36cm×43cm,临床要求探测器的尺寸或照射野依照被照体的大小而定。

（8）刷新和成像速度:成像速度与平板探测器的像素尺寸、像素矩阵、计算机处理能力等有关,像素点越多,数据量越大,传输、处理信息和显示X线图像的时间就越长;反之,时间就越短。为了追求图像的高分辨,则像素点越多,但显示图像的时间就延长,这是一对矛盾。

（9）感光度:探测器对光的敏感程度。直接转换方法的感光度取决于非晶硒对X线的吸收率。非晶硅的灵敏度由四个方面的因素决定:X线吸收效率,转换效率,填充系数,光电转换系数。

（10）填充因子：探测器面积与总面积的比例 FPD 填充因子为65%，采用纳米技术设计扫描电路和读出电路，填充因子为80%。

3. 后处理方式

（1）窗宽及窗位调整：调整图像的密度和对比度。

（2）灰度处理：线性和非线性灰度变换。

（3）边缘强化、锐化处理：通过调整空间频率，应用一定的滤波器对图像的边缘频段进行提取后，出现具有一定灰度差的像素对，其灰度差（对比度）及表现为边缘锐化或增强的图像。

（4）骨密度测定：LDRD 具备骨密度测量功能，能方便快捷地为影像诊断提供参考指标。

（5）组织均衡处理：即动态范围处理技术，利用数字图像宽广的曝光范围，调节组织密度高低的区域和均衡的强度范围，是曝光不足和曝光过度的重新显现，应解决组织密度和厚度差异导致的图像信息丢失。

（6）能量减影：分别利用一次曝光法和两次曝光法得到不同的减影图像。

（7）体层融合技术：通过顺序曝光，得到不同层面的细微结构，分别对胸部纹理、支气管及骨骼进行观察。

（8）图像拼接技术：固定扫描部位，移动球管位置，连续曝光，利用图像拼接软件进行拼接，主要对全脊柱的正位和侧位进行观察。

【实验学时】 3学时。

【实验总结】

1. 直接型和间接型平板探测器依据 X 线转换路径不同而不同。

2. 四种 DR 探测器因成像方式不一样，具备不同的成像特点。

3. DR 图像成像效果的评价具有多种评价指标。

4. 图像后处理技术的应用，可多角度观察组织与病变的关系。

【实验报告】 根据实验观察和记录写出实验报告。

【实验思考】

1. 不同类型的 DR 探测器成像特点有哪些异同？

2. MTF、DQE 评价图像效果的机制有哪些？

3. 后处理方式中，图像拼接与 Photoshop 软件的拼接有哪些异同？

第二节 模拟体模胸部 DR 摄影条件的测定

【临床概述】 仿真体模模拟人体内部解剖结构，其密度与真人相似。通过对仿真体模进行摄影条件的测量，制定标准的摄影条件，从而保证人体得到最优化的 X 线照射量，达到诊断要求。

【诊断要求】 了解胸部 DR 摄影条件测量的常用数据，以便全面掌握不同摄影参数的影响。

【检查注意事项】

1. 体模的正确选择和放置。

2. 摄影条件的选择按照一定顺序分组进行测定。

3. 采用单变量进行测定。

【实验目的】

1. 熟悉常见体模的类型。

2. 熟悉胸部摄影条件相关参数类型。

3. 熟悉 kV、mAs、距离、后处理参数对 DR 图像质量的影响。

【实验内容】

1. 胸部体模图像质量评价相关标准:空间分辨率、密度分辨率。

2. 胸部等效衰减模体行不同参数曝光成像,记录每次曝光的模体表面剂量。

3. 计算模体影像图像质量因子反数值 IQFinv。

【实验器材】　仿真胸部体模;DR 成像系统;GB-4020 x-r 辐射仪;PACS 工作站及专业显示器。

【实验方法】

1. 带教老师示范,讲解不同摄影条件对图像质量的影响。

2. 学生通过分组实践操作,掌握胸部 DR 最佳成像条件。

【实验步骤】

1. 测定前准备

(1) 实验对象:采用仿真胸部体模(体模身高 1.70m,体重 57.5kg),胸部体模从腋中线无损切割分为前后两冠状面,包含胸部和上腹部。

(2) 实验设备:DR 系统、GB-4020 x-r 辐射仪、PACS 工作站及专业显示器。

2. 测定方法

(1) 不同 kV 对体模入射剂量和图像质量差异的测定:选用胸部摄片自动曝光控制模式,将体模及测试板固定于多功能胸片架前,使体模位于中心位置与中间电离室区域重叠,单一中间电离室工作,同时将辐射仪放置在体模前方,在曝光野内,但不与自动曝光电离室探测器重叠。焦-片距为 180cm,焦点 1.25,管电压分别从 40kV 开始,每增加 10kV 曝光一次,直至 150kV。每次曝光后记录体模的入射剂量并将图像传递至 PACS 工作站,由质控小组成员分别对显示器上的测试卡图像仔细处理,采用不同参数及图像处理功能等进行观察,根据影像的密度、对比度、清晰度、颗粒度、信噪比、噪声空间及密度分辨率等打分,最高 10 分,最低 0 分。

(2) 不同 mAs 对体模入射剂量和图像质量差异的测定:将模体放置在 DR 立式摄影架的表面(固定),摄影条件选择固定管电压 125kV,mAs 不用 AEC 模式,mAs 手动选择从 0.5 到 20(0.5、0.63、0.8、1.0、1.5、1.6、2.0、2.5、3.2、4.0、5.0、6.3、8.0、10、12.5、16、20),附加滤过 0.1mm Cu+1mm Al,选择大焦点,SID 为 180cm。每个参数曝光 3 次,分别用剂量仪记录,以平均值为准,利用剂量仪对每次曝光的剂量进行测量,以体模表面照射野中心点的空气比释动能为准。

(3) 不同距离对体模入射剂量和图像质量差异的测定:进行仿真胸部体模实验性曝光,采用同一管电压(60kV)和不同源像距(SID)(120~200cm,10cm 为一组,共 9 组)进行曝光组合,记录每次曝光的毫安秒、体表入射剂量(ESD)。用剂量仪记录,以平均值为准,利用剂量仪对每次曝光的剂量进行测量。

(4) 不同后处理方式对体模入射剂量和图像质量差异的测定:每一模拟病例的标准胸

片分别用标准、高通过及低通过后处理模式进行图像重建,分别对不同后处理方式的胸片进行阅读,计算其差别及特异性并作 ROC 分析。

(5) 不同模拟病灶对胸部体模入射剂量和图像质量的差异:应用不同材料模拟制作结节、网格、磨玻璃密度及索条病变;在体模上将胸部分为多个区域,随机在该区域内放置不同的模拟病灶以制作不同的病例。对每一模拟病例分别摄胸部 DR 片,141kV,40mA;对每一模拟病例的标准胸片分别用标准、高通过及低通过后处理模式进行图像重建。对不同后处理方式的胸片进行阅读,计算其差别及特异性并作 ROC 分析。

【实验学时】 3 学时。

【实验总结】

1. 胸部 DR 的不同后处理方式对肺内模拟病灶的显示价值各不相同。

2. 低通过对磨玻璃密度、粟粒和结节的诊断较好,高通过对索条和网格病灶的显示较好。

3. 不同摄影距离,其体表入射剂量具有差异,且图像质量差异不大,180～200cm 距离摄影质量最佳。

4. 不同 kV 条件下,入射剂量和质量评价均不一样。40kV 到 110kV,入射剂量显著下降,110kV 以上变化不明显。

5. 扫描之前,应先确定仰或俯卧位,头先进或足先进以及观察方向,以免发生左右位置标记错误。

6. 随着辐射剂量的增加,影像质量因子反数值 IQFinv 值越高,图像质量更好。

【实验报告】 根据实验观察和记录写出实验报告。

【实验思考】

1. kV 和 mAs 对图像剂量和质量的影响有什么区别?

2. 不同后处理方式对图像质量影响有哪些区别?

3. 图像质量的评价标准有哪些?

第三节　数字化图像的后处理

【临床概述】 一般数字化图像后处理技术包括协调处理技术、空间频率处理和组织均衡技术等。这几种技术运用广泛,几乎所有的数字 X 线图像都要经过这几种技术的综合处理才能输出比较满意的诊断图像。

高级图像后处理技术包括能量减影(energy subtraction,ES)技术、图像拼接(image mosaici,IM)技术、容积放射成像(volume radiography,VR)技术和时间减影(temporal subtraction,TS)技术等,这些技术要配合一定的摄影方法和后处理软件才能进行。

【诊断要求】 符合卫计委关于图像后处理的基本要求,进行合适的窗口技术选择,窗宽窗位调节、锐化处理、缩放等,照片无伪影。

【检查注意事项】 根据成像目的可联合多种技术同时使用,满足不同部位、不同成像目的来选用后处理技术。

【实验目的】

1. 掌握数字化图像的一般后处理技术。

2. 熟悉数字化图像的高级后处理技术。

3. 掌握数字化图像后处理技术的临床应用。

【实验内容】

1. 数字化图像的一般后处理技术内容及方法。

2. 数字化图像的高级后处理技术内容及方法。

3. 数字化图像的后处理在不同系统的应用。

4. 常见基本病变的 X 线表现。

【实验器材】 DR 成像系统。

【实验方法】

1. 数字化图像一般后处理技术的内容。

2. 数字化图像高级后处理技术的内容。

3. 不同系统中,图像后处理技术的选择及意义。

【实验步骤】

1. 一般后处理技术

(1) 通过协调处理技术,改善图像的对比度和密度。

(2) 利用空间频率处理使图像边缘轮廓清晰,进而控制图像的锐利度。

(3) 运用动态范围处理使图像显示的信息量增加,层次更丰富。

2. 高级图像后处理技术

(1) 分别利用一次曝光法和两次曝光法实现能量减影技术,综合分析两种方法的优缺点。

(2) 针对同一解剖部位相互有部分重叠的一系列图片,运用图像拼接技术合成一张大的宽视角的图像。

(3) 用不同时间段的两幅 DR 图像相减,得到被检者病情变化的图像。

3. 临床应用

(1) 胸部图像后处理技术中,单独运用一项技术的情况极少,针对其较大的动态范围,首先考虑运用动态范围压缩技术,然后才用其他技术。针对肺实质病变,可采用能量减影技术;显示小病变,可采用协调处理和空间频率处理技术使其边缘锐化,对比清楚。

(2) 头部摄片中,可用空间频率处理技术锐化边缘,使骨折显示清晰,使用协调处理技术调整整体密度,增加有用信息显示;可用动态范围处理技术平衡有较大密度差异组织的对比度。

(3) 腹部平片、排泄性尿路造影和逆行尿路造影是泌尿系统常用的 X 线检查方法,可运用协调处理、动态范围处理及空间频率处理来改善软组织结构显示的密度层次和锐利度。

(4) 在骨骼肌肉摄影中,可以利用动态范围处理技术平衡各组织对比度,边缘增强技术可增强组织边缘轮廓。使用能量减影技术实现骨与软组织分离,还可联合使用空间频率处理和协调处理来调整图像的重点信息。

【实验学时】 3 学时。

【实验总结】

1. 后处理技术包括协调处理技术、空间频率处理和组织均衡技术(动态范围处理技术)等。

2. 高级后处理技术包括能量减影技术、图像拼接技术、容积放射成像技术和时间减影技术等。

3. 数字化的图像最大的特点是通过软件进行强大的后处理,使图像的输出能更好地满足诊断要求。

4. 数字化图像后处理中,单独运用一项技术的情况极少,多种技术混合使用可增加病变的检出率。

【实验报告】 根据实验观察和记录写出实验报告。

【实验思考】

1. 数字化图像的一般后处理技术内容及方法是什么?

2. 不同系统中,图像后处理技术的选择及意义如何?

第四节　标准胸部后前位 CR 图像的采集

【临床概述】 胸部病变十分常见,且种类繁多,包括呼吸系统、心血管系统及胸壁骨骼和软组织的疾病,如:炎症、肿瘤、外伤及先天性发育畸形等。胸部 X 线成像体位较多,站立后前位是最常用体位。

【诊断要求】

1. 照片包括全部胸廓、肺野、肋膈角和下颈部。

2. 清晰显示两侧肺纹理的细微结构;透过气管能看清 1 ~ 4 胸椎。

3. 隐约可见下部胸椎与心影重叠。

4. 双侧肩胛骨要位于胸廓外,不重叠于肺野内。

5. 片内无伪影和异物影等。

【检查注意事项】

1. 深吸气后屏气曝光。

2. 要用远距离(180 ~ 200cm)和短时间(1/20s 或更短)摄影。

【实验目的】

1. 掌握胸部后前位的检查目的和检查方法。

2. 熟悉 X 线机操作和摄影条件的选择。

3. 分析 X 线照片影像显示部位,评价 X 线照片质量。

【实验内容】

1. 胸部摄影时 IP 板的选择。

2. 胸部后前位成像体位及成像条件的选择。

3. CR 图像阅读器的使用方法。

【实验器材】 200mA 或 500mA X 线光机;14×17 的 IP 板及图像阅读器;激光打印机及 X 线胶片;铅字码、胶布、观片灯等;铅皮、铅衣等防护设备;抢救药品、氧气瓶等。

【实验方法】

1. 适应证的选择及相关准备。

2. IP 板及摄影位置的选择。

3. 摄影条件的设置。

4. IP 板内影像的读取。

5. CR 图像后处理和利用窗口技术打印图像。

6. 认识图像的相关解剖结构。

【实验步骤】

1. 检查前准备

（1）核对并确定会诊申请单的要求和目的。

（2）选用 14×17 的 IP 板（将铅字码贴于 IP 板右上角）并放于胸片架盒槽内。

（3）与患者沟通，使患者尽量配合检查；检查时去除衣物、异物、敷料，防止产生伪影。

（4）应注意对被检者的 X 线防护。

2. 体位设计　被检者面向摄影架站立，双下肢稍分开，保持身体平稳。前胸紧贴胸片架，头稍后仰，下颌置于胸片架上缘颌托上。双上肢曲肘并内旋，将两手背放于髂嵴处，两肩内转紧贴摄影架（尽量使肩胛骨与肺野无重叠），身体正中矢状面垂直于胸片架并与中线重合。IP 板上缘高出肩上缘约 3~5cm，下缘包括两侧肋膈角，两侧包括胸壁皮肤。

3. FFD、照射野及中心线的确定　投照距离为 180cm，调节遮线器选择适当的照射野，中心线经第 5 胸椎垂直射入 IP 板。

4. 成像条件选择　观察电源电压指示是否在正常范围内，再选择成像条件。参考电压为 80kV 左右，mAs 为 4~10，检查时应根据胸部厚度酌情增减，为减少呼吸动度的影响，检查时尽量选用短的曝光时间。

5. 曝光　深吸气后屏气曝光。同时必须严格执行两档曝光制。待曝光准备指示灯亮起时方可按下第二档进行曝光。

6. IP 板处理及其他　曝光后应将 IP 板取出并及时（不得超过 8 小时）送入阅读器读写。摄影完毕后应签字并做好实验记录。

【实验学时】　3 学时。

【实验总结】

1. 胸部后前位成像适用于气管、支气管、肺组织、胸膜、胸壁软组织包括肋骨、心脏及大血管病变。

2. 检查前充分的准备及缩短曝光时间可尽量避免或减少伪影的干扰。

3. 成像条件的正确选择及功能强大的数字化图像后处理能提高病变组织的显示率。

4. 申请单的核对和铅字码的正确贴放可减少摄影过程中的错误。

【实验报告】　根据实验过程及影像观察书写实验报告（主要写出如何获得优质胸部后前位 CR 图像）。

【实验思考】

1. 胸部后前位摄影的适应证和禁忌证包括哪些？

2. 试述标准胸部后前位的摄影过程？

3. 标准胸部后前位的摄影注意事项包括哪些？

4. 优质胸部后前位影像应符合哪些要求？

第三篇　CT成像技术实验

【实验要求】 掌握CT机构成及成像原理;熟悉CT的临床应用;掌握CT各部位的检查目的、检查步骤、注意事项、成像系统及图像后处理方式等。

【实验安全】

1. 电器安全　不与其他设备共用电源;防止液体渗入设备。

2. 承重　扫描床的承重不能超过其最大值;其他部位如操作台禁止坐人或放置其他沉重物品。

3. 工作环境　扫描室温度应控制在18~22℃;保证散热系统的通风;湿度为40%~65%。

4. 检查前　每天开机后应先行球管预热以保护球管;检查CT机床、球管、高压注射器、心电监护是否运行正常;如磁盘剩余容量过少时应删除早期图像以释放磁盘空间;检查网络传输是否正常。

5. 检查中　检查过程中应关注CT机运行状况,发现异常情况应停止扫描,待排除机械故障后再继续使用CT机。

6. 检查后　每天工作完成后应按步骤关闭CT机。

【注意事项】

1. 检查前患者准备

(1) 为了达到预期的检查效果,患者作CT检查应携带有关的影像检查图像和化验结果以供扫描时定位和诊断时参考。

(2) 接受腹部和盆腔CT检查的患者应提前进行胃肠道准备。胸、腹部检查前应训练屏气。

(3) 其他部位CT检查一般不需特殊准备。

(4) 婴幼儿或不合作的被检者可根据需要给予镇静剂或麻醉后方能检查,危重患者需临床相关科室的医生陪同检查,对病情的变化进行实时监护和处理。

2. 护理的准备

(1) 对腹部和盆腔CT检查的被检者,应提前口服等渗甘露醇或1.0%~1.5%的碘水溶液充盈胃肠道(具体服用方法见腹部和盆腔检查)。盆腔检查的患者必要时还需要进行保留灌肠。

(2) 对准备增强扫描的患者,应询问患者有无碘过敏史,了解患者肾功能情况,明确有无增强扫描的禁忌证。无增强扫描禁忌证者,应请被检者签署增强扫描知情同意书。

(3) 密切观察患者,准备抢救药物,随时准备协助医生为出现碘剂不良反应的患者进行救治。

3. 扫描前/中/后技师的准备

(1) 检查前

1) 认真核对患者,检查申请单的基本资料,主要包括患者姓名、性别、年龄和CT检查号等一般情况,确认检查患者无误。

2) 了解病史、主要症状、体征、既往史、实验室和其他影像学检查结果和资料,临床诊断、检查部位和目的等。如发现填写不清时,应与临床医生联系,了解清楚后再行检查。

3)根据临床要求的检查部位和目的制定扫描计划,向患者解释检查过程,取得患者合作,并告知患者出现异常情况时如何通过对讲系统与操作人员联系。

4)对非检查部位的重要器官如:甲状腺和性腺,用专用防护品遮盖,尤其应注意对婴幼儿和女性患者性腺区的保护,减少不必要的辐射。

(2)检查中:选择正确的扫描程序、设定正确的参数进行 CT 扫描。扫描过程中应注意观察被检者有无运动及配合情况(如屏气),增强扫描时注意被检者注药过程中有无不适,如被检者不适应暂停注药。根据需要增强扫描后可行延迟扫描以助于诊断。扫描过程中如病变需要还可行薄层扫描、靶扫描、高分辨扫描等特殊扫描。

(3)检查后:待确认图像满意后再结束扫描。增强扫描后,被检者应观察 15min 左右,以观察有无迟发过敏反应。由扫描技师认真填写检查申请单的相关项目,并签名。

第六章　CT临床检查技术实验

第一节　头颅CT成像技术实验

【临床概述】　颅脑CT扫描包括平扫和增强扫描,主要适应证有颅脑外伤、脑血管疾病、颅内肿瘤、先天性发育异常、颅内压增高、脑积水、脑萎缩、颅内感染、脑白质病、颅骨骨源性疾病、颅脑病变治疗后随访复查等病变,还可进一步作颅骨三维重建,对脑血管疾病、颅内肿瘤还可做CT动脉和(或)静脉血管造影。

【诊断要求】

1. 图像清晰、无伪影,能清晰显示双侧大脑半球、脑室、脑沟、小脑、脑干及颅骨等结构。

2. 颅骨三维重建能整体、直观地显示骨骼结构。

【检查注意事项】

1. 消除患者的紧张情绪,取得患者的配合。

2. 如需增强扫描应先做碘过敏实验。

3. 扫描前检查仪器是否正常。

4. 摆好体位,选择适当的扫描程序进行扫描,在不影响图像质量前提下尽可能采用低辐射剂量进行扫描。

【实验目的】

1. 掌握头颅CT检查的适应证。

2. 熟悉头颅CT扫描前的相关准备。

3. 掌握头颅CT扫描的步骤及相关解剖。

【实验内容】

1. 头颅CT扫描参数和扫描方式。

2. 头颅CT扫描基线和扫描范围。

3. 头颅CT扫描的步骤及注意事项。

【实验器材】　多层螺旋CT;CT激光胶片;干式激光胶片打印机;高压注射器;氧气瓶;抢救药品;仿真人体体模。

【实验方法】

1. 适应证的选择及相关准备。

2. 检查体位和扫描范围的确定。

3. 扫描参数和扫描方式的选择。

4. 必要时进行增强扫描。

5. 图像的显示和利用窗口技术打印图像。

由于CT使用的X线对人体有一定损害,因此实验只能在仿真人体体模上进行演示。

【实验步骤】

1. 检查前准备

(1) 与患者沟通消除其顾虑和紧张情绪。

(2) 嘱患者去除发夹、耳环及活动义齿等金属饰物,防止产生伪影。

（3）对婴幼儿和不合作患者，可根据情况给予镇静剂，以减少运动伪影、提高扫描层面的准确性。

（4）对需要做增强扫描的患者，按含碘对比剂使用要求进行准备。

2. 检查方法

（1）横断面扫描

1）扫描体位：患者仰卧于检查床上，头置于头架中，下颌内收，头颅和身体正中矢状面与台面垂直，两外耳孔与台面等距。特殊被检者的扫描体位须做矫正，如驼背、肥胖、颈部强直及呼吸困难而不能低头的患者，在设计体位时可垫高其头部或臀部，使其头部成标准的前后位或后前位，若矫正不满意，可倾斜扫描机架予以弥补。

2）扫描基线：听眶线（RBL）：外耳孔与同侧眼眶下缘的连线；听眦线（OML）：外耳孔与同侧眼外眦的连线；听眉线（EML）：外耳孔与眉间的连线。一般以听眦线为基线向上扫描至头顶。

3）扫描范围：下方包括颅底，上方应达侧脑室体部上方约3cm处。对于后颅窝及桥小脑角区的病变，扫描基线选择与OML成15°夹角的EML。扫描发现病变较小时可在病变区域加做叠加扫描或加做薄层扫描。扫描方式为连续扫描。

（2）冠状位扫描（主要用于鞍区病变的检查）

1）扫描体位：一般采取顶颏位或颏顶位。①颏顶位是被检者仰卧于扫描床上，肩背部垫高，两手置于身体两侧，两膝屈曲，头部下垂，并尽可能后仰，使听眦线与台面趋于平行，正中矢状面与台面中线重合。②顶颏位是被检者俯卧于扫描床上，两手平放于胸侧，两腿伸直，头置于头架内，下颌尽可能前伸，并紧靠台面，头颅后仰，两外耳孔与台面等距，正中矢状面与台面中线重合。

2）扫描范围：一般作为横断面扫描的补充，其扫描范围根据病灶大小、位置确定，在定位像上作扫描计划，扫描线与OML垂直，X线与被检部位垂直，头颅扫描参数见表6-1。

表6-1 头颅扫描参数

检查项目	扫描方式	层厚/层距	kV	mAs	扫描野	重建方式	重建野
头颅	Axial	5mm	120	200	Head	标准算法	21cm
头颅	Helical	0.625~2.5mm	120	240	Head	标准算法	21cm

3. 增强扫描

（1）凡平扫后发现组织密度异常、有占位改变，特别是怀疑鞍区、后颅凹桥小脑角有病灶，以及有血管性病变等，需做增强扫描以明确病灶的性质及范围。在高压注射器上设置好对比剂及生理盐水的剂量。对比剂剂量按1.2~1.5ml/kg体重计算，注射方式用高压力注射器静脉团注，速率为2.0~4.0ml/s，若要观察血管性病变（动脉瘤、动静脉畸形等）或血管与病变的关系，速率可用3.0~5.0ml/s。

（2）扫描头部侧位定位像并制定扫描计划，采用实时增强监视方法，监测层面设置在颈椎2~3平面，监测颈内动脉或椎动脉的CT值变化，当CT值达到或超过预设的阈值，手动或自动触发预设的扫描程序进行扫描，必要时对病变部位加做延迟扫描。

4. 窗技术的应用 观察脑组织选择窗宽W80~90HU，窗位L35HU左右。对颅脑外伤、颅骨及颅骨周围的肿瘤，需用骨窗观察，即窗宽W2000HU，窗位L600HU左右，以确定有无颅骨骨折及破坏。

【实验学时】 3 学时。

【实验总结】

1. 头颅 CT 扫描适用于颅脑外伤、脑瘤、脑血管意外、先天性头颅畸形等患者。

2. 扫描基线的正确选择有利于颅内病变的最佳显示。

3. 扫描方式的正确选择,能提高病变组织的检出率。

4. 图像后处理技术的应用,可多角度观察组织与病变的关系。

5. 扫描之前,应先确定仰卧或俯卧位,头先进或足先进以及观察方向,避免发生左右位置标记错误。

【实验报告】 根据实验数据记录书写相应的实验报告。

【实验思考】

1. 头颅 CT 扫描基线选择有何实质意义?

2. 头颅 CT 扫描的适应证、相关准备及步骤有哪些?

3. 头颅 CT 扫描各层面的显示内容有哪些?

第二节 眼及眼眶 CT 成像技术实验

【临床概述】 眼部 CT 扫描包括 CT 平扫和增强扫描,多采用横断层面扫描,必要时可加做冠状面扫描。主要用于眼球突出的病因诊断,对球内和眶内肿瘤、炎性假瘤和血管性疾病有特殊价值,对诊断眼外伤、眶内异物及先天性疾病有较大临床意义。

【诊断要求】

1. 扫描断面图像清晰,无伪影,能够清楚显示双侧眼眶、眼球、视神经及各眼肌的结构。

2. 三维重建图像应较清晰显示双侧眼眶、眼球、视神经及各眼肌等结构的空间位置关系。

3. 增强 CT 扫描应明显区分病变组织与正常眼及眼眶的关系,了解病变的侵犯范围,有利于占位性病变的定位和定性。

【检查注意事项】

1. 检查前消除患者紧张心理,取得患者的配合。

2. 如需增强扫描应先做碘过敏实验。

3. 扫描前检查仪器是否正常。

4. 准确定位,选择适当扫描程序进行扫描,在不影响影像质量的前提下尽可能采用低辐射剂量,扫描时嘱患者闭眼、眼球向上且保持不动。

【实验目的】

1. 掌握眼及眼眶 CT 扫描的适应证。

2. 熟悉眼及眼眶 CT 扫描前的相关准备。

3. 掌握眼及眼眶 CT 扫描步骤及相关解剖。

【实验内容】

1. 眼及眼眶 CT 扫描参数及扫描方式。

2. 眼及眼眶 CT 扫描基线和扫描范围。

3. 眼及眼眶 CT 扫描步骤及注意事项。

【实验器材】 多层螺旋 CT 机;CT 激光胶片;干式激光打印机;高压注射器;氧气瓶;抢

救药品;防护设备;仿真人体体模。

【实验方法】　同本章第一节。

【实验步骤】

1. 检查前准备

(1) 明确检查目的和要求。

(2) 去除眼镜、发饰等体外异物,消除伪影干扰。

(3) 若需增强扫描者,按含碘对比剂使用要求进行准备。

(4) 对婴幼儿、外伤、意识不清及躁动不安的患者,酌情给予镇静剂。

2. 平扫检查

(1) 扫描体位:患者仰卧于检查床中间,头置于头架内,双侧外耳孔与床面等距,下颌稍抬,作头部侧位定位像并制定相应的扫描计划。

(2) 扫描基准线:听眦线。

(3) 扫描范围:自眶底扫至眶顶,病变较大时可根据需要扩大扫描范围。

3. 增强扫描

(1) 在高压注射器上设置好对比剂和生理盐水的剂量。对比剂剂量按 1.2 ~ 1.5ml/kg 体重计算,注射方式用高压力注射器静脉团注,速率 2.0 ~ 4.0ml/s,若要观察血管病变(动脉瘤、动静脉畸形等)或血管与病变的关系,速率可用 3.0 ~ 5.0ml/s。

(2) 先扫描头部侧位定位像并制定扫描计划:采用实时增强监视方法,监测层面设置在颈椎 3 ~ 4 平面,监测颈动脉或者椎动脉的 CT 值变化,当 CT 值达到或超过预设的阈值,手动或自动触发预设的扫描程序进行扫描,必要时对病变部位加做延迟扫描。眼部扫描参数见表6-2。

表 6-2　眼部扫描参数

检查项目	扫描方式	层厚/层距	kV	mAs	扫描野	重建方式	重建野
眼部	Axial	2.5mm	120	200	Head	标准算法	15cm
眼部	Helical	0.625 ~ 2.5mm	120	240	Head	标准算法	15cm

4. 图像后处理及窗技术的应用　眼部图像常选择软组织窗,窗宽 100 ~ 300HU,窗位 35 ~ 60HU,若病变侵犯骨组织或者外伤骨折时,需要用骨窗观察,窗宽 1000 ~ 1600HU,窗位 400 ~ 600HU。

眼部 CT 扫描获得横断面图像,可利用多平面重组获得冠状或矢状面的图像,更有助于病变的定位,还可以进一步行血管重建。

【实验学时】　3 学时。

【实验总结】

1. 眼及眼眶 CT 检查主要用于眼球突出的病因诊断。对诊断球内和眶内肿瘤、炎性假瘤和血管性疾病有特殊价值,对诊断眼外伤、眶内异物及先天性疾病具有较高临床意义。

2. 由于听眦线与视神经的走向大体一致,使用该基线扫描,显示视神经和眼外肌较好,故常用听眦线为扫描基线。

3. 一般进行放大摄影,但放大的 CT 图像应包括完整的眼部解剖结构和适当的邻近组织,避免病变定位困难而失去诊断价值。眼眶图像的显示和成像常用软组织窗,但眼部外伤、钙化或病变侵犯眶壁时,则需加摄骨窗像。

4. 图像后处理技术的应用,可从不同角度观察病变。

【实验报告】 根据实验数据记录书写相应的实验报告。

【实验思考】

1. 眼及眼眶 CT 扫描基线的选择有何实质意义?

2. 眼及眼眶 CT 扫描的适应证、相关准备及步骤有哪些?

3. 眼及眼眶 CT 扫描各层面的显示内容有哪些?

第三节 耳部 CT 成像技术实验

【临床概述】 耳部 CT 扫描包括 CT 平扫和增强扫描,耳部的炎症(如化脓性中耳炎)、外伤(如听小骨骨折、鼓室气房血肿)、先天性畸形(如先天性外耳道闭锁、中耳及内耳的发育不全)可做 CT 平扫,对肿瘤或肿瘤样病变(如听神经瘤、中耳癌、胆脂瘤性中耳乳突炎)做 CT 增强扫描更有价值,也可进一步做耳部三维重建。

【诊断要求】

1. 扫描断面图像清晰、无伪影,能够清楚显示双侧外耳道、内听道、中耳鼓室腔、鼓室内听小骨、双侧鼓室窦、乳突、耳蜗、前庭及各半规管等结构。

2. 三维重建图像应较清晰地显示锤骨和砧骨关系、鼓窦入口、面神经管、耳蜗、前庭、半规管、内听道、咽鼓管、颈动脉管和颈静脉孔等重要结构。

3. 增强 CT 扫描应明显区分血管、淋巴结、肿瘤组织的关系,了解病变的侵犯范围,有利于占位性病变的定位和定性诊断。

【检查注意事项】

1. 应注意扫描检查以外部位的屏蔽防护。

2. 准确定位,正确选择扫描方案进行扫描,在不影响影像质量的前提下尽可能降低辐射剂量。

3. 严重心、肝、肾功能衰竭及对含碘对比剂过敏为 CT 增强扫描的禁忌证。

4. 增强扫描后,被检者应留观 15min 左右,以观察有无迟发过敏反应。

【实验目的】

1. 了解耳部 CT 检查的适应证。

2. 熟悉耳部 CT 扫描前的相关准备。

3. 掌握耳部 CT 扫描步骤及相关解剖。

【实验内容】

1. 耳部 CT 扫描参数和扫描方式。

2. 耳部 CT 扫描基线和扫描范围。

3. 耳部 CT 扫描的步骤及图像后处理技术的应用。

【实验器材】 多层螺旋 CT 机;CT 激光胶片;干式激光胶片打印机;高压注射器;氧气瓶;抢救药品;仿真人体体模。

【实验方法】 同本章第一节。

【实验步骤】

1. 检查前准备

(1)向患者做好解释工作,以消除其顾虑和紧张情绪。

（2）嘱咐患者去除耳环、义齿及项链等金属饰品，防止产生金属伪影。

（3）对儿童和不合作患者，可以根据相应的情况给予镇静剂，以减少运动伪影和提高扫描层面的准确性。

（4）对需做增强扫描的患者，按含碘对比剂使用要求进行准备。

2. 检查方法

（1）CT 平扫

1）扫描体位：被检者仰卧于扫描床中间，两外耳孔与床面等距，做头颅侧位定位像并根据检查目的制定相应的扫描计划。

2）扫描基线：听眶线。

3）扫描范围：从乳突尖至颞骨岩锥上缘。

（2）增强扫描

1）扫描前准备：在高压注射器上设置好对比剂和生理盐水的剂量。对比剂剂量按 1.2 ~ 1.5ml/kg 体重计算，注射方式用高压力注射器静脉团注，速率 2.0 ~ 3.5ml/s，如果重点观察血管性病变或血管与肿瘤病变的关系，速率可用 3.5 ~ 4.5ml/s。

2）扫描方法：先做头部侧位定位像并制定扫描计划，采用实时增强监视方法，监测层面设置在颈椎 3 ~ 4 平面，监测颈内动脉或者椎动脉的 CT 值变化，当 CT 值达到或超过预设的阈值时，手动或自动触发预设的扫描程序进行扫描，必要时在病变部位加作延迟扫描。耳部扫描参数参照表6-3。

表 6-3 耳部扫描参数

检查项目	扫描方式	层厚/层距	kV	mAs	扫描野	重建方式	重建野
中耳乳突	Helical/Axial	0.625 ~ 2.5mm	130	260	Head	标准、骨算法	22cm
内听道	Helical/Axial	0.625 ~ 2.5mm	120	220	Head	标准算法	22cm

3. 图像后处理及窗技术应用 耳部的结构复杂，需用双窗技术进行观察，窗宽 600 ~ 1600HU，窗位 220 ~ 600HU。常规扫描获得的是横断面图像，可通过多平面重组技术得到冠状面、矢状面图像。冠状面图像对于鼓膜峭、上鼓室、鼓室盖、水平半规管、卵圆窗、内耳道结构以及鼓室底壁与颈静脉球窝的关系显示较好。

观察听骨链、内耳及面神经管等结构，对扫描图像做二维重组及三维重建处理时，耳部图像需单侧局部放大重建，重建的图像应包括全耳部皮肤。

【实验学时】 2 学时。

【实验总结】

1. 耳部的重要结构都隐藏在颞骨内，其结构细微复杂，在进行 CT 扫描前应详细了解临床资料和检查要求，选择合适的扫描角度、程序和参数。

2. 对于不配合者，可缩短曝光时间，适当加大曝光剂量进行扫描。

3. 增强扫描时发现占位性病变，可做延迟扫描。

4. 耳部 CT 扫描不但可显示骨质破坏的范围而且还可以显示软组织肿瘤本身与周围组织结构的关系，为肿瘤定性提供参考意见。

5. 耳部 CT 扫描对能准确地诊断中耳炎症患者有无骨质破坏、胆脂瘤形成及并发症的产生很有价值，为临床制订治疗方案提供依据。

6. 耳部 CT 扫描可直接显示骨折线、骨折部位和骨碎片，观察听小骨有无脱位、骨折及鼓室乳突气房有无血肿。

7. 耳部解剖结构复杂、细小,可采用放大扫描,提高图像的空间分辨率。

【实验报告】 根据实验数据记录,完成相应的实验报告。

【实验思考】

1. 耳部解剖结构有哪些?

2. 耳部常见的疾病有哪些?

3. 如何选择适当的扫描条件?

第四节 鼻与鼻窦 CT 成像技术实验

【临床概述】 鼻及鼻窦属于含气结构,其 CT 扫描包括 CT 平扫和 CT 增强扫描,对鼻及鼻窦的炎症(如:鼻甲肥厚、泛发性鼻窦炎)、外伤(如:蝶窦壁骨折、上颌窦内积血)、鼻腔异物、鼻窦含气不良可做 CT 平扫,对肿瘤或者肿瘤样病变(如:上颌窦癌、息肉、乳头状瘤)做 CT 增强扫描更具诊断价值,也可以进一步做多平面重组或者容积重建。

【诊断要求】

1. CT 扫描横断面图像清晰,无伪影,能够清楚显示鼻甲、鼻腔、鼻咽、双侧上颌窦、筛窦、蝶窦及额窦等解剖结构。

2. 多平面重组后的图像能够从不同的方位(冠状位较常用)观察异物或者占位病变的位置关系,容积重建可以清晰直观地显示骨折。

3. CT 增强扫描应明显区分血管与淋巴结、肿瘤与正常组织的关系,了解病变的侵犯范围及血供情况,能够有助于肿瘤或肿瘤样病变的定位和定性诊断。

【检查注意事项】

1. 对于出血不止或者出血较多的患者应先进行临床对症处理后再行 CT 检查。

2. 对于检查部位以外的甲状腺、胸腺、乳腺、肾上腺及生殖腺部位应予以屏蔽保护。

3. 正确选择扫描程序进行扫描,在不影响影像质量的前提下尽可能降低辐射剂量。

4. 严重心、肝、肾功能衰竭及对含碘对比剂过敏为 CT 增强扫描的禁忌证。

5. 增强扫描前应做碘过敏实验,扫描结束后,被检者应留观 15min 左右,以观察有无迟发过敏反应。

【实验目的】

1. 掌握鼻与鼻窦 CT 检查的适应证。

2. 熟悉鼻与鼻窦 CT 扫描前的相关准备。

3. 掌握鼻与鼻窦 CT 扫描步骤及相关解剖。

【实验内容】

1. 鼻与鼻窦 CT 扫描参数和扫描方式。

2. 鼻与鼻窦 CT 扫描基线和扫描范围。

3. 鼻与鼻窦 CT 扫描的步骤及主要事项。

【实验器材】 多层螺旋 CT 机;CT 激光胶片;干式激光胶片打印机;高压注射器;氧气瓶;抢救药品;仿真人体体模。

【实验方法】 同本章第一节。

【实验步骤】

1. 检查前准备

(1) 向患者做好解释工作,以消除其顾虑和紧张情绪。

(2) 嘱患者去除发夹、耳环、鼻环、义齿等金属饰品,防止产生金属伪影。

(3) 嘱患者在扫描中保持体位不动,平静呼吸,不能说话,不能做吞咽动作。

(4) 对儿童和不合作患者,可以根据相应的情况给予适量镇静剂,以减少运动伪影、提高扫描层面的准确性。

(5) 对需做增强 CT 的患者,按含碘对比剂使用要求进行准备。

2. 平扫检查

(1) 扫描体位:患者仰卧于扫描床中间,头置于头架内,两侧外耳孔与床面等距,做侧位定位像并根据检查目制定相应的扫描计划。

(2) 扫描基线:使扫描层面与硬腭平行。

(3) 扫描范围:从硬腭至额窦。

3. 增强扫描

(1) 在高压注射器上设置好对比剂和生理盐水的剂量。对比剂剂量按 1.2 ~ 1.5ml/kg 体重计算,注射方式用高压力注射器静脉团注,速率 2.0 ~ 4.0ml/s。

(2) 先做头部侧位定位像并制定扫描计划,采用实时增强监视方法,监测层面设置在颈椎 3 ~ 4 平面,监测颈内动脉或者椎动脉的 CT 值变化,当 CT 值达到或超过预设的阈值时手动或自动触发预设的扫描程序进行扫描,必要时在病变部位加做延迟扫描。鼻及鼻窦扫描参数参照表6-4。

表 6-4　鼻及鼻窦扫描参数

检查项目	扫描方式	层厚/层距	kV	mAs	扫描野	重建方式	重建野
鼻及鼻窦	Axial	5mm	120	200	Head	标准算法	18cm
鼻及鼻窦	Helical	0.625mm	120	240	Head	标准算法	18cm

4. 图像后处理及窗技术的应用　鼻及鼻窦图像常选择软组织窗,窗宽 100 ~ 300HU,窗位 40 ~ 60HU,若病变侵犯骨组织或者外伤骨折时,需要用骨窗观察,窗宽 1000 ~ 1600HU,窗位 400 ~ 600HU。

鼻及鼻窦 CT 扫描获得的是横断面图像,可利用多平面重组获得冠状或矢状面的图像,更有助于对病变的定位诊断。

【实验学时】　3 学时。

【实验总结】

1. 鼻及鼻窦结构相对较简单,在进行 CT 扫描前应详细了解临床资料和检查要求,选择合适的扫描方法和参数。

2. 对于不配合的患者,可缩短曝光时间,适当加大曝光剂量进行扫描。

3. 增强扫描时发现占位性病变,可做延迟扫描。

4. 鼻及鼻窦 CT 扫描可直接显示骨折线、骨折部位和骨碎片。

5. 鼻及鼻窦 CT 增强扫描不但可显示肿瘤性病变的骨质破坏范围,而且可显示软组织肿瘤的血供情况,及其与周围组织结构的关系,为肿瘤定位定性提供参考意见。

【实验报告】　根据实验数据记录,完成相应的实验报告。

【实验思考】

1. 鼻与鼻窦解剖结构有哪些？

2. 鼻与鼻窦相邻组织解剖结构有哪些？

3. 如何选择适当的扫描条件和扫描方向？

第五节　颌面部 CT 成像技术实验

【临床概述】　颌面部 CT 扫描包括平扫和增强扫描,对颌面部外伤(如颧弓骨折、颞颌关节脱位、颌面部血肿)及其术后复查、皮下软组织内异物、先天性面部骨骼发育畸形、炎症(如腮腺炎)、拟行颌面部整形患者可做 CT 平扫,对占位性病变(如面神经鞘瘤、腮腺癌、下颌骨骨肿瘤)及其放化疗后复查、淋巴结肿大、血管性病变可做增强扫描,也可以进一步作三维重建及 CT 血管造影。

【检查注意事项】

1. 对于出血不止或者出血较多的患者应先进行临床对症处理后再行 CT 检查。

2. 对于检查部位以外部位应予以屏蔽保护。

3. 正确选择扫描程序进行扫描,在不影响图像质量的前提下尽可能降低辐射剂量。

4. 严重心、肝、肾功能衰竭及含对碘对比剂过敏为 CT 增强的禁忌证。

5. 增强扫描前应做碘过敏实验,扫描结束后,被检者应留观 15min 左右,以观察有无迟发过敏反应。

【实验目的】

1. 掌握颌面部 CT 检查的适应证。

2. 熟悉颌面部 CT 扫描前的相关准备。

3. 掌握颌面部 CT 扫描步骤及相关解剖。

【实验内容】

1. 颌面部 CT 扫描参数和扫描方式。

2. 颌面部 CT 扫描基线和扫描范围。

3. 颌面部 CT 扫描的步骤及注意事项。

【实验器材】　多层螺旋 CT 机;CT 激光胶片;干式激光胶片打印机;高压注射器;氧气瓶;抢救药品;仿真人体体模。

【实验方法】　同本章第一节。

【实验步骤】

1. 检查前准备

(1)向患者沟通以消除其顾虑和紧张情绪。

(2)嘱被检者去除发夹、耳环、鼻环、义齿及项链等金属饰品,防止产生金属伪影。要求被检者在扫描中保持体位不动,且不能说话和做吞咽动作。

(3)对儿童和不合作患者,可以根据相应的情况给予镇静剂,以减少运动伪影,提高图像质量。

(4)对拟做 CT 增强检查的患者,按含碘对比剂使用要求进行准备。

2. 平扫检查

(1)扫描体位:患者仰卧于扫描床中间,头置于头架内,头部正中矢状面与床面垂直,下颌上抬,做侧位定位像并根据检查目的制定相应的扫描计划。

(2) 扫描基线:与听眶线平行。

(3) 扫描范围:从额窦至舌骨平面,观察腮腺从外耳孔扫描至下颌角。

3. 增强扫描

(1) 扫描前准备:按照平扫的方法做好扫描前准备,在高压注射器上设置好对比剂和生理盐水的剂量。对比剂使用非离子型含碘对比剂,剂量按 1.2~1.5ml/kg 体重计算,注射方式采用高压力注射器静脉团注,速率 2.0~4.0ml/s,若要观察血管病变(动脉瘤、动静脉畸形等)或血管与病变的关系,速率设置为 3.5~5ml/s。

(2) 扫描方法:先扫描头部侧位定位像并制定扫描计划,采用实时增强监视方法,监测层面设置在颈椎 3~4 水平,监测颈动脉或者椎动脉的 CT 值变化,当 CT 值达到或超过预设的阈值时手动或自动触发预设的扫描程序进行扫描,必要时在病变部位加做延迟扫描。扫描参数参照表6-5。

表6-5 颌面部扫描参数

检查项目	扫描方式	层厚/层距	kV	mAs	扫描野	重建方式	重建野
颌面部	Axial	5mm	120	200	Head	标准算法	18cm
颌面部	Helical	0.625mm	120	240	Head	标准算法	18cm
腮腺	Axial	1~5mm	120	200	Head	标准算法	18cm
鼻咽部	Axial	1~5mm	120	200	Head	标准算法	18cm

4. 图像后处理及窗技术的应用 颌面部图像的显示和成像常用软组织窗,窗宽100~300HU,窗位40~60HU;颌面部外伤、占位性病变的显示和摄影需加用骨窗,窗宽1000~1600HU,窗位400~600HU,以观察有无骨折或者骨质破坏。三维重建在工作站上进行,并旋转三维图像,进行多角度观察。牙齿三维重建,可适当调节阈值,并去除牙齿以外的骨组织。

【实验学时】 3学时。

【实验总结】

1. 在进行 CT 扫描前应详细了解临床资料和检查要求,选择合适的扫描方法和参数,提高病变的检出率。

2. 薄层扫描,有助于局部组织(鼻咽部)及小器官(腮腺)的观察和诊断,经三维重建能整体直观地显示颌面部骨折、颞颌关节脱位及整形效果。

3. 对于不配合者,可缩短曝光时间,适当加大曝光剂量进行扫描。

4. 增强扫描时发现占位性病变,可做延迟扫描。

5. 颌面部 CT 增强扫描不但可显示肿瘤性病变骨质破坏的范围,而且可显示软组织肿瘤的血供情况,及其与周围组织结构的关系,为肿瘤定位定性提供参考。

【实验报告】 根据实验数据记录,完成相应的实验报告。

【实验思考】

1. 怎样认识颌面部解剖及其与周围组织结构的关系?

2. 外伤与常见病变的扫描特点有哪些?

第六节 喉及颈部 CT 成像技术实验

【临床概述】 喉、颈部 CT 扫描包括 CT 平扫和增强扫描,对喉、颈部外伤、异物、炎症、先天发育异常等可做 CT 平扫,对喉、颈部占位性病变(如甲状腺肿瘤、喉部肿瘤)、淋巴结肿大、血管性病变(如颈部动脉狭窄、扩张、栓塞、动脉瘤、血管畸形)可做 CT 增强扫描,也可进一步作三维重建及 CT 血管造影(CTA)。

【诊断要求】

1. 喉部扫描时,能够清晰显示喉腔、双侧声带、声门裂、双侧假声带、会厌软骨、会厌前间隙脂肪、双侧喉旁间隙及犁状隐窝、喉部软骨等结构。

2. 颈部 CT 平扫图像清晰无伪影,能够清楚的显示颈部软组织、气管、食管、甲状腺、甲状旁腺、颈椎椎体及颈部肌肉等结构。

3. 增强 CT 扫描图像,应明确显示出颈部淋巴结、动静脉及其他组织结构关系,了解病变的侵犯范围,有助于占位性病变的定位和定性诊断。

4. 颈部 CTA 图像,必须保证扫描图像中的血管 CT 值大于 300HU。

【检查注意事项】

1. 应注意对目标扫描区域以外部位的屏蔽防护。

2. 要求被检者在扫描中保持体位不动,且不能说话和做吞咽动作。

3. 严重心、肝、肾功能衰竭及对含碘对比剂过敏为增强 CT 的禁忌证。

4. 增强扫描后,被检者应留观 15min 左右,以观察有无迟发过敏反应。

【实验目的】

1. 掌握喉、颈部 CT 检查的适应证。

2. 熟悉喉、颈部 CT 扫描前的相关准备。

3. 掌握喉、颈部 CT 扫描步骤及相关解剖。

【实验内容】

1. 喉、颈部 CT 扫描参数和扫描方式。

2. 喉、颈部 CT 扫描基线和扫描范围。

3. 喉、颈部 CT 扫描的步骤及主要事项。

【实验器材】 多层螺旋 CT 机;CT 激光胶片;干式激光胶片打印机;高压注射器;氧气瓶;抢救药品;仿真人体体模。

【实验方法】 同本章第一节。

【实验步骤】

1. 检查前准备

(1)向患者做好解释工作,以消除其顾虑和紧张情绪。

(2)嘱患者去除发夹、耳环、义齿及项链等金属饰品,防止产生金属伪影。要求被检者在扫描中保持体位不动,并用肩部绑带固定,头颅下颌固定,无吞咽动作。

(3)扫描喉部时,嘱被检者平静呼吸,以使声带处于外展状态,扫描时不能做吞咽动作,若需要观察声带的活动度,还应事先让被检者做好发高音"咿"的训练。

(4)对儿童和不合作患者,可以根据相应的情况予以镇静,以减少运动伪影和提高扫描层面的准确性。

（5）对增强患者,按含碘对比剂使用要求进行准备。

2. 平扫检查

（1）扫描体位:被检者仰卧颈部置于检查床正中,头稍后仰,以减少下颌骨与颈部的重叠,同时两肩放松,两上臂置于身体两侧,以减少肩膀骨骼结构对下颈部扫描的影响,两外耳孔与床面等距。做侧位定位像并制定扫描计划。

（2）扫描基线:颈部扫描线垂直于颈部即可,喉部扫描基线应与声带（颈 5～颈 6 椎间隙）平行。

（3）扫描范围:颈部扫描范围从胸廓入口至下颌角区域进行扫描,甲状腺扫描范围从第 5 颈椎下缘至第 1 胸椎下缘,喉部从舌骨平面至环状软骨下缘。

3. 增强扫描

（1）按照平扫的方法做好扫描前准备,在高压注射器上设置好对比剂和生理盐水的剂量。使用非离子型含碘对比剂,剂量按 1.2～1.5ml/kg 体重计算,采用高压注射器静脉团注,速率 2.0～4.0ml/s,若要观察血管病变（动脉瘤、动静脉畸形等）或血管与病变的关系,速率可设置为 3.5～5ml/s。

（2）先做颈部侧位定位像并根据检查目的制定扫描计划,采用实时增强监视方法,监测层面设置在颈 3～颈 4 椎体平面,监测颈动脉或者椎动脉的 CT 值变化,当 CT 值达到或超过预设的阈值时手动或自动触发预设的扫描程序进行扫描,必要时在病变部位加做延迟扫描。扫描参数参照表 6-6。

表 6-6 喉、颈部扫描参数

检查项目	扫描方式	层厚/层距	kV	mAs	扫描野	重建方式	重建野
颈部	Helical/Axial	5mm	120	200	Head	标准算法	20cm
喉	Helical/Axial	0.625mm	120	240	Head	标准算法	18cm

4. 图像后处理及窗技术的应用

（1）喉、颈部图像常选择软组织窗,窗宽 100～150HU,窗位 40～60HU,若病变侵犯骨组织时,需要用骨窗观察,窗宽 1000～1600HU,窗位 400～600HU。

（2）喉、颈部 CT 扫描获得的是横断面图像,可利用多平面重组获得冠状或矢状面的图像,更有助于病变的定位。

（3）颈部血管可用 MIP、VR、MPR、CPR 等图像后处理获得颈部 CTA 图像。

【实验学时】 3 学时。

【实验总结】

1. 选择正确的扫描方式,能提高病变组织的检出率。

2. 多种图像后处理技术的应用,可多角度的观察病变与周围组织关系。

3. 喉部 CT 扫描在侧位定位像上确定扫描范围时,根据需要可将扫描线倾斜一定角度,使扫描线平行声带平面或中部颈椎椎间隙。

4. 若要清楚的显示真、假声带和喉室,在常规扫描的基础上,确定出喉室范围,再采用 1～2mm 薄层连续扫描。

5. 让患者连续的发高调"咿"音的情况下扫描,有助于显示声带麻痹以及梨状窝的病变。

6. 增强扫描时发现占位性病变,可做延迟扫描。

【实验报告】 根据实验数据记录,完成相应的实验报告。

【实验思考】

1. 喉部解剖及其与周围组织结构的关系如何?

2. 颈部的器官与血管的关系如何?

3. 如何显示颈部的动静脉系统?

第七节 胸部 CT 成像技术实验

【临床概述】 胸部肺组织内含有气体,肺与邻近组织对 X 线吸收系数差别大,低剂量 CT 检查已成为胸部疾病诊断的首要检查方法。特别对于纵隔肿瘤和大血管、胸膜和胸壁病变以及胸部淋巴结增大等,普通 X 线影像对其诊断有一定的难度。由于 CT 检查具有高的密度分辨率,无层面外组织结构干扰的断面图像等优势,使得胸部 CT 检查较常规 X 线检查更具优越性。

【诊断要求】 常规胸部检查采用横断面增强扫描,可以较好的显示肺、纵隔和胸壁的病变。例如:肺部肿瘤、肺部炎症、纵隔和肺门肿大的淋巴结、胸主动脉瘤和夹层动脉瘤等。肺内占位性病变,必要时可先做平扫再做增强扫描以了解病变的强化程度;而 HRCT 可显示肺弥漫性间质性病变、肺大泡、支气管扩张及较小的肺结核空洞等。可通过图像后处理技术获取冠状面和矢状面图像。

【检查注意事项】

1. 胸部 CT 检查要训练呼吸,防止呼吸运动伪影产生。

2. 对目标扫描区域以外的部位需做屏蔽防护。

3. 对于增强检查的患者,按含碘对比剂使用要求准备,检查前 4h 禁食。增强扫描后被检者应留观 15min,以观察有无迟发过敏反应。

【实验目的】

1. 掌握胸部 CT 检查的适应证。

2. 熟悉胸部 CT 扫描前准备。

3. 掌握胸部 CT 扫描步骤及相关解剖。

【实验内容】

1. 胸部 CT 扫描的适应证及其相关准备。

2. 胸部 CT 的检查体位、扫描范围、扫描参数和扫描方式的确定。

3. 胸部增强 CT 扫描的注意事项。

4. 图像显示和打印。

【实验器材】 多层螺旋 CT;CT 激光胶片;干式激光胶片打印机;高压注射器;氧气瓶;抢救药品。

【实验方法】 同本章第一节。

【实验步骤】

1. 扫描前准备

(1) 做好解释工作,消除被检者的紧张心理,取得被检者的合作。

(2) 扫描前去除被检者颈胸部饰物及其他金属物品。

(3) 训练被检者呼吸,保持呼吸幅度的一致。

（4）对增强扫描患者,按含碘对比剂使用要求准备。检查前 4h 禁食。

（5）对于婴幼儿、外伤、意识不清及躁动不安的被检者,根据情况给予适当的镇静剂。

2. 平扫

（1）扫描体位:常规取仰卧位,头先进,两臂上举抱头,身体置于床面正中,侧面定位线对准人体腋中线。

（2）定位像:常规扫描一个胸部前后位正位像。

（3）扫描范围:自胸廓入口到肺下界膈面。

（4）扫描参数和扫描方式:普通扫描采用 10mm 层厚,10mm 层间距,常规扫描完后,如发现有小病灶,还应在病灶处加以 5mm 以下的薄层扫描。螺旋扫描用 1mm 的采集层厚,螺距因子≤1,重建层厚和重建间距为 7~10mm。滤波函数采用软组织和骨函数分别重建。对于支气管扩张症、弥漫性或孤立结节病灶等,还应加扫高分辨率 CT 扫描(HRCT)。

3. 增强扫描　常规增强,用非离子型含碘对比剂 60~80ml,一般采用静脉内团注法,速率 2~3ml/s,扫描延迟时间为 40~50s 左右。儿童用量按体重 2ml/kg 计算,速率约为1.0ml/s。

4. 图像的显示与打印　采取肺窗和软组织窗分别显示与打印,肺窗的窗宽 W1300~1600HU,窗位 L-300~-600HU;软组织窗的窗宽 W250~350HU,窗位 L30~50HU。打印时一定要按顺序打印、病灶放大及感兴趣区 CT 值测量,疑有骨转移、骨质破坏、骨折等还应加打骨窗,窗宽 W1000~2000HU,窗位 L300~600HU。

【实验学时】　2 学时。

【实验总结】

1. 胸部 CT 检查适于纵隔肿瘤的显示,可清晰显示其范围及大小,有无淋巴结转移及周围解剖结构,同时对于纵隔肿块与血管异常的诊断和鉴别诊断也具有较大价值。

2. 胸部 CT 扫描前的屏气训练非常重要。

3. 肺内的孤立性结节、纤维化病灶及空泡等必须加做相应部位的 HRCT。

4. 对大多数病变显示,除常规的肺窗和纵隔窗外,应采用中间窗显示。

5. 图像后处理技术的应用,能多方位地显示组织病变与血管的关系。

【实验报告】　根据实验观察和记录写出实验报告。

【实验思考】

1. 胸部 CT 扫描的适应证、相关准备及扫描步骤有哪些?

2. HRCT 为何只能作为常规 CT 扫描后的补充?

3. 胸部 CT 的窗口技术为何采用中间窗显示?

第八节　上腹部 CT 成像技术实验

【临床概述】　上腹部 CT 检查的目的是为了了解腹腔脏器有无器质性疾病,如腹部原发性或继发性肿瘤、腹部内出血、脓肿及其他的炎性病变、腹部肿大的淋巴结等。腹部 CT 检查不适于有严重的心、肾功能衰竭的患者和对碘对比剂过敏的患者。

【诊断要求】　腹部 CT 检查的患者需分段口服水或稀释的阳性对比剂,以区别胃肠道和欲观察的部位。腹部增强检查应确定三期扫描时间,怀疑血管瘤者适当延迟扫描时间,以提高诊断准确率。

【检查注意事项】

1. 检查前一周内不服用重金属药物,不能做胃肠道钡餐造影检查。

2. 应注意目标扫描区域以外部位的防护屏蔽。

3. 对于增强检查的患者,按含碘对比剂使用要求准备,检查前 4h 禁食。增强扫描后被检者应留观 15min,以观察有无迟发过敏反应。

【实验目的】

1. 掌握上腹部 CT 检查的适应证。

2. 熟悉上腹部 CT 扫描前的准备。

3. 掌握上腹部 CT 扫描步骤及相关解剖。

4. 熟悉上腹部脏器 CT 增强各期相的时间及强化特征。

【实验内容】

1. 上腹部 CT 扫描前的准备。

2. 上腹部 CT 扫描方式、扫描范围及扫描参数的确定。

3. 动态扫描各期相的确定。

4. 图像的显示与打印。

【实验器材】 多层螺旋 CT;CT 激光胶片;干式激光胶片打印机;高压注射器;氧气瓶;抢救药品。

【实验方法】 同本章第一节。

【实验步骤】

1. 扫描前准备

(1) 做好解释工作,消除被检者的紧张心理,取得被检者的合作,并训练被检者的呼吸。

(2) 分段口服水或稀释的阳性对比剂,以区别胃肠道和欲观察的部位。

(3) 疑有结石的,最好采用口服水或稀释的阴性对比剂。

(4) 检查前嘱被检者去除检查部位的金属物品以及腰围、腹带、外敷药物等,避免伪影产生。

(5) 对需做增强扫描者,按含碘对比剂使用要求准备。检查前 4h 禁食。

(6) 对于婴幼儿、外伤、意识不清及躁动不安的被检者,根据情况给予适当的镇静剂。

(7) 一周内不服用含重金属的药物,不做胃肠道钡剂检查。已做钡剂检查的患者,须待钡剂排空后再行 CT 检查;急于做 CT 检查的患者,可给予灌肠或口服缓泻药使钡剂排完后,再行 CT 检查。

2. 平扫

(1) 扫描体位:常规取仰卧位,头先进,两臂上举抱头,身体置于床面正中间,侧面定位线对准人体腋中线。特殊情况可加扫其他体位,如左侧位、右侧位及俯卧位,以利于充分显示病变或明确是否有病变存在。

(2) 定位像及扫描基线:为确定扫描基线和扫描范围而摄取一个正位定位像。在定位像上设定,肝、胆、胰和脾脏以膈顶为扫描基线,肾和肾上腺以肾上极为扫描基线,腹膜后腔以肝门为扫描基线。

(3) 扫描范围:扫描范围应包括检查脏器的上缘和下缘,需要对肿瘤分期或要了解病因、并发症者应扩大扫描范围。肝脏常规从膈顶扫描至肝右叶下极;胰腺常规自肝门扫描至肾门平面;肾及肾上腺从肾上极到肾下极;腹膜后腔从肝门扫描到髂前上棘。

（4）扫描参数:腹部扫描采用标准或软组织模式,用螺旋扫描,采集层厚≤1mm,螺距因子≤1。肝、脾扫描采用 8mm 重建层厚,8mm 重建层距;胆道扫描采用 3mm 重建层厚,3mm 重建层距。肾脏扫描采用 5～8mm 重建层厚,5～8mm 重建层距;肾上腺扫描采用 3mm 重建层厚,3mm 重建层距。腹膜后腔扫描采用 8mm 重建层厚,8mm 重建层距。

3. 增强扫描　采用静脉内团注法,对比剂用量为 60～80ml,速率为 2～3ml/s。肝脏、脾脏增强通常采用三期扫描,动脉期延时扫描时间为 20～25s,门脉期延时扫描时间为 45～60s,实质期延时扫描时间为 90～120s;若怀疑为肝血管瘤,则实质期的延时扫描时间为 3～5min 或更长,直至病灶内对比剂充满为止。胰腺增强扫描通常采用"双期扫描",动脉期延时扫描时间为 35～40s,静脉期延时扫描时间为 65～70s。肾脏增强扫描通常应扫描皮质期、髓质期和分泌期,皮质期延时扫描时间为 25～30s,髓质期延时扫描时间为 60～70s,分泌期延时扫描时间为 2～3min。

4. 图像显示与打印　一般采取软组织窗显示,少数采取腹窗显示。对胰腺病变的显示原则上应加大窗宽,增加显示层次和内容。肝组织的显示,无论有无病变,均应测量肝脾组织的 CT 值。平扫和增强测量 CT 值,原则上应在同一平面上测量,以便分析对照。

【实验学时】　3 学时。

【实验总结】

1. 上腹部 CT 检查适用于肝脏良恶性肿瘤、肝脏囊性病变、肝脏炎性病变、肝外伤、肝硬化、梗阻性黄疸、胰腺肿瘤、急慢性胰腺炎等病因诊断。

2. 上腹部 CT 扫描前的准备工作很重要。

3. 扫描方式及期相的正确选择,有利于病变组织的检出及定性诊断。

4. 图像后处理技术的应用,能很好地显示组织病变及血管。

【实验报告】　根据实验观察和记录写出实验报告。

【实验思考】

1. 上腹部 CT 扫描前准备工作的内容是什么?目的和意义有哪些?

2. 上腹腔内各脏器(肝脏、胰腺和肾脏等)扫描时相怎样确定?

3. 胰腺 CT 显示窗口技术有何特点?

第九节　腹主动脉及其分支 CTA 成像技术实验

【临床概述】　CT 血管造影(CT angiography,CTA)是指由外周静脉快速推入对比剂后,采用薄层扫描及多种三维重建技术等影像后处理技术获取血管图像。它能清晰地显示细小血管的形态及管腔有无狭窄、异常血管是否存在及其位置。

【诊断要求】　腹主动脉检查者需先做平扫,以检出血管有无钙化斑块、黏膜内血肿等信息,然后再进行增强扫描。CTA 技术能清晰显示管腔有无狭窄及夹层等。

【检查注意事项】　对于做腹主动脉 CTA 的患者检查前不宜口服对比剂,以免干扰血管的显影。增强扫描后被检者应留观 15min,以观察有无迟发过敏反应。

【实验目的】

1. 掌握腹部血管造影的适应证。

2. 掌握扫描前准备事项及药物过敏反应的处理。

3. 了解影响腹部 CTA 最终影像质量的因素。

4. 掌握腹主动脉 CTA 扫描的检查体位、扫描范围、扫描方式和扫描参数。

5. 掌握腹主动脉 CTA 对比剂的用量、注射速率和延迟时间。

6. 掌握 CTA 的图像后处理技术。

【实验内容】

1. 扫描前准备。

2. 确定检查体位和扫描范围。

3. 扫描方式及扫描参数的确定。

4. 选择对比剂,并确定其用量、注射速率和延迟时间。

5. 腹主动脉及其分支 CTA 图像后处理技术的应用。

【实验器材】 多层螺旋 CT;高压注射器;激光相机;激光胶片;工作站;氧气瓶;急救药品。

【实验方法】

1. 认真做好扫描前准备。

2. 确定检查体位和扫描范围。

3. 选择三期扫描条件并确定相应扫描参数。

4. 选择对比剂并确定其用量、注射速率和延迟时间。

5. 对腹主动脉及其分支 CTA 图像进行后处理。

【实验步骤】

1. 扫描前准备

(1) 做好解释工作,消除被检者的紧张心理,取得被检者的合作。

(2) 扫描前 30 分钟口服温开水 500~800ml 以充盈胃和十二指肠。

(3) 去除扫描范围内的金属及其他高密度物质等,避免伪影干扰。

(4) 对被检者进行呼吸训练,嘱被检者在扫描时平静呼吸后屏气。

(5) 对需做增强扫描的被检者,按含碘对比剂使用要求准备。

(6) 对于婴幼儿、外伤、意识不清及躁动不安的被检者,根据情况给予适当的镇静剂。

2. 平扫 进行 CTA 检查时必须使用碘对比剂,但在注射对比剂前也应先行平扫,以检出血管有无钙化斑块、黏膜内血肿等病变。

(1) 检查体位:患者仰卧,两手臂上举于头两侧,身体置于检查床中间。

(2) 定位像:为确定扫描基线和扫描范围而摄取一个正位定位像。

(3) 扫描范围:在定位像上确定,自膈顶向下至髂血管分叉处。

(4) 扫描方式和扫描参数:采用螺旋扫描,120kV、150mAs、2mm 采集,螺距因子≤1,重建层厚 7mm、层间距 7mm。

3. 增强扫描 平扫完毕后,退出扫描程序,在原来的定位像上再造增强扫描计划。

(1) 扫描范围:同上。

(2) 扫描方式和扫描参数:三期扫描,即动脉期、静脉期和平衡期;120kV、150mAs,螺距因子≤1,采集层厚 1mm,重建层厚和层间距 5mm。

(3) 选择对比剂,并确定其用量、注射速率和延迟时间:通常用非离子含碘对比剂 1.5ml/kg,对比剂浓度选择 350mg/ml,注射速率为 3~5ml/s。动脉期延迟时间的确定有三种方法:经验延迟法、小剂量预实验法、团注追踪法。经验延迟法简单易行,但个体差异较大,最终影像质量欠佳,在做 CTA 时常不用此法。小剂量预实验法、团注追踪法都能很精准地确定动脉期延迟时间,但前者相对较复杂,因此在做腹部 CTA 时常用团注追踪法。该方法是指在扫描范围内且靠近肝门平面先预扫一层,并在此层的腹主动脉上确定一个 CT 阈值,此值根据经验可设为 220HU,在团注对比剂的同时亦在同一层面低剂量连续采集动态影像,当感兴趣内的 CT 值达到了预先确定的 CT 阈值时,系统将自动启动 CTA 扫描程序。静脉期、平衡期的延迟时间常用经验延迟法确定,分别设定为 50s、120s。

4. 图像后处理 对前面扫描获得的薄层轴位图像进行 MPR、CPR、MIP、SSD 及 VRT 重建。其中,MPR 能快速、大致粗略地反映腹部部分血管的空间构象或某单一血管的管壁及管腔情况;当需重点观察某走形复杂、扭曲的单一血管时我们常用 CPR 来显示,但由于在操作时曲线勾画不准确常易遗漏病变或误诊,因此要求工作人员在处理图像时要细致、耐心,同时还要具备丰富的专业知识。由于腹部血管并非在同一平面通过,且其行径扭曲,为了解腹部血管的空间构象,把互相重叠和血管扭曲部分直观地显示出来我们常做 MIP、SSD 重建。

【实验学时】 3 学时。

【实验总结】

1. 腹主动脉 CTA 适用于判定主动脉夹层及其分型、主动脉瘤及其术后疗效观察、主动脉粥样硬化斑块、大动脉炎等。

2. 扫描参数的正确选定对最终影像质量有着重要影响。

3. 动脉期延迟时间的确定对扫描成功与否起着至关重要的作用。

4. 图像后处理技术的合理应用能更为直观地显示病灶,提高病变的检出率。

【实验报告】 描述整个实验过程及注意事项,详细记录相关实验数据。

【实验思考】

1. 对比剂副反应的临床分类及相应的处置要点有哪些?

2. 影响腹主动脉 CTA 图像质量的重要因素有哪些?

3. 动脉期延迟时间的确定方式有哪些? 请分别阐述其临床意义。

第十节 盆腔 CT 成像技术实验

【临床概述】 盆腔扫描和腹部扫描一样,需按要求做好肠道的清洁准备工作,同时使小肠下段充盈良好,检查前 4h 口服 1% ~2% 的含碘对比剂溶液 1000 ~1500ml,且扫描前大量饮水,使膀胱充盈。在男性,盆腔 CT 可观察有无膀胱、前列腺和睾丸的良、恶性肿瘤以及前列腺增生等病变;在女性,可观察有无膀胱、子宫和卵巢的良、恶性病变及其他病变。

【诊断要求】 盆腔检查需做肠道准备,检查前使膀胱充盈,对于诊断膀胱病变有一定价值。

【检查注意事项】

1. 检查前一周不服用重金属药品,不做钡餐检查。嘱患者检查前大量饮水,使膀胱充盈。

2. 对目标扫描区域以外部位需做屏蔽防护。

3. 对于增强检查的患者,按含碘对比剂使用要求准备,检查前 4h 禁食。增强扫描后被检者应留观 15min,以观察有无迟发过敏反应。

【实验目的】

1. 掌握盆腔 CT 扫描的适应证。

2. 明确盆腔 CT 扫描前的相关准备和注意事项。

3. 掌握盆腔 CT 扫描的检查体位、扫描参数和扫描方式。

4. 掌握盆腔增强 CT 扫描时对比剂的用量、注射速率和延迟时间。

5. 掌握盆腔 CT 图像的显示、窗口技术和多平面重建等图像后处理技术。

【实验内容】

1. 盆腔扫描前的准备。

2. 确定检查体位和扫描范围。

3. 确定扫描方式及扫描参数。

4. 增强扫描时确定对比剂用量、注射速率和延迟时间。

5. 盆腔图像的显示、窗口技术和多平面重建等图像后处理技术的应用。

【实验器材】 多层螺旋 CT;高压注射器;激光相机;激光胶片;氧气瓶;急救药品。

【实验方法】

1. 充分做好扫描前准备。

2. 确定检查体位和扫面范围。

3. 选择扫描方式和扫描参数。

4. 确定对比剂用量、注射速率和延迟时间。

5. 利用合适的窗口技术进行图像显示和打印。

6. 利用容积扫描获得的薄层轴位图像进行 MPR 重建。

【实验步骤】

1. 检查前准备

(1) 做好解释工作,消除被检者的紧张心理,取得被检者的合作。

(2) 检查时应清洁肠道,并在扫描前 5 小时起开始口服 1% ~2% 的阳性对比剂 1500ml,最好是分段口服,每隔 1 小时口服 300ml,以充盈小肠和结肠,形成良好的对比度,并饮水使膀胱充盈良好。

(3) 对已婚女性患者,还应在阴道内放置纱布塞子,以显示阴道和宫颈的位置。

(4) 去除扫描范围内的金属及其他高密度物质,嘱患者在扫描期间保持体位不动。

(5) 对增强扫描者,按含碘对比剂使用要求准备。检查前 4h 禁食。

(6) 对于婴幼儿、外伤、意识不清及躁动不安的被检者,根据情况给予适当的镇静剂。

2. 平扫

(1) 扫描体位:患者仰卧,头先进,两手臂上举于头两侧,身体置于检查床中间。

(2) 定位像:为确定扫描基线和扫描范围而摄取一个正位定位像。

(3) 扫描范围:在定位像上确定,从髂棘扫描至耻骨联合下缘。

(4) 扫描方式和扫描参数:采用螺旋扫描,120kV、150mAs、1mm 采集、螺距因子≤1、重建层厚 7mm、层间距 7mm。如要观察前列腺或子宫时重建层厚和层间距应为 5mm。

3. 增强扫描 为了明确盆腔占位性病变的性质、大小以及病灶向周围侵犯的程度、有无淋巴结转移等情况时必须做增强扫描。常规采用静脉团注法,取非离子性含碘对比剂 1.2 ~1.5ml/kg,注射速率 2 ~3ml/s,延迟时间 45 ~60s。

4. 图像显示和窗口技术 盆腔图像的显示常以软组织窗为主,其窗宽为 W250 ~

350HU,窗位为L30~50HU;当有外伤或其病灶累及周围骨组织时我们应加摄骨窗,其窗宽为W1500~2000HU,窗位为L500~700HU。

5. 图像后处理　为了多方位观察病灶和组织结构的形态、范围、大小及病灶与相邻组织之间的关系,可以把扫描获得的轴位薄层图像进行MPR重建。

【实验学时】　2学时。

【实验总结】

1. 盆腔CT扫描可观察男性患者有无膀胱、前列腺的良恶性肿瘤以及前列腺增生,下段输尿管有无结石、肿瘤、感染性病灶;女性患者有无膀胱、子宫和卵巢良恶性肿瘤及其他病变等。

2. 盆腔扫描时务必做好扫面前相关准备以利于盆腔各器官的良好显示。

3. 图像后处理技术的合理应用能更为直观地显示病灶,提高病变的检出率。

【实验报告】　书写整个实验过程及注意事项,详细记录相关实验数据。

【实验思考】

1. 盆腔检查前的相关准备及其意义有哪些?

2. 何种重建方式对区分来源于膀胱或前列腺的肿块更有意义?

3. 盆腔CT扫描技术参数有哪些?与CT图像质量的关系如何?

第十一节　脊柱CT成像技术实验

【临床概述】　脊柱CT检查对于显示脊柱、椎管和椎间盘优于普通X线片,在诊断椎间盘退行性病变、脊柱损伤、椎管内病变有特殊价值。

【诊断要求】　脊柱检查时,一般的患者扫描椎间盘;如果患者自述有外伤或扫描过程中发现椎体和椎旁组织病变时采用螺旋薄层扫描椎体,最后通过图像后处理技术重建冠状面和矢状面。

【检查注意事项】　脊柱CT检查的患者需要去除检查范围内的金属物品,并嘱患者保持体位不动,避免产生伪影。

【实验目的】

1. 掌握脊柱CT扫描检查的适应证。

2. 熟悉脊柱扫描前的准备。

3. 掌握脊柱扫描的步骤。

【实验内容】

1. 脊柱CT扫描前的准备。

2. 脊柱CT扫描方式。

3. 定位像和扫描范围的确定。

4. 扫描参数的选择。

【实验器材】　多层螺旋CT;CT激光胶片;干式激光胶片打印机。

【实验方法】　同本章第一节。

【实验步骤】

1. 检查前准备

(1) 做好解释工作,消除被检者的紧张心理,取得被检者的合作。

（2）颈椎扫描时,嘱被检者取出头颈部的金属饰物和活动义齿等;腰椎扫描时,嘱患者去除腰带,护腰带,药膏及其他金属饰物,衣裤上的金属异物也应去除,避免产生伪影。

（3）嘱患者在检查中保持体位不动。对于婴幼儿、外伤、意识不清及躁动不安的被检者,根据情况给予适当的镇静剂。

2. 平扫

（1）扫描体位:患者仰卧于检查床上,身体置于检查床中间。

1）颈椎扫描:患者头部略垫高,使椎体尽可能与床面平行,双臂置于身体两侧,并尽量向下沉肩。

2）胸椎扫描:患者双手上举。

3）腰椎扫描:最好用专一的腿垫把患者的双腿抬高,这样可以使腰椎的生理弧度尽可能与床面平行。

（2）定位像:颈椎和腰椎常规扫描侧位定位像,便于设计扫描角度;胸椎可以根据具体情况扫描正位或侧位定位像。所有定位像的扫描范围应稍大些,便于计数椎体。

（3）扫描基线:若以观察椎体或椎旁组织为主,则扫描基线应垂直于脊柱纵轴;若以观察椎间盘为主,扫描基线应平行于相应的椎间盘。

（4）扫描范围:颈椎椎体扫描应扫描全部颈椎,颈椎椎间盘扫描常规扫 $C_{6\sim7}$、$C_{5\sim6}$、$C_{4\sim5}$、$C_{3\sim4}$ 椎间盘;胸椎扫描应扫描全部椎体或根据需要扫描相应椎间盘;腰椎和骶尾椎扫描应扫描完所包含的椎体;腰椎间盘扫描常规扫描 $L_{3\sim4}$、$L_{4\sim5}$、$L_5\sim S_1$ 三个椎间盘。

（5）扫描方式及扫描参数:椎体扫描采用螺旋扫描,扫描条件:120kV、150～200mAs,采集层厚≤1mm,螺距因子≤1,重建层厚 3～5mm,重建间距 5mm;椎间盘采用非螺旋扫描方式,层厚 2～3mm,层间距 2～3mm,滤波函数 Fc 采用软组织函数。

3. 图像重建　椎体扫描常规应做图像重建,可作 MPR 或三维重建,以便定位病变的范围及其与周围组织之间的关系。

【实验学时】 2学时。

【实验总结】

1. 脊柱 CT 检查适用于各种原因引起的椎管狭窄及椎管内占位性病变、椎间盘变性或病变、椎体外伤、椎体骨病、椎体及脊髓的先天性变异等。

2. 做脊柱 CT 检查前一定要做好准备工作。

3. 扫描方式的选择很重要。

4. 脊柱外伤椎体重建对于疾病的诊断很重要。

【实验报告】 根据实验观察和记录写出实验报告。

【实验思考】

1. 简述脊柱外伤、椎体病变采用螺旋扫描的意义?

2. 何种情况需做 MPR 图像重建?

第十二节　膝关节 CT 成像技术实验

【临床概述】 膝关节的检查临床多以普通 X 线检查为主,但普通 X 线检查对于关节面骨质的微小骨折、半月板的损伤、关节腔积血以及软组织损伤的诊断较为局限,所以对于外伤所致的骨折、脱位以及软组织挫伤,膝关节以及临近长骨的良恶性肿瘤、骨髓炎、骨结核、骨缺血性坏死等骨病多采用CT检查。

【诊断要求】 膝关节检查时,正常情况下按生理解剖位置摆好体位,采用薄层扫面后做二维和三维重建。

【检查注意事项】 检查时嘱患者去除检查部位的金属物品,并在检查过程中保持体位不动,避免产生伪影;对于目标检查区域以外的部位需做防护屏蔽。

【实验目的】

1. 掌握膝关节CT扫描的适应证及注意事项。

2. 掌握膝关节CT扫描的检查体位、扫描参数和扫描方式。

3. 掌握膝关节CT扫描基线和扫描范围。

4. 掌握膝关节CT扫描图像的显示和窗口技术。

5. 掌握膝关节CT扫描图像的图像后处理技术。

【实验内容】

1. 扫描前准备。

2. 膝关节的扫描方式及扫描参数的确定。

3. 膝关节外伤骨折、畸形等图像后处理技术的应用。

4. 膝关节图像的显示和窗口技术的应用。

【实验器材】 多层螺旋CT;激光相机;激光胶片;工作站;高压注射器;氧气瓶;抢救药品。

【实验方法】

1. 做好扫描前准备。

2. 确定检查体位和扫面范围。

3. 选择适当的扫描方式和扫描参数。

4. 利用适合的窗口技术进行图像显示和摄片。

5. 利用容积扫描获得的薄层轴位图像进行二维和三维重建。

【实验步骤】

1. 检查前准备

(1) 做好解释工作,消除被检者的紧张心理,取得被检者的合作。

(2) 去除扫描范围内的金属及其他高密度异物等,避免产生伪影。

(3) 嘱被检者在扫描期间保持体位不动。对于婴幼儿、外伤、意识不清及躁动不安的患者,根据情况给予适当的镇静剂。

2. 平扫

(1) 扫描体位:采用仰卧正位,足先进,双下肢伸直并拢,足尖向上,双足跟连线与检查床中轴线垂直,两手臂上举于头两侧。

(2) 定位像:为确定扫描基线和扫描范围而摄取一个正位定位像。

(3) 扫描范围:在其正位定位像上确定,不仅要将膝关节扫描完,而且还应包括相邻长骨的一部分。

(4) 扫描方式:采用螺旋扫描。

(5) 扫描参数:120kV、150mAs、采集层厚≤1mm、螺距因子≤1、重建层厚和层间距视情况而定,常规膝关节扫描用5mm,观察半月板情况用1~3mm。

3. 增强扫描 膝关节一般不作增强扫描,如需了解该部位的血管性病变、软组织肿块以及肿块侵及范围和血供情况时也可做增强扫描,跟常规增强一样,采用静脉团注法,对比剂用量 1.2ml/kg,注射速率 2.0~2.5ml/s,延迟时间 25~30s。

4. 图像显示和窗口技术　膝关节图像的显示常用双窗技术,即软组织窗和骨窗。显示软组织窗时用标准函数,窗宽为 200~350HU,窗位为 35~45HU;显示骨窗时用骨函数,窗宽为 1500~2000HU,窗位为 350~500HU。

5. 图像后处理　为进一步明确膝关节有无骨折、脱位以及骨碎片移位等情况,同时为了多方位观察病灶和组织结构的形态、范围、大小以及与相邻组织之间的关系,我们常把前面扫描获得的轴位薄层图像进行 MPR、SSD 重建。

【实验学时】　2 学时。

【实验总结】

1. 膝关节 CT 扫描适用于下列情况:外伤所致的骨折、脱位以及软组织挫伤;膝关节以及邻近长骨的良恶性肿瘤、骨髓炎、骨结核、骨缺血性坏死等骨病;半月板的损伤以了解其形态、密度及损伤程度等。

2. 正确记录体位标记在膝关节扫描中有重要意义。

3. 窗口技术在图像显示中起着至关重要的作用。

4. 图像后处理技术的合理应用能更为直观地显示病灶。

【实验报告】　描述整个实验过程,详细记录相关实验数据。

【实验思考】

1. 膝关节扫描的适应证是什么?

2. 为什么说正确记录体位标志在膝关节扫描中有重要意义?

3. 半月板 CT 扫描的详细步骤及注意事项有哪些?

第七章　CT扫描图像后处理技术实验

第一节　多平面重组实验

【临床概述】　多平面重组（multiple planar reformation，MPR）是在断层扫描的基础上对某些或全部扫描层面进行各种方向的重组，得到冠状面、矢状面、斜面或任意面的二维图像。MPR方法简单、快捷，适用于全身各个部位，弥补了CT只能提供横断面图像的缺憾。MPR可显示全身各个系统器官的形态学改变，尤其在确定颈部、肺门、纵隔、腹部、盆腔及大血管等解剖结构和器官的病变性质、侵犯范围、毗邻关系有明显优势。

【诊断要求】

1. 熟悉MPR容积数据采集原则：薄层或超薄层、螺距小、床速慢、标准或软组织算法等。

2. 掌握MPR技术的应用评价。

【检查注意事项】

1. 针对不同部位不同的病变采用恰当的多平面重组方式。

2. 在重组时应注意重建层厚及层间距的选择。

【实验目的】

1. 本实验的目的在于通过对多平面重组技术原理和实际操作的学习，掌握如何进行冠状面、矢状面以及任意平面的重组技术，以及重建层厚、层间距的选择等。

2. 了解多平面重组的适用范围及优缺点。

【实验内容】

1. 冠状面、矢状面及任意平面的多平面重组的重建方式。

2. 层厚和层间距的选择对多平面重组的影响。

【实验器材】　多层螺旋CT（比如64层螺旋CT、128层螺旋CT）；双源CT等图像后处理工作站。

【实验方法】

1. 分组实验，将学生分成几个小组（5~6人一组）。

2. 在实验过程中记录实验数据。

【实验步骤】

1. 选择容积扫描数据：螺旋扫描时的层厚和螺距对多平面重组的图像质量有重要的影响，层厚越薄，图像质量越清晰，层厚和螺距选择不当，较易造成阶梯状伪影。因此多平面重组的图像应选择薄层重建图像，如1mm和0.75mm图像。

2. 图像数据调入：将1mm或0.75mm薄层重建图像调入3D图像后处理软件，选择多平面重组软件就可进行重建。可以在横断面和矢状面图像上进行冠状面重组，在横断面和冠状面图像上进行矢状面重组；也可以在矢状面和冠状面上进行横断面重建；也可以重建成层厚不低于薄层图像层厚的任意层厚和间距的图像。任意平面的重组可以病变为中心进行旋转，将病变与周围组织显示在一个平面上。

【实验学时】　2学时。

【实验总结】

1. 多平面重组方法简便,容易操作,适用于全身各个部位,能提供任意方位的图像信息。

2. 影响 MPR 的因素较多,原始的图像层面越薄,层数越多,噪声越小,图像质量越好。

3. 可以对重建图像进行密度、大小等测定,但是重建图像仍为二维图像,不能显示结构复杂器官的空间结构。

【实验报告】 根据实验观察和记录写出实验报告,分析不同层厚和层间距情况下图像的优缺点,并总结针对不同部位 MPR 重建方位的选择。

【实验思考】

1. 椎体三维重建应采用哪些图像后处理方式?

2. 冠状动脉的多平面重建应采用哪些重建方式?

第二节 表面遮盖阴影显示实验

【临床概述】 表面遮盖显示(surface shaded display,SSD):又称为表面遮盖重建法,是通过计算机使被扫描物体表面大于某个设定阈值的所有相关像素连接起来的一种表面数学模式成像。SSD 要求预先设定一个阈值,计算机将临近像素的 CT 值与这个阈值进行比较,凡是高于这个阈值的像素确定为白色,作等密度处理,低于这个阈值的像素则定位黑色,作舍弃处理,并用阴影技术进行处理,从而得到可以从任意角度投影成像的三维表面轮廓成像。SSD 主要用于骨骼、血管、气道、胆囊等中空器官的显示。SSD 重组应注意域值的调节,使图像表面保持平滑。SSD 主要优点:①直观,增强真实感展示完整立体形态。②具有良好的人机交互操作,平移、放大、旋转、假想光源可以设定在任意位置、强度,可以指定物体的表面粗糙度和高光度,更富有立体感和真实感。主要缺点:①影响 SSD 质量因素较多,CT 采像参数、对比剂、重组阈值的选择等均影响 SSD 重组效果。②小血管显示不佳,容易产生狭窄、梗阻假象,对轻、中度狭窄不易鉴别。

【诊断要求】

1. 熟悉 SSD 容积数据采集原则:薄层或超薄层、螺距小、床速慢、标准或软组织算法等。

2. 掌握 SSD 技术的应用评价。

【检查注意事项】 SSD 图像受阈值的影响极大,阈值选择不当会掩盖或丢失大量组织结构的解剖信息,从而造成假象或伪影,而且无法准确区分钙化及金属支架。

【实验目的】 本实验的主要目的是掌握 SSD 重建方式的原理、重建方法、阈值的设置与调节。

【实验内容】

1. SSD 重建方法、重建层厚及层间距的选择。

2. 阈值的设置与调节对 SSD 成像的影响。

3. SSD 的应用范围及优缺点。

【实验器材】 多层螺旋CT(比如64层螺旋CT,128层螺旋CT);双源 CT 等图像后处理工作站。

【实验方法】

1. 分组实验,将学生分成几个小组(5~6 人一组)。

2. 在实验过程中记录实验数据。

【实验步骤】

1. 选择容积扫描数据　螺旋扫描时的层厚和螺距对表面遮盖阴影显示的图像质量有重要的影响,层厚越薄,图像质量越清晰,层厚和螺距选择不当,较易造成阶梯状伪影。因此,SSD 重组的图像应选择薄层重建图像,如 1mm 和 0.75mm 图像。

2. 图像数据调入　将 1mm 或 0.75mm 薄层重建图像调入 3D 图像后处理软件,选择 SSD 重组软件就可进行重建。

3. 阈值的调节与修改　通过调节不同阈值的设定,获得不同的 SSD 图像。比较图像之间的差异。

【实验学时】　2 学时。

【实验总结】

1. SSD 主要用于骨骼、血管、气道、胆囊等中空器官的显示。

2. SSD 重组应注意 CT 阈值的调节,使图像表面保持平滑。

3. SSD 影响因素多,原始图像决定图像质量。

【实验报告】　根据实验观察和记录写出实验报告,分析不同阈值情况下图像的优缺点。

【实验思考】　椎体内固定术后患者是否应当采用 SSD 重建方式?

第三节　最大密度投影实验

【临床概述】　最大密度投影(maximum intensity projection,MIP):通过计算机处理,把三维信息中密度最高的结构显示出来,是利用容积数据中在视线方向上密度最大的全部像素值成像的投影技术之一。因为成像数据源自三维容积数据,因而可以随意改变投影的方向,广泛地用于显示血管、骨骼和软组织肿瘤等病变。主要优点:①一幅图像可以概括整体立体空间的灰阶信息;②是完全客观的投影,对高密度物体不会遗漏,如钙化灶;③一定程度上弥补 VR 图像对于细微软斑块及狭窄显示的不足。主要缺点:①图像噪声较大;②对密度接近且结构相互重叠的复杂解剖部位不能获得有价值的图像。

【诊断要求】

1. 熟悉 MIP 容积数据采集原则:薄层或超薄层、螺距小、床速慢、标准或软组织算法等。

2. 掌握 MIP 技术的应用评价。

【检查注意事项】　投影线前后物体的影像重叠导致空间关系不明,高密度骨骼甚至完全挡住其他组织,因此,一般要求二维 MIP 的层厚不应太厚,一般采用 5～8mm。

【实验目的】　本实验的主要目的是掌握最大密度投影重建方式的原理、重建方法以及层厚对图像质量的影响;了解最大密度投影的原理、使用范围及优缺点。

【实验内容】

1. 最大密度投影的重建方法。

2. 层厚对最大密度投影图像质量的影响。

【实验对象】　多层螺旋 CT 图像后处理工作站。

【实验器材】　多层螺旋 CT(比如 64 层螺旋 CT,128 层螺旋 CT);双源 CT 等图像后处理工作站

【实验方法】

1. 分组实验,将学生分成几个小组(5~6人一组)。

2. 在实验过程中记录实验数据。

【实验步骤】

1. 选择容积扫描数据　螺旋扫描时的层厚和螺距对 MIP 的图像质量有明显的影响,层厚越薄,图像质量越清晰,层厚和螺距选择不当,较易造成阶梯状伪影。因此最大密度投影的图像应选择薄层重建图像,如 1mm 和 0.75mm 图像。

2. 图像数据调入　将 1mm 或 0.75mm 薄层重建图像调入 3D 图像后处理软件,选择 MIP 重组软件就可进行重建。

【实验学时】　1 学时。

【实验总结】　最大密度投影对于血管和钙化的显示优于容积再现法,但对于密度相近结构的相邻组织显示较差。物体影像的互相重叠,其空间层次不丰富,立体感不强;可以反映人体结构的密度值,但不能在其图像上测量 CT 值。

【实验报告】　根据实验观察和记录写出实验报告,总结最大密度投影的应用范围,并分析不同层厚对最大密度投影图像质量的影响。

【实验思考】　针对 MIP 重组技术,哪些病变更适合,哪些病变不宜采用 MIP 技术?

第四节　容积再现法实验

【临床概述】　容积重建(volume rendering,VR):是利用全部体素的 CT 值,行表面遮盖技术并与旋转相结合,加上伪彩色编码和不同程度的透明化技术(transparency),使表面与深部结构同时立体地显示。例如:在胸部用于支气管、肺、纵隔、肋骨和血管的成像,图像清晰、逼真。但是对于一些 CT 值较低的病变,如细小软斑块,狭窄显示欠佳,需结合其他的后处理方式来诊断。VR 的主要优点是不需要阈值,可利用最多的体素,显示重叠的组织结构如胆囊、结肠、输尿管等空腔脏器。

【诊断要求】

1. 熟悉 VR 容积数据采集原则:薄层或超薄层、螺距小、床速慢、标准或软组织算法等。

2. 掌握 VR 技术的应用评价。

【检查注意事项】　容积再现法(volume rendering technique,VRT)的伪彩颜色选择及范围调节对图像质量影响很大,针对不同的组织结构可以通过选择不同的伪彩颜色和范围来进行显示。

【实验目的】　本实验的主要目的是掌握容积再现法重建方式的原理与重建方法,了解容积再现法适用范围及优缺点。

【实验内容】　容积再现法的重建方法,重建图像层厚及层间距的选择。

【实验对象】　多层螺旋 CT 图像后处理工作站。

【实验器材】　多层螺旋 CT(比如 64 层螺旋 CT,128 层螺旋 CT);双源 CT 等图像后处理工作站。

【实验方法】

1. 分组实验,将学生分成几个小组(5~6人一组)。

2. 在实验过程中记录实验数据。

【实验步骤】

1. 选择容积扫描数据　螺旋扫描时的层厚和螺距对VR图像质量有重要的影响,层厚越薄,图像质量越清晰,层厚和螺距选择不当,较易造成阶梯状伪影。因此,VR重组的图像应选择薄层重建图像,如:1mm和0.75mm图像。

2. 图像数据调入　将1mm或0.75mm薄层重建图像调入3D图像后处理软件,选择VR重组软件就可进行重建。

3. 设置VR图像模板　打开VR图像参数设置,调节参数,创建新的VR模板。

【实验学时】　1学时。

【实验总结】　容积再现法对空腔脏器显示较好,但对细小斑块和狭窄的显示不如MIP。

【实验报告】　根据实验观察和记录写出实验报告,总结容积再现法的应用范围,并分析针对不同组织结构如皮肤、血管、骨骼等VR伪彩的颜色选择和范围。

【实验思考】　容积再现法与SSD相比,针对哪些部位和疾病采用容积重建更能有助于诊断?

第五节　仿真内窥镜成像实验

【临床概述】　CT仿真内窥镜(CT virtual endoscopy,CTVE):利用螺旋CT提供的大量数据,借助于高性能计算机的处理获得近似于内窥镜检查的影像。CTVE可探查身体的任何腔道,对被检者无侵害,可达到普通内窥镜难以检查的部位。主要用于胃、大肠、血管、鼻腔、鼻窦、喉、气管及支气管等空腔器官病变的检查。常用的有CT结肠镜、CT支气管镜、鼻旁窦CT仿真内镜及CT血管内镜等。

【诊断要求】

1. 熟悉CTVE容积数据采集原则:薄层或超薄层、螺距小、床速慢、标准或软组织算法等。

2. 掌握CTVE技术的应用评价。

【检查注意事项】　CTVE的结果受检查前准备的影响较大,并不能替代真实的内窥镜技术,仅作为辅助诊断技术。

【实验目的】　本实验的主要目的是掌握仿真内窥镜成像重建方式的原理和重建方法,了解仿真内窥镜成像适用范围及优缺点。

【实验内容】　仿真内窥镜成像重建方法,重建图像层厚及层间距的选择。

【实验器材】　多层螺旋CT(比如64层螺旋CT,128层螺旋CT);双源CT等图像后处理工作站。

【实验方法】

1. 分组实验,将学生分成几个小组(5~6人一组)。

2. 在实验过程中记录实验数据。

【实验步骤】

1. 选择容积扫描数据　螺旋扫描时的层厚和螺距对CTVE的图像质量有重要的影响,层厚越薄,图像质量越清晰,层厚和螺距选择不当,较易造成阶梯状伪影。因此,CTVE重组的图像应选择薄层重建图像,如:1mm和0.75mm图像。

2. 图像数据调入 将 1mm 或 0.75mm 薄层重建图像调入 3D 图像后处理软件,选择 CTVE 重组软件就可进行重建。

3. 设置 VE 图像模板 打开 CTVE 图像参数设置,调节参数,创建新的 CTVE 模板。

【实验学时】 1 学时。

【实验总结】 CTVE 技术通过 CT 值差异来进行仿真内窥镜显示,对于 CT 差异较小的部位,无法进行 CTVE 检查。图像质量受技术参数和人体运动等多种因素的影响。

【实验报告】 根据实验观察和记录写出实验报告,总结 CT 仿真内窥镜技术的应用范围,分析实性器官不能使用 CTVE 的原因。

【实验思考】 结肠 CTVE 检查时出现假阳性的原因是什么?

第八章 CT 图像质量控制与管理实验

第一节 密度分辨率对图像质量的影响

【临床概述】 密度分辨率(density resolution)是指成像体系能分辨两种组织之间的最小密度差异的能力。就 CT 而言,是指在目标物质与均质背景的 X 射线线性衰减系数相差小于 1% 时,CT 机所能分辨目标物质的能力,通常以能区分开的目标物质的最小尺寸表示。

密度分辨率受扫描层厚、噪声、光子数量、物体大小和探测器灵敏度等影响。

【诊断要求】 根据病情及检查目的选择合适的扫描参数以满足诊断要求。

【检查注意事项】 以满足诊断要求为目标,切不可为追求图像质量而盲目的加大曝光剂量。

【实验目的】

1. 了解水模的用途。
2. 熟悉密度分辨率的概念。
3. 掌握密度分辨率的测试方法。
4. 了解不同扫描参数及重建算法对密度分辨率的影响。

【实验内容】

1. 密度分辨率体模的放置。
2. 密度分辨率体模的扫描。
3. 观察不同扫描参数(kV、mAs)及重建算法对密度分辨率的影响。

【实验器材】 螺旋 CT 机;密度分辨率体模:CTP515 密度分辨率测试模块为 Catphan 500 体模的四个模块之一,直径 15cm,厚 4cm,内外两组低密度孔径结构(放射状分布)。内层孔阵:对比度分别为 0.3%、0.5%、1.0%,直径分别为 3mm、5mm、7mm、9mm;外层孔阵:对比度分别为 0.3%、0.5%、1.0%,直径分别为 2mm、3mm、4mm、5mm、6mm、7mm、8mm、9mm、15mm。

【实验方法】

1. 对密度分辨率体模进行扫描。
2. 改变扫描参数(kV、mAs、层厚)及重建算法,观察其对密度分辨率的影响。

【实验步骤】

1. 进行空气校准扫描。
2. 体模的放置 去掉检查床的床垫,将体模和木箱放置在检查床上,然后将 Catphan 500 体模挂在木箱一边,确保体模和木箱放置稳固,利用水平仪并通过调节指旋螺丝将体模放平。
3. 定位 移动扫描床,将体模置于扫描野中心,并使体模轴线垂直于扫描层面。将 CT 定位线定位于密度分辨率体模的中心位置,并将床位清零。
4. 选择扫描方案 选择标准头部扫描参数进行扫描,同样扫描条件下扫描三次,求三次测量的平均结果。
5. 测量密度分辨率 用 ROI 软件测量对比度最高一组中直径最大的低对比度目标的

CT 值和标准偏差 SD,再测量目标附近背景 CT 值和标准偏差 SD。取窗宽 W = CT 目标-CT 背景+5SD$_{max}$(SD$_{max}$为目标和背景 CT 值中的最大 SD),窗位 L =(CT 目标-CT 背景)/2,仔细观察图像,确定能分辨的最低对比度的最小目标的尺寸,即为密度分辨率。

6. 选择不同扫描参数(kV、mAs、层厚)进行扫描。

7. 选择不同重建算法对图像进行重建。

8. 观察不同扫描参数(kV、mAs、层厚)及重建算法,观察其对密度分辨率的影响。

【实验学时】 3 学时。

【实验总结】

1. 密度分辨率是指成像体系能分辨两种组织之间的最小密度差异的能力。

2. 不同的 kV、mAs、层厚和重建算法(卷积函数)都能对密度分辨率产生影响。增加毫安量则增加了图像的信息量,同时也降低了图像的噪声,提高了图像的密度分辨率;降低毫安量,可能导致曝光量不足,使到达探测器的光子量不足,从而降低了图像的密度分辨率。

3. 层厚越薄,图像的空间分辨率越高,但由于探测器所获得的 X 线光子数减少,CT 图像的密度分辨率下降,反之亦然。

4. 软组织算法有利于提高密度分辨率,但空间分辨率降低;骨算法空间分辨率高,但密度分辨率降低。

【实验报告】 根据实验观察和记录写出实验报告。

【实验思考】

1. 密度分辨率的定义是什么?

2. 怎样测试 CT 密度分辨率?

3. 改变扫描参数和重建算法对图像密度分辨率有什么影响?

第二节　空间分辨率对图像质量的影响

【临床概述】 空间分辨率(spatial resolution)是指能够分辨物体最小空间几何尺寸的能力。通常表示方法是用每厘米内的线对数(lp/cm)。

1. 影响因素

(1) 焦点大小:焦点越小,测量精度越高,重建的影像空间分辨率就越高。

(2) 探测器孔径:孔径越小,重建的影像空间分辨率越高。

(3) 重建范围和重建矩阵:重建范围和重建矩阵共同影响像素大小。大矩阵和小的重建范围使像素对应的实体尺寸小,空间分辨率高。

(4) 扫描层厚:层厚薄,体素小,部分容积效应降低,CT 值准确度高,影像空间分辨率高。特别是重组影像的空间分辨率明显提高。

(5) 螺距:螺距增大层厚膨胀明显,z 轴空间分辨率降低。

(6) 重建算法:骨算法空间分辨率高,但密度分辨率降低;软组织算法密度分辨率高,但空间分辨率降低。

2. 检测方法

(1) 线对法:采用测试模块。模块一般由塑料或有机玻璃制成,其内部含有几组高密度的金属针条,每组针条宽度和排列方式有一定的规律。空间分辨率用分辨最小的针距的本领来描述,即用每厘米可分辨的线对数来表示。一般空间分辨率为 7lp/cm,有的设备最高可达 21 lp/cm。

（2）孔径法：此测试方法模块一般采用有机玻璃或塑料制成，在模块材料内有大小不同的测试孔，每组测试孔按照彼此间中心距离等于该组圆孔直径的两倍的方式排列，每组孔的孔径对应空间分辨率的数值，单位是 mm。

（3）调制传递函数法（modulation transmission function，MTF）：通常由 CT 生产厂家直接提供的测试物和软件计算而得。MTF 是点扩展函数进行傅立叶变换得到的，通过细丝模型得点函数来计算。MTF 主要描述 X 射线透过物体时在影像中怎样重现强度的正弦波动。MTF 曲线的横轴代表空间频率，一般以 lp/cm 的数目表示 MTF 的截止频率。其意义是当 X 射线透过物体时，影像中真实地描绘强度波动所要求的空间间隔。选择不同的层厚，用标准卷积算法和锐利卷积算法依次对具有高对比度的孔径组或高对比线对组的模块扫描成像，调节窗宽和窗位，使孔径组或线对组的影像达到最清晰，用肉眼能分辨的最小孔径组或最小线对组就是该 CT 的最好分辨率。

【诊断要求】　根据病情及检查目的选择合适的扫描参数以满足诊断要求。

【检查注意事项】　以满足诊断要求为目标，根据病情及检查目的选择合适的层厚及重建算法。

【实验目的】

1. 掌握空间分辨率的概念。
2. 熟悉空间分辨率的影响因素。
3. 掌握空间分辨率的测试方法。

【实验内容】

1. 空间分辨率的测试方法。
2. 空间分辨率体模的放置方法。

【实验器材】　螺旋 CT 机；空间分辨率测试模块：CTP528 模块直径 15cm，厚 4cm，21 组高密度线对结构（放射状分布）。

【实验方法】

1. 对空间分辨率体模进行扫描。
2. 改变扫描参数（层厚）及重建算法，观察其对对空间分辨率的影响。

【实验步骤】

1. 空间分辨率体模的放置　①将支架固定在扫描床上。②将空间分辨率体模放在支架上，旋紧螺母。
2. 定位　移动扫描床，将体模置于扫描野中心，并使体模轴线垂直于扫描层面。将 CT 定位线定位于空间分辨率体模的中心位置。
3. 选择头部扫描条件进行扫描。
4. 选择不同扫描参数（层厚）进行扫描。
5. 选择不同重建算法对图像进行重建。
6. 设置最窄窗宽，逐渐调高窗位，目测确定每幅图像的极限分辨力；另一种评判结果的方法是从线对卡中端拉出一条倾斜的层灵敏度剖面线，剖面线的波峰数即等于可分辨的线对卡数。

【实验学时】　3 学时。

【实验总结】

1. 空间分辨率是指能够分辨物体最小空间几何尺寸的能力。

2. 空间分辨率的常用检测方法有三种:线对法、孔径法和调制传递函数法。

3. 骨算法空间分辨率高,但密度分辨率降低;软组织算法密度分辨率高,但空间分辨率降低。

4. 层厚薄,体素小,部分容积效应降低,CT 值准确度高,影像空间分辨率高。特别是重组影像的空间分辨率明显提高。

【实验报告】 根据实验观察和记录写出实验报告。

【实验思考】

1. 空间分辨率的定义是什么?

2. 怎样测试 CT 空间分辨率?

3. 改变扫描层厚和重建算法对图像空间分辨率有什么影响?

第三节　部分容积效应对图像质量的影响

【临床概述】 CT 图像上各个像素的 CT 值代表相应单位容积(体素)的平均 CT 值,当同一扫描层面内有两种或两种以上不同密度的组织相互重叠时,所测得的 CT 值不能如实反映该层面单位内任何一种组织的真实 CT 值,而是这些组织的平均 CT 值,这种现象称为部分容积效应(partial volume effect)。

【诊断要求】 以满足诊断要求为目标,CT 值的测量应尽量准确。

【检查注意事项】 部分容积效应与 CT 扫描层厚和层面内组织结构的密度有直接关系。当病变小于扫描层面厚度时,所测得的 CT 值是病变组织和临近组织的平均 CT 值,而不是病变组织本身的真实 CT 值。此时,如果病变组织的密度高于周围组织的密度,测得的 CT 值比病变实际的 CT 值低;相反,病变组织的 CT 值低于周围组织的密度,则测得的 CT 值将比病变实际 CT 值高。因此,小于扫描层厚的病变,评价其 CT 值时要考虑到有部分容积效应的因素。通过减薄扫描层厚可减少部分容积效应的影响。

【实验目的】

1. 了解部分容积效应的含义。

2. 了解减少部分容积效应的方法。

【实验内容】

1. 体模的放置方法。

2. 体模的扫描。

3. CT 值的测量。

【实验器材】 螺旋 CT 机;随机自带水模。

【实验方法】

1. 对体模进行 CT 扫描,通过 CT 值的测量来理解部分容积效应。

2. 通过减薄扫描层厚减少部分容积效应的影响。

【实验步骤】

1. 体模的放置　①将支架固定在扫描床上。②将体模放在支架上,旋紧螺母。

2. 定位　移动扫描床,将体模置于扫描野中心,并使模体轴线垂直于扫描层面。将 CT

定位线定位于体模的中心位置。

3. 选择扫描方案　选择一定扫描方案及参数进行扫描。

4. CT值的测量　测量CT值时,兴趣区(region of interest,ROI)分别放置在一种物质中央、与另外一种物质交界处,发现CT值不同。

【实验学时】　1学时。

【实验总结】

1. 部分容积效应与CT扫描层厚和层面内组织或结构的密度有直接关系。

2. 小于扫描层厚的病变,评价其CT值时要考虑到有部分容积效应的因素。

3. 通过减薄扫描层厚可减少部分容积效应的影响。

【实验报告】　根据实验观察和记录写出实验报告。

【实验思考】

1. 什么是部分容积效应?

2. 怎样减少部分容积效应的影响?

第四节　噪声对图像质量的影响

【临床概述】　图像的噪声(noise)也是评价图像质量的重要指标。噪声指均匀物质在成像过程中单位体素之间光量子不均衡所致的某些干扰正常信号的信息,用像素CT值的标准偏差表示,表现为均匀物体影像中各像素的CT值参差不齐,图像呈颗粒状,使密度分辨率下降。包括扫描噪声和组织噪声。

扫描噪声是因为探测器接受到的X线光子量存在统计学上的随机波动造成的,当光子量不足时尤其明显。扫描噪声导致密度相等的组织或水在图像上的各点CT值不相等。主要与X线管电流和扫描时间有关。增加毫安量则增加了图像的信息量,同时也降低了图像的噪声,提高了图像的密度分辨率;降低毫安量,可能导致曝光量不足,使到达探测器的光子量不足,从而降低了图像的密度分辨率。因此,必须根据患者检查部位的组织厚度和密度来选择毫安量及扫描时间。当检查部位较厚或组织结构重叠较多时,应选择较高的毫安量并适当延长扫描时间;对于检查部位较薄或病变较小时,在采用薄层扫描的同时,亦应提高毫安秒。一般认为,X线剂量与噪声的关系是当X线剂量增至原来的4倍时,可使图像的噪声减半。扫描时间延长1倍,可使信息量增加1倍,此方法适用于密度差别较小的组织或两种密度差别较大的组织交界部,使其图像的对比加强,利于细小病变的显示。

组织噪声是由于各种组织平均CT值差异造成的,即同一种组织的CT值常在一定范围内变化,而不同组织亦可具有同一CT值。此外,电压的变化亦可影响CT值的测定。

影响因素:剂量、层厚、探测器原因、射线源波动、准直器未对准或发生器参数不准确均可能引起噪声变化。

衡量噪声的指标:①直接用SD来表示噪声的大小;②用%噪声来表示,如果物质是水的话,则:

$$\% \text{噪声} = \frac{\text{SD}}{(\text{CT物质} - \text{CT空气})} \times 100\%$$

【诊断要求】　以能够满足诊断要求为目标,接受适度噪声。

【检查注意事项】　目前,接受适度噪声已经得到广大医学影像从业人员的公认。在临床实践中,切不可盲目追求图像质量而增加 X 线剂量,而应该根据病情和检查的目的合理的调节扫描参数,做绿色医疗的践行者。

【实验目的】

1. 熟悉噪声的定义。

2. 了解图像噪声的测定方法。

3. 掌握影响图像噪声的因素及降低噪声的方法。

【实验内容】

1. 水模的放置方法。

2. 水模的扫描。

3. 观察不同扫描参数对图像噪声的影响。

【实验器材】 螺旋 CT 机;随机自带水模。

【实验方法】

1. 对随机自带水模进行 CT 扫描。

2. 扫描参数和扫描方式的选择。

3. 测量水模图像的 CT 值。

4. 观察不同扫描参数对图像噪声的影响。

【实验步骤】

1. 水模的放置 ①将支架固定在扫描床上。②将水模放在支架上,旋紧螺母。

2. 定位 移动扫描床,将水模置于扫描野中心,并使水模轴线垂直于扫描层面。将 CT 定位线定位于水模的中心位置。

3. 对水模进行扫描 选择一定扫描方案及不同参数(管电压、管电流、扫描时间、层厚)进行扫描。

4. 测量不同参数(管电压、管电流、扫描时间、层厚)下水模图像的 CT 值。

5. 观察不同扫描参数对图像噪声的影响。

【实验学时】 3 学时。

【实验总结】

1. 噪声指均匀物质在成像过程中单位体素之间光量子不均衡所致的某些干扰正常信号的信息,用像素 CT 值的标准偏差表示,表现为均匀物体影像中各像素的 CT 值参差不齐,图像呈颗粒状。

2. 噪声主要来源于三个方面:探测器、系统元件、重建方法。

3. 影响噪声的因素有:光子量、物体大小、扫描层厚、滤波函数、矩阵大小、散射线等。

4. 噪声可用模型扫描并通过模型中兴趣区的计算获得,兴趣区中信号的标准偏差即像素噪声。

5. 增加管电压、管电流、扫描时间及层厚等方法可以降低噪声。

【实验报告】 根据实验观察和记录写出实验报告。

【实验思考】

1. 噪声的定义是什么?

2. 噪声的表现是什么?

3. 哪些措施可以降低噪声?

第五节　伪影对图像质量的影响

【临床概述】　伪影(artifact)是指在扫描过程中由于设备或患者的原因而产生的与被扫描组织结构无关的异常影像。按伪影产生的方式分为CT设备伪影和患者运动伪影及线束硬化伪影。

1. 设备原因　可导致环状、条状、点状、圆状等伪影。产生的主要原因是探测器、数据转换器损坏或传输电缆工作状态不稳定及电缆接口的某部分松脱。CT机使用前未做校准、X线管不在中心位置、X线管极度老化、探测器敏感性漂移等亦可产生伪影。另外,选用的扫描参数不当,例如选用的扫描野与扫描部位大小不匹配或扫描参数设定过低时亦可产生伪影。

2. 患者原因　主要有运动伪影和线束硬化伪影。

运动伪影是扫描中由患者移动、呼吸运动、心脏搏动、胃肠蠕动等引起。多表现为与扫描方向一致的条状低密度影,严重者图像模糊不能用于诊断。

线束硬化伪影是在扫描范围内组织间的密度差别较大时引起。例如,患者体内、外的金属异物、手术放置的金属夹和支架、胃肠道内未排空的钡剂、肝癌栓塞治疗后肝内潴留的碘油等高密度物质可产生条状或星芒状伪影。人体内骨骼较厚的部位、身体厚度和宽度差别较大的部位,如颅底、枕内粗隆、肩部、盆部和扫描野外的肢体等,以及胃肠道内的高密度对比剂与气体的交界处,均可产生条状线束硬化伪影。

【诊断要求】　以能够满足诊断要求为目标,尽量避免和减少伪影对图像质量的影响。

【检查注意事项】　伪影会降低图像质量,甚至影响对病变的分析诊断。应正确认识伪影并分析其产生的原因,尽量避免或减少伪影的出现以保证图像质量。例如,做胸腹部CT检查、冠状动脉CT成像前做好屏气训练能够很好地减少呼吸运动所造成的伪影;在做CT检查前去除检查部位的金属饰品如发卡、耳环、项链等则能很好地避免金属伪影。

【实验目的】

1. 掌握伪影的概念。

2. 熟悉各种伪影的表现及产生的原因。

【实验内容】

1. 了解由于患者原因产生的各种伪影。

2. 熟悉减少和避免伪影产生的措施。

【实验器材】　螺旋CT机;CT测试体模;金属物品;固定胶带。

【实验方法】

1. 将金属物品与CT测试体模放在一起扫描。

2. 观察伪影的表现。

【实验步骤】

1. 将水模用专用支架固定在CT检查床上。

2. 将金属物品用胶带固定在CT测试体模上。

3. 移动检查床,对CT测试体模进行定位。

4. 选择适当扫描方案及参数对体模进行扫描。

5. 观察伪影的表现。

【实验学时】 3 学时。

【实验总结】

1. 伪影降低了图像质量,甚至影响对病变的分析诊断。

2. 应正确认识伪影并分析其产生的原因,尽量避免或减少伪影的出现以保证图像质量。

3. 伪影与图像噪声不同:图像噪声是一种随机干扰,只能影响图像对比度,不可能消除;而伪影是非真实的存在,在图像上多表现为不同的条纹或干扰痕迹,可以被识别并可通过一定方法加以克服。

【实验报告】 根据实验观察和记录写出实验报告,描述影像表现,并总结原因。

【实验思考】

1. 常见的 CT 伪影有哪些?

2. 怎样减少和避免伪影的产生?

第四篇　数字减影血管造影技术实验

【实验要求】　要求学生掌握数字减影血管造影机的结构及数字减影血管造影(digital subtraction angiography,DSA)成像原理;熟悉 DSA 的临床应用;了解 DSA 检查术前准备和术后处理,以及图像后处理。

【实验安全】

1. 了解 DSA 机性能、特点及使用注意事项。
2. 了解各项参数设置。
3. 严格遵守操作规程,以保障设备及患者安全。
4. 熟悉开机及关机程序。
5. 注意实验人员和周围环境的射线防护。
6. 实验完毕,退出操作程序界面,关闭成像设备系统及电源。

【注意事项】

1. DSA 检查前需要完成血常规、凝血功能、肝肾功能、胸片、ECG 等常规术前检查。
2. 术前行碘过敏试验。
3. 手术区备皮。
4. 术晨禁饮食。
5. 临床资料和有关影像学资料准备。
6. 器械及药品准备。
7. 术前检查 DSA 设备及高压注射器,确保仪器设备正常使用。
8. 准备相应型号的穿刺针、导丝及所需的导管、消毒手术包。

第九章 DSA 技术实验

第一节 DSA 机的系统构成及成像原理

【临床概述】 本实验的主要内容包括 DSA 机的构成及成像原理。

1. DSA 机的系统构成 DSA 机主要由高压发生器、X 线球管、射线探测器及操作平台（包括图像后处理系统）四大部分组成。高压发生器、X 线球管、射线探测器决定 DSA 机的品质。

2. DSA 的临床特点 DSA 所需对比剂的浓度低、用量小，显像清晰，血管相互重叠少，运动性伪影发生几率小，放射辐射剂量小，成像质量高，诊断准确性高。DSA 已广范应用于全身各部位血管造影及血管介入治疗。

3. DSA 的成像原理 探测器接受穿过人体的 X 线，使之转变为光学图像，经影像增强器增强，采用高分辨率的摄像机扫描增强后的图像，所得图像信号经模数（A/D）转换后储存于数字储存器内，将对比剂注入后所摄的血管充盈像与注入对比剂前所摄蒙片进行减影处理，形成的减影像再经数模（D/A）转换，形成含对比剂的血管像。先进的平板 DSA 机是直接数字化成像，图像几乎没有丢失，辐射剂量更小，图像品质更高。实际上，DSA 是削除了造影血管以外的骨和软组织等背景影像，只留下含有对比剂的血管影像。

4. DSA 的减影方式 DSA 有时间减影、能量减影和混合减影三种减影方式。

5. 图像后处理系统 图像后处理系统具有图像编辑、窗宽窗位的调整及胶片打印功能。目前 DSA 机拥有三维采集及三维重建功能。

【诊断要求】 掌握 DSA 机的系统构成及成像原理。

【检查注意事项】

1. 进入介入放射手术室前，学习介入放射手术室规章制度。

2. 学生必须穿鞋套、戴口罩和帽子。

3. 未经实验老师许可不得随意触摸介入放射室任何药品、器械，不得擅自操作机器。

【实验目的】

1. 掌握 DSA 机器主要构成部件。

2. 掌握 DSA 的成像原理。

3. 了解高压注射器。

【实验内容】

1. 参观介入放射室。

2. DSA 机、高压注射器。

3. 患者及医护人员射线防护知识及防护用品的正确使用。

【实验器材】 DSA 机器；高压注射器；防护用品：如铅衣、铅帽、铅围脖等。

【实验方法】

1. 参观 DSA 机器，实验教师讲解其主要部件及功能。

2. 参观高压注射器。

3. 讲解 DSA 的成像原理。

4. 讲解 DSA 在临床中的应用。

【实验步骤】

1. 学生分批次参观医院介入相关设备。

2. 掌握 DSA 机的四大主要部件及功能:高压发生器、X 线球管、射线探测器及操作平台,学生亲自操作(正位、侧位及斜位),感受介入放射机房工作环境。

3. 了解高压注射器的作用。

4. 记录实验内容。

【实验学时】 2 学时。

【实验总结】

1. DSA 技术是介入放射学的重要组成部分,是血管造影和介入治疗不可缺少的技术。高压发生器、X 线球管、射线探测器决定 DSA 机品质。

2. DSA 有时间减影、能量减影和混合减影三种减影方式,时间减影是 DSA 的常用方式。

【实验报告】

1. DSA 的成像原理。

2. 试述 DSA 机的四大主要部件及其功能。

【实验思考】 怎样提高 DSA 的成像质量?

第二节 血管介入基本技术(一)

【临床概述】 血管造影是血管介入的基本内容之一。在血管造影中,清晰的解剖结构、准确的定位才能为血管病变提供更加丰富的影像学资料,才能更准确的治疗疾病。优质的 DSA 图像既有设备等固有因素,又和医护人员的操作、患者的配合息息相关。DSA 与普通 X 线成像、CT、MRI 有相同之处,如患者屏气、注射对比剂、病灶放大等技术。DSA 又有其特殊性,DSA 是有创检查,具有一定风险,术前需要与患者及家属充分沟通,并准备相应急救药品。本实验的主要内容是常用 DSA 造影技术和造影体位。

【诊断要求】 掌握常用 DSA 造影技术和造影体位。

【检查注意事项】

1. 患者术前准备。

2. 血常规、凝血功能及心肝肺肾功能检查。

3. 碘及麻醉药过敏试验。

4. 手术区备皮。

5. 禁饮食。

6. 临床检查资料和有关影像学资料准备。

7. 器械及药品准备。

8. 术前检查 DSA 设备及高压注射器,确保仪器设备正常使用。

9. 准备相应型号的穿刺针、导丝及所需的导管、消毒手术包。

10. 心电监护仪。

11. 准备抢救设备:氧气、除颤仪、气管切开包、气管插管器械等。

12. 准备对比剂、栓塞剂、抗凝剂、化疗药及各种急救药物。

【实验目的】

1. 掌握造影常用技术及摄影方位。

2. 掌握 DSA 的术前准备。

3. 了解常用介入手术器械组成及使用。

【实验内容】

1. 造影常用技术 放大技术(几何放大、电子放大)、定位技术、缩光技术、屏气技术、DSA 的采集持续时间。

2. 摄影方位 右前斜位(RAO)、左前斜位(LAO)、头位(CRANIAL)、头足位(CAUDAL)、复合体位。

3. 术前准备 患者准备、器械及药品准备。

【实验器材】 DSA 机器;高压注射器;相应的器械和药品。

【实验方法】

1. 观看介入操作录像。

2. 分组参与介入手术台下工作。

【实验步骤】

1. 造影常用技术

(1) 放大技术:①几何放大:通过改变球管、人体、影像增强器(或平板探测器)三者之间相对距离,进行不同组合,体会几何放大技术。②电子放大:通过改变影像增强器(或平板探测器)输入野的大小来改变影像的大小。

(2) 定位技术:DSA 采集前先将造影部位确定在一个初始位置。

(3) 缩光技术:使用准直器将曝光野中空旷区或组织密度很低的区域遮盖,使照射区域内密度趋于一致,从而提高图像的质量。

(4) 屏气技术:影响 DSA 成像质量的一个重要因素是运动性伪影的产生。胸部和腹部的 DSA 成像须屏气采集。为了充分暴露采集区域,胸部采用深吸气后屏气采集,腹部采用深呼气后屏气采集。

(5) DSA 的采集持续时间:采集持续时间依照造影的部位和病变的要求而不同。对于心腔造影,采集到左心室对比剂充盈满意为止。对于冠状动脉造影,采集时间应到静脉像为止。对间接门静脉造影时,采集时间应延长到门静脉显示满意为止。对消化道出血而行肠系膜上、下动脉造影时,采集时间应到毛细血管期或静脉期,以便观察动脉、静脉畸形或细小血管的病变。

2. 摄影方位

(1) 右前斜位(RAO):将影像增强器(或平板探测器)转至患者右前方的摄影方向。

(2) 左前斜位(LAO):将影像增强器(或平板探测器)转至患者左前方的摄影方向。

(3) 头位(CRANIAL):将影像增强器(或平板探测器)转至患者头部的摄影方向。

(4) 头足位(CAUDAL):将影像增强器(或平板探测器)转至患者足部的摄影方向。

(5) 复合位:将摄影装置向水平面和矢状面两个方向倾斜,例如左前斜位 40° + 头位 45°。

3. DSA 诊疗操作 ①在介入放射科医生或技师的示范下操作机器。②记录 DSA 机操作流程。

【实验学时】 2 学时。

【实验总结】

1. 准确使用造影常用技术可以提高 DSA 图像的质量,为疾病的诊断和治疗提供更准确的信息。

2. DSA 是有创的特殊检查,术前要有充分的准备,既要有患者的准备,又要有器械和药品的准备。

【实验报告】 DSA 常用检查技术。

【实验思考】 在 DSA 检查中,患者常用仰卧位行 DSA 检查,如果患者不能仰卧,只能侧卧位或斜位,能否行 DSA 检查?

第三节 血管介入基本技术(二)

【临床概述】

本实验主要内容是 Seldinger 穿刺技术和常用的血管穿刺入路。

1. Seldinger 穿刺技术 1953 年 Seldinger 发明了股动脉穿刺插管技术,使血管介入得到了飞速发展,为现代介入放射学打下了基础。Seldinger 技术概念:用带针芯的穿刺针经皮穿透血管前后壁,退出针芯,缓慢向外拔针至见血液从针尾射出,即引入导丝,退出针芯,通过导丝引入导管,将导管放至靶血管即可造影。1974 年 Driscoll 提出改良血管穿刺术,用不带针芯的针穿刺血管前壁,见血液从针尾喷出后,引入导丝、导管造影。改良 Seldinger 技术优点在于避免穿刺血管后壁,减少穿刺点血肿的发生,特别有利于术中肝素化患者术后止血。

2. 常用的血管穿刺入路

(1) 股动脉入路:因股动脉粗大、表浅、搏动明显、其后有髋关节以及周围有软组织相垫,容易穿刺和止血,所以股动脉穿刺入路是血管介入最常用的动脉入路,特别是右侧股动脉。在全身动脉没有明显变异情况下,经股动脉穿刺,导管导丝可到达全身任何脏器的动脉血管,如头颈部动脉、胸部动脉(肺动脉除外)、腹部脏器动脉及四肢动脉。

(2) 肘动脉、肱动脉、腋动脉、锁骨下动脉穿刺入路:在股动脉解剖变异、手术或其他不允许经股动脉入路情况下,可经肘动脉、肱动脉、腋动脉穿刺入路行全身血管介入治疗。

(3) 股静脉、颈内静脉、锁骨下静脉等静脉入路:静脉血管病变的血管造影及介入治疗常采用的入路。

造影完毕拔出导管后,压迫动脉穿刺点直至无血溢出,加压包扎 6～8h,平卧 24h。压迫静脉穿刺点止血约 10min 即可。

【诊断要求】 掌握 Seldinger 穿刺技术。

【检查注意事项】

1. 术前患者的准备:术前禁食禁饮,签手术同意书等。

2. 术前复习病史,明确 DSA 的手术操作目的,选择最优手术入路。

3. 掌握各种介入器材的功能、使用方法。

4. 掌握穿刺部位的消毒方法、铺无菌巾的方法,掌握局麻穿刺点。

5. 穿刺后正确止血。

【实验目的】

1. 了解常用穿刺器材的作用。

2. 掌握 Seldinger 穿刺技术。

3. 掌握常用穿刺入路的选择。

【实验内容】

1. 右侧股动脉穿刺。

2. 右侧股静脉穿刺。

【实验器材】　血管穿刺针;5F 血管鞘;0.038inch 短导丝、长导丝;5F 导管;压脉带;注射器;生理盐水;DSA 穿刺手术演示光盘。

【实验方法】

1. 观看介入操作录像。

2. 学生分组参观医院介入手术。

3. 每 3~5 人一组用穿刺针穿刺充水压脉带,学习穿刺技术。

【实验步骤】

1. 观看手术操作录像和参观手术。

2. (模拟股动脉穿刺)穿刺充水压脉带,进针角度约 30°~45°,在穿刺针穿透压脉带前壁时,感受穿透后的落空感,生理盐水中注入红色墨水,观察红色液体从穿刺针尾喷出,然后引入导丝、导管(实验教师先演习,学生再操作)。

【实验学时】　2 学时。

【实验总结】

1. Seldinger 穿刺技术是血管介入操作的基本功。穿刺角度应根据患者局部软组织厚度调整,特殊部位血管应采用特殊角度。

2. 只有将全身血管解剖谙熟于心,通过多学多练,才能将 Seldinger 穿刺技术熟练运用。

3. 术前应对患者的病史充分掌握,做到有的放矢。

【实验报告】

1. 描述 Seldinger 穿刺技术。

2. 常用的动脉穿刺入路有哪些?

【实验思考】　股动脉、股静脉及股神经的解剖关系如何? 股动脉穿刺要点有哪些?

第四节　DSA 在头颈部血管中的应用

【临床概述】　头颈部动脉 DSA 适应证:动脉血管狭窄、闭塞、扩张、动脉瘤、动静脉畸形、外伤等先天性或后天性血管疾病。

在全身 DSA 检查中,头颈部血管 DSA 检查是最复杂的造影检查,造影体位多,造影技术参数多,造影参数的选择尤为重要,关系到造影检查能否成功和患者的安全。头颈部血管 DSA 检查包括颈部大血管和脑血管检查,主要针对动脉系统疾病的检查。

本实验主要包括颈部大血管和脑血管检查技术。

【诊断要求】　掌握头颈部 DSA 检查的适应证,配合介入医师使用 DSA 进行头颈部血管造影。

【检查注意事项】

1. 术前做对比剂过敏试验,对比剂过敏者不宜行造影检查。

2. 患者清醒,头部必须制动配合 DSA 检查。对那些神志不清、不配合而必须检查的患者,必须在全麻下进行检查。

3. 术前必须与患者及家属沟通并签署手术知情同意书。

4. 准备必要的抢救药品及器械。药品包括:盐酸多巴胺注射液、盐酸肾上腺素注射液、盐酸地塞米松注射液、硝酸甘油注射液、硫酸阿托品注射液、肝素钠注射液、盐酸利多卡因注射液、注射用尿激酶等。器械包括:麻醉呼吸机、心电监护仪、气管插管器械包、除颤仪、吸痰器等。

5. 有菌观念,无菌操作。

6. 注意射线的防护。

【实验目的】

1. 掌握头颈部及脑血管 DSA 检查的适应证。

2. 掌握头颈部及脑血管的正常解剖及正常 DSA 图像。

3. 掌握头颈部及脑血管造影常用的投照体位。

4. 掌握头颈部及脑血管造影常用的对比剂流速、剂量及高压注射器压力的设定。

【实验内容】

1. 准确选择头颈部及脑血管造影的投照体位。

2. 准确选择头颈部及脑血管造影常用的对比剂流速、剂量及高压注射器压力。

3. 正常头颈部及脑血管 DSA 图像。

【实验器材】 DSA 造影机;高压注射器;动脉穿刺针、鞘、导管、导丝等;对比剂(非离子水溶性)及其他药品。

【实验方法】

1. 学生到介入科机房,在 DSA 技术员的指导下实习。

2. 实验前学生学习 DSA 检查注意事项、所检查部位的血管解剖及正常 DSA 表现。

3. 检查前熟悉头颈部及脑血管 DSA 检查步骤、方法。

4. 记录不同的投照体位(包括角度)、对比剂流速、剂量及高压注射器压力。

【实验步骤】

1. 术前准备 患者做碘过敏试验、查心肝肺肾功能及出凝血时间、血压控制在正常范围(特殊情况除外),术前 4h 禁饮食;术前告知患者及家属 DSA 检查的必要性以及 DSA 检查可能出现的并发症,签署 DSA 检查手术知情同意书;向被检者做好解释工作,以消除其顾虑情绪。告诉患者检查中、特别是造影时,头部制动配合检查。

2. 检查方法

(1)插管:消毒、铺无菌手术单、确定局麻穿刺点。常用 Seldinger 技术穿刺股动脉进行插管,用相应的导管分别选择插至升主动脉、颈总动脉、颈内动脉、颈外动脉及椎动脉,行相应血管造影。

(2)颈部血管 DSA 造影体位:常用升主动脉造影显示颈部大血管。正位:患者平卧于检查床,DSA 机 C 臂与患者垂直,平板探测器在患者正前方;透视定位时,患者主动脉弓位于显示屏的中、下 1/3。斜位:平板探测器位于患者左前方 45°~65°(左前斜),透视定位时,患者主动脉弓位于显示屏的中、下 1/3。该体位造影可以观察头臂干、左右颈总动脉、左右锁骨下动脉开口及主干情况,可以观察左右椎动脉开口及颅外段情况。对特殊病变可在此基础上加照其他特殊体位(复合角度摄影),如左右倾斜+头脚倾斜,如果设备允许,还可做旋转造影(三维重建),目的在于更好的显示病变。

（3）颈部血管 DSA 造影参数（升主动脉造影）：常用非离子水溶性对比剂（如 300mgI/ml）。对比剂量每次 20～30ml，流速 15～25ml/s，高压注射器压力 450～600PSI。

（4）脑动脉 DSA 造影体位：导管分别选择目的血管。颈总动脉、颈内动脉、椎动脉常规正侧位即可清晰显示，透视下正位为两岩骨对称位于眼眶内下 2/3，侧位为两外耳孔重合。特殊部位体位：30°斜位可较好显示颈内动脉虹吸段，左斜或右斜 30°＋脚斜 15°可较好的显示前交通动脉，30°～45°斜位可较好的显示大脑中动脉分叉。为了显示一些特殊病灶，还可选择复合摄影角度。现在大部分的 DSA 机都有旋转功能和 3D 图像后处理系统，能够更加清晰显示病灶与血管的关系。虽然 3D-DSA 图像更加直观地显示血管及血管病变，但因是重建图像，存在数据丢失，仍然需要常规正侧位造影，必要时加摄其他体位。

（5）脑动脉 DSA 造影参数：常用非离子水溶性对比剂（如 300mgI/ml）。颈总动脉对比剂用量 8～10ml，流速 4～8ml，压力 250～300PSI；颈内动脉造影对比剂用量 7～9ml，流率 3～6ml/s，压力 250～300PSI；颈外动脉造影对比剂用量 8～10ml，流速 4～8ml，压力 250～300PSI。椎动脉造影对比剂用量 6～8ml，流速 2～4ml/s，压力 200～280PSI。

（6）高压注射器的流速、流量应根据血管的管径、被检者的年龄和病情而定，如年龄大的被检者，脑梗死的被检者，或者其他检查（如 CTA、超声等）提示血管有明显斑块、狭窄等，高压器注射的流速、流量不宜过大。过大的流速、流量，就可能冲走血管壁的活动性斑块，流入颅内，形成新的梗死。

3. 正常头颈部血管的 DSA 表现　学习术中头颈部血管 DSA 造影图像。

4. 记录实验步骤及相关数据。

【实验学时】　2 学时。

【实验总结】

1. 在造影过程中，被检查者头部制动是绝对重要的，头部运动影响成像质量及诊断准确性。头部运动过大可能导致导管折断，增加手术风险。

2. 准确的摄影角度可有利于病灶的显示，缩短手术时间。

3. 适当的对比剂流速、总量及高压注射器的压力不但可以准确显示血管病变，而且可以确保被检查者的安全。

【实验报告】

1. 画出升主动脉造影颈部大血管示意图（正位、斜位）。

2. 描述颈总动脉、颈内动脉及椎动脉的主要分支名称。

【实验思考】　怎样提高脑血管造影图像质量？

第五节　DSA 在腹部的应用

【临床概述】　DSA 在腹腔脏器病变中应用以治疗为主，治疗前行 DSA 检查主要用于明确诊断，常常运用于肝脏、脾脏、肾脏等实质性脏器。本实验主要包括肝、脾、肾及肾上腺的 DSA 诊疗方法及正常血管造影表现。

【诊断要求】　了解腹腔脏器 DSA 诊疗的适应证，掌握 DSA 在腹腔脏器检查中的应用及正常表现。

【检查注意事项】　同本章第四节。

【实验目的】

1. 掌握肝、脾、肾及肾上腺 DSA 检查的适应证。

2. 掌握肝、脾、肾及肾上腺 DSA 常用的对比剂流速、剂量及高压注射器压力。

3. 掌握肝、脾、肾及肾上腺 DSA 的正常表现。

【实验内容】

1. 准确选择肝、脾、肾及肾上腺 DSA 投照体位。

2. 准确选择肝、脾、肾及肾上腺 DSA 常用的对比剂流速、剂量及高压注射器压力。

3. 正常肝、脾、肾及肾上腺 DSA 表现。

【实验器材】 DSA 机;高压注射器;动脉穿刺针、鞘、导管、导丝等;对比剂(非离子水溶性)及其他药品。

【实验方法】

1. 学生到介入科机房,在 DSA 技师的指导下,配合介入科医生进行腹部脏器 DSA 检查。

2. 实验前学生学习 DSA 诊疗注意事项、所检查部位的血管解剖及正常 DSA 表现。

3. 熟悉 DSA 检查步骤、方法。

4. 记录不同的投照体位(包括角度)、对比剂流速、剂量及高压注射器压力。

【实验步骤】

1. 术前准备 同本章第四节。

2. 诊疗方法 消毒、铺无菌手术单、确定局麻穿刺点,常用 Seldinger 技术穿刺股动脉插管,用相应的导管分别选择插至相应脏器血管行血管造影。

3. 肝脏 DSA

(1)肝动脉 DSA 适应证:肝脏良恶性肿瘤的诊断和治疗,肝脏血管发育不良、肝脏外伤出血、门脉高压症间接门静脉造影等。

(2)造影体位及程序:肝动脉造影,先行选择性腹腔动脉造影,再行超选择性肝动脉造影。腹腔动脉和肝动脉造影均采用正位,对于有重叠的血管病变,可选择不同角度进行投照使之显示清晰。肝血管造影,DSA 程序一般选用脉冲方式,每秒 2 ~ 4 帧,注射延迟,蒙片采集时间 1 ~ 2s。观察门静脉(间接门静脉造影),曝光时间 15 ~ 20s。

(3)造影参数选择:常用非离子水溶性对比剂(如 300mgI/ml)。腹腔动脉造影时,对比剂流速 5 ~ 8ml/s,剂量 15 ~ 25ml。肝总动脉造影时,对比剂流速 4 ~ 7ml/s,剂量 15 ~ 20ml。肝固有动脉造影时,流速、剂量均减少,流速 3 ~ 5ml/s,剂量 8 ~ 12ml。压力 150 ~ 300PSI。总的原则是血管细小流速、剂量均减少。一般左肝动脉比右肝动脉细,左肝动脉比右肝动脉对比剂流速、剂量略少。栓塞后造影复查,对比剂用量相应减少。

在操作过程中动作要轻柔、避免粗暴。

4. 脾脏 DSA

(1)脾脏 DSA 适应证:外伤出血、脾脏功能亢进、脾脏肿瘤、脾动脉病变(如动脉瘤)等。一般先行腹腔干造影,然后超选择脾动脉行脾脏 DSA。

(2)造影体位及程序:一般选择正位,对于不同的血管病变,如动脉瘤、动静脉瘘、动静脉畸形等血管病变,根据需要加拍不同角度体位。造影程序一般选择脉冲方式,4 ~ 6 帧/s。先曝光后注射对比剂,曝光从动脉期、毛细血管期直至静脉回流。蒙片 2s。对不能配合者(如不能屏住呼吸),为了防止运动伪影,可选用心脏模式采集。

（3）对比剂参数选择：常用非离子水溶性对比剂（如 300mgI/ml）。腹腔干、脾动脉主干造影：对比剂量每次 15~25ml，流速 5~8ml/s，高压注射器压力 150~300PSI。超选择脾内分支动脉，对比剂剂量、流速均应减少。

5. 肾及肾上腺 DSA

（1）肾动脉 DSA 适应证：血管性病变（如狭窄、动脉瘤、动静脉瘘）、肾脏肿瘤、外伤出血、不明原因的血尿、移植肾等。

（2）肾上腺动脉 DSA 适应证：功能性肾上腺疾病的鉴别诊断、肾上腺肿瘤以及与肾上腺关系密切的肿瘤等。

（3）肾动脉造影：于第一腰椎水平先行腹主动脉造影，再选择肾动脉主干及分支行肾动脉造影。肾上腺动脉造影：先行腹主动脉造影，然后行膈动脉造影，再行肾上腺动脉造影。若行肾上腺上动脉造影，应先行腹主动脉造影，再行膈动脉造影，继而行肾上腺上动脉插管。若行肾上腺中动脉造影，应先行腹主动脉造影，根据显影的肾上腺中动脉，再行选择性插管。若行肾上腺下动脉造影，应先行同侧肾动脉造影，根据显影的肾上腺下动脉，再行选择性插管。

（4）造影体位：腹主动脉造影选取正位。选择性肾动脉造影在正位的基础上，加 7°~15° 斜位（右侧肾动脉向右侧倾斜、左侧肾动脉向左侧倾斜），有利于肾动脉主干完全显示；肾上腺动脉造影取正位，必要时加拍向同侧倾斜 10°~20° 斜位，有利于同侧肾上腺动脉的显示。

（5）造影程序：一般选择脉冲方式采集图像，4~6 帧/s。先曝光后注射对比剂，曝光从动脉期、毛细血管期直至静脉回流。蒙片 2s。对不能配合者，为了防止运动伪影，可选用心脏模式采集。

（6）对比剂参数选择：常用非离子水溶性对比剂（如 300mgI/ml）。腹主动脉造影：对比剂量每次 20~30ml，流速 15~25ml/s，高压注射器压力 450~600PSI。肾动脉造影：对比剂量每次 6~12ml，流速 3~6ml/s，高压注射器压力 250~300PSI。肾内分支动脉造影：对比剂量每次 4~6ml，流速 2~3ml/s，高压注射器压力 250~300PSI。肾上腺动、膈动脉造影：对比剂量每次 4~6ml，流速 2~3ml/s，高压注射器压力 250~300PSI。

（7）肾上腺动脉造影要防止肾上腺危象发生，如果患者出现恶心、呕吐、腹痛、腹泻、心率加快、严重低血压、休克，甚至高热、昏迷等症状，即刻停止造影检查，积极处理。处理方法：补充皮质激素、纠正脱水和电解质紊乱等。

（8）记录 DSA 操作步骤及正常 DSA 表现。

【实验学时】 2 学时。

【实验总结】

1. 在造影过程中，被检者均要求制动，检查部位运动不利于准确诊疗疾病，还可导致手术风险。

2. 准确的摄影角度可有利于病灶的显示、缩短手术时间。

3. 适当的对比剂流速、总量及高压注射器的压力不但可以有助于准确显示血管病变，而且可以确保被检查者的安全。

4. 准确掌握肝、肾、脾及肾上腺血流动力学，有利于理解和学习其重要的生理功能。

【实验报告】

1. 画出右肾动脉及分支动脉血管示意图（正位）。

2. 描写肝脏脉管系统及其分支。

【实验思考】　肝的血供及生理功能。

第六节　DSA 在四肢动脉中的应用

【临床概述】　目前 DSA 在四肢血管病变中的应用以治疗为主,治疗前行 DSA 检查主要为证实 CTA、MRI 或超声检查结果。

DSA 适应证:血管狭窄成形术、血管外伤、先天性血管病变、动静脉瘘封堵术、肿瘤灌注化疗栓塞术等。本实验主要包括上、下肢动脉的 DSA 诊疗方法及正常血管造影表现。

【诊断要求】　了解四肢动脉 DSA 诊疗的适应证,掌握 DSA 在四肢动脉检查中的应用及正常表现。

【检查注意事项】　同本章第三节。

【实验目的】

1. 掌握四肢动脉 DSA 诊疗的适应证。

2. 掌握四肢动脉 DSA 的正常表现。

3. 掌握四肢动脉 DSA 常用的对比剂流速、剂量及高压注射器压力的选择。

【实验内容】

1. 准确选择四肢动脉 DSA 投照体位。

2. 准确选择四肢动脉 DSA 常用的对比剂流速、剂量及高压注射器压力。

3. 正常四肢动脉 DSA 表现。

【实验器材】　DSA 造影机;高压注射器;动脉穿刺针、鞘、导管、导丝等;对比剂(非离子水溶性)及其他药品。

【实验方法】

1. 学生到介入科机房,在 DSA 技师的指导下,配合介入科医生进行四肢动脉 DSA 诊疗。

2. 实验前学生学习 DSA 诊疗注意事项、所检查部位的血管解剖及正常 DSA 表现;熟悉检查步骤、方法。

3. 记录不同的投照体位(包括角度)、对比剂流速、剂量及高压注射器压力。

【实验步骤】

1. 术前准备　患者做碘过敏试验,查心肝肺肾功能及出凝血时间,血压控制在正常范围(特殊情况除外);术前告知患者及家属 DSA 诊疗的必要性以及 DSA 诊疗过程中可能出现的并发症,签署 DSA 诊疗手术知情同意书;向患者做好解释工作,以消除其顾虑情绪,告诉患者配合诊疗。

2. 诊疗方法　消毒、铺无菌手术单、局麻,常用 Seldinger 技术穿刺股动脉插管,用相应的导管分别选择插至相应四肢动脉行血管造影。如果患者情况特殊不能穿刺股动脉,可穿刺桡动脉插管造影。

3. 上肢动脉 DSA

(1) 造影体位及程序:上肢动脉常规造影体位是正侧位,透视下目标血管置于探测器的中心。如果血管相互重叠,可根据诊疗需要加照不同角度的斜位,更好的显示病变的形态、范围、程度。如果是狭窄性病变,要清晰显示狭窄程度;如果是动脉瘤,要显示瘤颈口与载瘤动脉的关系。如果血管关系复杂,可旋转成像。上肢动脉常用脉冲方式成像,2~3 帧/s,蒙片像 2s,曝光采集图像至毛细血管期。现代先进的 DSA 造影机有步进功能,可由近及远一次造影成像,如从腋动脉开始,注射一次对比剂,可显示从腋动脉到手背分支动脉,从而减少对比剂用量和射线量。

(2) 造影参数选择:常用非离子水溶性对比剂(如 300mgI/ml)。腋动脉造影时,每次用量 10~20ml,流速 5~10ml/s。肘动脉造影时,每次用量 10~15ml,流速 4~8ml/s,压力 150~300PSI。总的原则是血管细小流速、剂量均减少。

在操作过程中动作要轻柔、避免粗暴。导管头端顺应动脉走行。观察并记录正常上肢动脉 DSA 图像。

4. 下肢动脉 DSA

(1) 造影体位及程序:常采用穿刺右侧股动脉检查左侧下肢动脉,穿刺左侧股动脉检查右侧下肢动脉(特殊情况也可穿刺同侧股动脉检查同侧下肢动脉)。

(2) 下肢动脉常规造影体位是正侧位。如果血管相互重叠,可根据诊疗需要加照不同角度的斜位,更好的显示病变的形态、范围、程度。如果是狭窄性病变,要清晰显示狭窄程度;如果是动脉瘤,要显示瘤颈口与载瘤动脉的关系。如果血管关系复杂,可旋转成像。上肢动脉常用脉冲方式成像,2~3 帧/秒,蒙片像 2s,曝光采集图像至毛细血管期。采用步进功能由近及远一次造影成像,可减少对比剂用量和射线量。

(3) 造影参数选择:常用非离子水溶性对比剂(如 300mgI/ml)。股动脉造影时,对比剂每次量 15~25ml,流速 8~12ml/s。腘动脉造影时,对比剂每次量 15~20ml,流速 5~10ml/s。压力 150~300PSI。如果选择胫前、后动脉或腓动脉,对比剂流速、剂量均减少,每次量 5~10ml,流速 3~5ml/s,压力 150~300PSI。

(4) 在操作过程中动作要轻柔、避免粗暴。导管头端顺应动脉走行。观察并记录正常下肢动脉 DSA 图像。

【实验学时】 2 学时。

【实验总结】 四肢血管 DSA 检查可采用步进功能,由近及远一次造影成像,从而减少对比剂用量和射线量,缩短检查时间。

【实验报告】 画出右上肢动脉主干及大分支动脉血管示意图(正位)。

【实验思考】 DSA 在下肢血管疾病诊治中有何价值?

第五篇　磁共振成像技术实验

【实验要求】　磁共振成像(magnetic resonance imaging,MRI)技术实验是医学影像学专业、医学影像技术专业和生物医学工程专业必修的重要基础实验课程,以介绍MRI技术实验方法和操作技能为主要内容。其主要任务是通过实验课程的学习,开拓学生智能,培养学生良好的实验素养和动手能力。通过实验教学活动,训练学生进行科学实验的方法和技能,培养学生独立工作和分析问题、解决问题的能力。

学生在正式实验之前应完成实验预习,尤其要注意MRI实验的安全问题。实验中要学会运用基本理论合理解释实验现象,并准确记录实验数据。实验后及时完成实验报告,进行分析总结。

【实验安全】　尽管MRI检查被认为是安全可靠的,但是MRI的安全问题仍然不容忽视,大多数病员及其家属,一些医务工作者、工程师对磁共振的原理及注意事项认识不足,对可能产生的危害不够重视。近年也有安全事故的报道。

磁共振成像装置涉及强磁场、高速切换的强梯度场、强射频场、低温超导环境等,存在一些安全隐患,磁共振设备应用的安全意识应该贯穿整个检查过程,只有熟悉MRI相关的注意事项,并在临床检查中认真贯彻,才能更好、更安全地使用MRI成像仪,使之发挥最大的作用。

1. 强磁场的安全　高场和超高场磁共振的静磁场是地球磁场的数万倍,强大的磁场是看不见、摸不着的,其安全风险主要表现在以下几方面:

(1) 磁场的吸力:磁场的吸力与距离成反比,当铁磁性物品靠近磁体时,铁磁性物质将被主磁场吸引,可高速向磁体抛射,产生"导弹效应"引起人员伤害或设备损坏。因此,患者、家属及医务人员进入磁体间前应将所有铁磁性物质去除。

(2) 体内人工植入物:随着生物工程和临床医学的发展,体内人工植入物的应用越来越广泛,如心脏起搏器、内支架、血管夹、人工瓣膜、静脉滤器、内固定器、人工关节、义齿、不锈钢丝、金属节育环等。铁磁性物质制造的植入物将严重干扰磁场,特别是对于采用铁磁性夹子夹闭动脉瘤的术后患者,由于磁场可能引起夹子移动脱落而致大出血将有致命危险,因此,不能进行MRI检查。心脏起搏器在磁场中可能失灵,起搏器导线的诱发电流还可能造成心率失常或组织烧伤。因此,安装有心脏起搏器的病员严禁进入MRI磁体室或接受MRI检查。

目前许多人工植入物利用非磁性不锈钢或钛合金材料制成,对于这类植入物患者则可以进行MRI检查。在接受MRI检查前需要明确植入物的材料。除非产品说明书上标明可以进行MRI检查,否则在不清楚植入物材料的前提下不可贸然进行MRI检查。

(3) 中枢神经系统效应:短期暴露于2.0 T以下的静磁场对人体不会产生明显的生物学影响。但是1990年以后全世界出现了多台4.0 T以上的MRI系统,大多数志愿者在这种超高场系统中出现眩晕、恶心、头痛、口中异味等主观感觉,显然超高场磁体可导致人体某些显著的不良反应,超高场的生理效应基础以及预防对策等都需要进一步研究。

2. 梯度磁场的安全　梯度磁场的安全问题主要是其梯度场变化所产生的梯度感应电

流引起的生物效应和高分贝的扫描噪声。

（1）梯度感应电流：感应电流可刺激周围神经和骨骼肌细胞，为了满足更高的空间分辨率和更快的扫描速度的需求，梯度系统的性能不断提高，但是高空间分辨率和时间分辨率扫描的要求，意味着很高的梯度切换率和梯度强度，这就容易引起检查时对周围神经和骨骼肌细胞的刺激，受检者可能出现发麻，肌肉不随意伸缩或跳动等现象。尤其是弥散加权成像、脑功能成像等快速成像序列，需注意受检者是否有不适。

（2）磁致光幻视：又叫光幻视或磁幻视，是指在梯度场的作用下受试者眼前出现闪光感或色环的现象，这种现象目前被认为是电刺激被检者视网膜感光细胞后形成的视觉紊乱，是梯度场最敏感的生理反应之一；光幻视与梯度场变化率和静磁场强度均有关系且在梯度场停止后自动消失。进行常规 MRI（1.5 T 以下磁共振）检查时梯度场的变化率在 20 mT/s 以下，产生的电流密度不足 3 A/cm^2，因而不会出现上述幻视觉。但当双眼暴露于 4.0 T 的静磁场中时，梯度场的变化便很容易使正常人产生磁幻视。

（3）噪声：是扫描过程中由于梯度场的不断开启或关闭而形成的。由于主磁场的存在，梯度线圈工作时将产生很强的洛仑兹力，使线圈载体在梯度场转换期间发生剧烈振荡，从而产生扫描时的特殊噪声。系统的静磁场越高、梯度上升速度越快或梯度脉冲的频率越高，它发出的噪声就会越大。同样的序列 3.0 T 磁共振的噪声是 1.5 T 磁共振的 4 倍，噪声有时可高达 100 多分贝，可以对听力造成不可逆的损害，应注意用耳机、耳塞尽量给受检者提供听力保护。

3. 射频能量安全　射频能量安全也要高度重视，一般用特别吸收率值（specific absorption rate，SAR）表示，单位 W/KG。它是指人体组织吸收射频能量使体温升高的效应值。人体是具有一定生物电阻的导体，因此当人体受到电磁波照射时就会将部分电磁波能量转换为欧姆热量，实践表明 MRI 扫描时 RF 激励波的功率全部或大部被人体吸收，其生物效应主要是体温的变化。MRI 扫描中，RF 波所传送的能量首先由组织吸收，然后以热能的形式释放，使体温升高。静磁场与体温无关，因此 MRI 检查时，被检者体温的变化完全是射频场作用的结果。SAR 值与主磁场强度的平方成正比，SAR 值越小射频系统的安全性越大。在 3.0 T 的超高场磁共振中相同序列的射频能量吸收是 1.5 T 的 4 倍，容易超过所允许的 SAR 值，引起局部受检部位温度升高，严重时甚至危害生命。

因此，在扫描过程中应注意通过脉冲序列的优化，缩短扫描时间及扫描范围来减少射频能量的吸收，在 3.0 T 磁共振上应尽量多采用梯度回波序列来降低射频能量的沉积。另外射频场特别易损伤的一些器官是人体中散热功能不好、对温度升高非常敏感的器官如眼睛等。故这些部位是最容易受 MRI 系统射频辐射损伤，要提醒被检者扫描过程中如果感觉太热，或有其他不适，应立即告诉或示意操作员，以终止扫描。

4. 低温超导系统的安全　超导磁共振系统的磁场是依靠低温超导系统的正常运转来维持，低温超导系统由液氦、冷屏、冷头、氦压缩机和水冷机组组成。高场和超高场磁共振的 -269℃ 低温超导环境是靠低温超导系统 24h 不间断工作来维持，一定液面高度的液氦是维持磁体安全的前提。

当发生失超或容器受到猛烈撞击破裂时，将可能发生液氦或液氦的泄漏。一般情况下泄漏的液氦应该通过专用管道排出，但是如果发生意外，则可能进入磁体间。泄漏的制冷剂的危险性包括：①超低温液氦可引起冻伤；②液氦对人体虽然无直接毒性，但由于氦气比氧气质量轻，一旦泄漏会在几十秒内使狭小的磁体间内缺氧而使人窒息。

因此平时低温系统的维护不容忽视,应定期检查磁体的液氦水平及磁体各级冷屏温度,检查冷头、氦压缩机和水冷机的状态,对低温系统进行监测维护。平时应有磁体安全应急预案,每个上机操作人员都应该知道失超情况下如何紧急处理。一旦发生制冷剂泄漏,所有人员必须第一时间立刻撤离磁体间,保证人员的安全;而且在磁体间必须安装氧气检测报警器和抽风换气系统。

5. 妊娠期的 MRI 安全　孕妇接受 MRI 检查的安全性问题,实际上是胎儿发育是否受强磁场(包括静磁场和梯度场)以及射频场影响的问题,即 MRI 是否有致畸作用。但是到目前为止,有关致畸作用的研究进行得还不够深入。尽管还没有足够的证据认为 MRI 对胎儿存在不良影响,但 MRI 检查对妊娠妇女的安全性仍然是一个有争议的话题。

为此,美国食品及药物管理局(Food and Drug Administration,FDA)至今未对孕妇(胎儿)、婴幼儿接受 MRI 检查的安全性作出明确规定。英国国家辐射保护局(National Radiological Protection Board,NRPB)仅建议"在妊娠的头 3 个月谨慎使用"(1983 年)。另外钆喷酸葡胺(Gd-DTPA)等多种 MRI 对比剂可以通过胎盘屏障进入胎儿体内,目前也不主张对孕妇使用 MRI 对比剂。

【注意事项】　严格的规范化管理和规章制度是磁共振安全应用和提供优质医疗服务的有力保证,它贯穿着整个磁共振检查的全过程,不仅仅是在检查室外张贴各种明确、醒目、易懂的警示标识,而且要从一开始的检查适应证的选择,检查禁忌证的排除,到预约登记和检查前的各项沟通准备,直到最终的检查结束,每一个环节都包含了具体的安全内容。

1. 磁共振检查的禁忌证

(1) 绝对禁忌证:①安装有心电起搏器者;②体内存有铁磁性金属止血夹者、动脉夹;③病情危急不宜作检查者;④金属、磁性血管支架、食管内支架者;⑤安装假肢的被检者;⑥人工髋关节的被检者;⑦眼球内和颅脑中有金属异物被检者;⑧高热患者。

(2) 相对禁忌证:①体内的金属异物(义齿、避孕环、非铁磁性金属植入物及术后夹等)位于扫描范围内时,应慎重扫描;②昏迷、神志不清、精神异常、癫痫、严重外伤、幽闭症患者、幼儿及不配合的被检者应慎重扫描,或在医生或家属监护下进行;③无磁冠脉支架、搭桥术后;④孕妇和婴儿应征得医生同意再行扫描。

2. 预约登记时的医患沟通与告知

(1) 检查前对被检者及家属详细宣传 MRI 检查的安全、注意事项。

(2) 磁共振检查时间较长,所处的环境幽暗、噪声较大。嘱患者要有思想准备,不要急躁,不要害怕,保持体位不动;不要穿着带有金属物质的内衣裤,检查头、颈部的被检者应在检查前一天洗头,不要擦任何护发用品。

(3) 了解被检者有无检查禁忌证和体内有无金属异物或植入物,植入物类型及植入时间等,并详细填写磁共振安全检查表,并由患者及其亲属签字确认。

(4) 告知患者严禁将金属物品,特别是铁磁性物质带入检查室内;严禁与被检者无关人员进入检查室。

(5) 告知患者检查时梯度场产生的噪音,特别是有心脏病、高血压的老年患者。对有精神紧张、恐惧的被检者应详细解释以消除被检者的心理障碍。个别烦躁患者需镇静处理后检查。向患者讲明检查时间,注意事项取得患者的配合。

(6) 对育龄妇女要了解是否妊娠,妊娠三个月内者,应延期或停止检查。

(7) 对需要做增强 MRI 检查者,应向家属及被检者解释所用对比剂的目的、意义及可能不良反应。

（8）告知患者检查过程中如有不适，可通过磁共振机器上的对讲机或挤压泡及时通知医师。

（9）患者按预约时间提前半小时在相应检查室大厅候检。

3. 患员检查前的准备

（1）告知患者检查前要向医生提供全部病史、检查资料及以前的 X 线片、CT 片、磁共振片等检查资料。

（2）进入检查室前病员最好更换检查衣，去除身上的所有金属物件，包括：发卡、硬币、皮带、手表、义齿、义眼等其他含有金属的物件。

（3）去掉金属性饰品（如胸花、钥匙、各种项链、手链、脚链、发夹）。

（4）去除带有金属挂钩的胸罩，带有拉链的外衣。

（5）去除带有磁性的物件，如信用卡、各种磁卡、手机等。

（6）胸腹部检查，要在医师指导下，训练配合吸气、呼气、屏气动作。

（7）腹部（肝、脾、肾、胰腺、胆道、输尿管等）检查者检查前禁食 4~6 小时，并于检查前注射山莨菪碱（654-2）1 支。

（8）磁共振泌尿系造影（magnetic resonance urography，MRU）者检查前口服呋塞米 20mg。

4. 患者检查过程中的安全

（1）检查床上的线圈连接线不能打圈，应尽量伸直。

（2）扫描过程中被检者身体（皮肤）不要触碰磁体内壁及各种导线，防止被检者灼伤。

（3）被检者应在外耳内填塞棉球或佩戴耳塞，以减小噪音、预防听力损伤。

（4）危重患者检查时必须有临床医生在场。

（5）检查中必须密切观察受检者，遇到危情时立即停机抢救患者。

5. 工作人员的安全规范

（1）所有的工作人员包括操作人员、护理人员、医生、工程师等都必须接受磁共振安全培训，养成良好的安全习惯，进入磁体间前进行自身的安全检查，以免误将钱包、信用卡、手机、钥匙、听诊器等在磁场中可能造成损害的物品携带进入磁体间，造成不必要的损失。

（2）工作人员必须对受检者实施严格的二次安全检查，被检者准备时应当再次详细询问每一位受检者的病史、检查部位及确定是否有检查禁忌证，确保患者的检查安全。

（3）检查过程中如果发现患者体内存在植入物或金属异物，应立即停止扫描，检查询问清楚，再决定是否继续扫描。

（4）体内植入物患者的 MRI 扫描应采用优化的脉冲序列，一方面缩短扫描时间，另一方面避免采用弥散等梯度切换率很高的序列，尽可能的降低风险。

（5）工作人员还应时刻注意磁体间的情况，避免患者家属、无关人员在未经许可的情况下误入磁体间。

6. 紧急突发事件处理策略

（1）立即停止扫描程序从磁体中迅速撤离患者（特殊情况例外）。

（2）用无磁性平车或担架运送患者离开检查室。

（3）启动医院及科室的紧急抢救医疗程序。

（4）需要紧急救治的患者在送出检查室后立即救治。不能在扫描室实施急救，以防医疗器械成为飞射物体。

第十章 MRI 脉冲序列实验

第一节 SE、FSE 序列参数设置

【临床概述】 常规自旋回波(spin echo,SE)脉冲序列是最基本的成像序列,用于大多数 MR 检查,其射频脉冲特征为:90°-180°脉冲。90°脉冲为激励脉冲,180°脉冲为质子复相位重聚脉冲,产生自旋回波信号。选择适当的 TR、TE 可获取 T1WI、T2WI 和 PDWI 图像。T1WI 具有较高的信噪比(Signal to Noise Ratio,SNR),显示解剖结构并常用于 MR 增强;T2WI 易显示水肿、液体和病变;PDWI 既可显示解剖结构又可显示病变,尤其是对血管和骨皮质显示更佳。同时 SE 序列信噪比高,图像质量、组织对比好,可获得对病变显示敏感的真正 T2WI,但扫描时间相对较长。

快速自旋回波(fast spin echo,FSE)序列特征 90°-180°-180°-180°的射频脉冲,取得多次回波并进行多次相位编码。FSE 序列扫描时间显著缩短,T2 信号成分增加,便于病变显示。

【诊断要求】

1. 掌握 SE、FSE 序列中 T1WI、T2WI、PDWI 的基本含义。

2. 掌握 T1WI、T2WI、PDWI 对临床各种病变的诊断意义。

(1) T1WI:SE 序列的 T1 加权像,主要显示组织 T1 特征,即纵向弛豫差别;TE≤20ms,TR 一般为≤600ms;在一定的范围内 TR 越短 T1 权重越重,长 T1 组织如水呈低信号,短 T1 组织如脂肪呈高信号。

(2) T2WI:SE 序列的 T2 加权像,主要显示 T2 组织特征,即横向弛豫差别;TE 一般为 60~80ms,TR 一般要求≥2000ms;根据需要选择不同的 TE 可获得不同权重的 T2 加权,TE 越长则 T2 权重越重;长 T2 组织如水呈高信号,短 T2 组织如骨皮质呈低信号。

(3) PDWI:SE 序列的质子加权像一般要求 TR≥2000ms,TE≤30ms,是反映组织质子密度的图像,质子密度越大,组织信号越强。

【检查注意事项】

1. 扫描时选择适当的脉冲序列,能够较好反应病变特征。

2. 选择适当的参数设置,以较好反应相关参数值对图像质量的影响。

3. 参数设置时遵循单一参数变化原则,正确反应某参数变化对图像质量的影响。

【实验目的】

1. 掌握 SE、FSE 序列的原理及构建。

2. 掌握 SE、FSE 序列参数的设置及意义。

3. 掌握 SE、FSE 序列加权像的参数要求。

【实验内容】

1. SE、FSE 序列的构建及回波的产生。

2. SE、FSE 序列加权图像的生成。

3. 观察相关参数的变化对图像质量的影响。

【实验器材】 低场、中场、高场或超导全身 MRI 扫描仪;MRI 扫描线圈;模拟体模、水模

或人体志愿者;高压注射器、干式激光胶片打印机及打印胶片。

【实验方法】

1. 理解及掌握 SE、FSE 序列的构建。

2. SE、FSE 序列参数的定义及意义。

3. 不同参数对 SE、FSE 序列图像的影响。

4. 图像显示及图像质量评估。

【实验步骤】

1. 掌握 SE、FSE 序列的构建

(1) SE 序列为先发射一个 90°激励脉冲,间隔数十毫秒,再发射一个 180°重聚脉冲,以获取回波信号及重建图像。

(2) FSE 序列是用发射一个 90°激励脉冲和多个 180°重聚脉冲,每次 TR 周期取多个回波信号,这些回波称为回波链。每个回波具有不同的相位编码,通过一次储存多行数据技术将其全部放入一个 K 空间而重建出同一幅图像。

2. 检查前准备

(1) 启动计算机,开启射频单元及梯度放大器电源。

(2) 启动扫描计算机进入扫描界面。

(3) 将体模置于线圈中心送入磁体中心定位。

3. SE、FSE 序列图像的参数调节

(1) 参数调整对 MRI 图像的信号强度的影响:在 SE、FSE 序列中,图像亮度与 T1、T2、N(H)、f(V)、TR、TE 的关系,可用下面公式表示:$I = KN(H)f(V)\exp(-TE/T2)[1-\exp(-TR/T1)]$。

I 为图像信号强度,K 为常数,N(H)为扫描层内质子密度,其密度高则信号强。f(V)扫描层内流动质子的函数,可为低信号(流空)或高信号(流入增强)。T1 越短则信号越强,反之亦然;T2 越长则信号越强,反之亦然。

在 SE、FSE 脉冲序列中,参考组织的 T2 值选择适当的 TE 值;在 TE 值不变情况下,选择不同的 TR 值。也可参考组织的 T1 值选择适当的 TR 值和不同的 TE 参数值进行采样。通过成像结果分析不同 TE、TR 参数值与图像质量的关系如下。

1) 当 TR>T1 时,则 TR/T1→∞,exp(-TR/T1)→0,这样可视为 I 与 T1 无关,主要由 ρ、T2 决定,称为 T2 加权图像。

2) 当 TE<T2 时,则 TE/T2→0,exp(-TE/T2)→1。这样可视为 I 与 T2 无关,主要由 ρ、T1 决定,称为 T1 加权图像。

3) 当 TR>T1,TE<T2,可视为 I 与 T1 及 T2 无关,称为质子密度加权图像。

4) 其余参数的选择见表 10-1。

表 10-1　MRI 参数选择原则

参数	变化	优点	缺点
信号采集次数	增加	增加信噪比,减少运动伪影	增加采样时间
	减少	减少采样时间	降低信噪比和图像清晰度
矩阵大小	增加	提高空间分辨率	降低信噪化;增加采样时间
	减少	提高信噪比;减少采样时间	降低空间分辨率

参　数	变　化	优点	缺点
切层厚度	增加	提高信噪比;成像容积增加	增加部分容积效应
	减少	减少部分容积效应	降低信噪比,成像容积减少
切层间距	增加	横向激励伪影减少;增加观察范围	丢损间距内的信息
	减少	不易丢失层间信息	增加横向激励伪影
视野(FOV)	增加	提高信噪化;减少卷褶伪影;增加观察面积	空间分辨率降低
	减少	提高空间分辨力	降低信噪比;卷褶伪影增加

（2）SE 序列参数调节:SE 序列是临床常用的序列之一,其参数调整相对比较简单;通过选择适当的 TR、TE 可获取 T1WI、T2WI 和 PDWI 图像。

（3）FSE 序列参数调节:FSE 序列是目前最常用的 MRI 脉冲序列,除 TR、TE 外,FSE 序列与图像对比相关的可调整参数还有射频脉冲角度(偏转角)、回波链长度(ETL)、回波间隙(ES)等。

1）TR、TE:FSE 序列的 TR、TE 调整及其对加权成像的影响与 SE 序列类似,但一般 FSE 序列的相应加权像的 TR 一般长于 SE 序列,至少大于 2000ms;PDWI 的 TE 应该小于 30ms,而 T2WI 的 TE 则根据不同的检查部位及检查目的而有所不同。

2）ETL:是 FSE 序列的关键参数,也是 FSE 序列的快速成像因子;一般情况下,ETL 越长,成像速度越快,也可进行权重较重的 T2WI,如水成像等;但不是 ETL 越长越好,一般 PDWI 的 ETL≤10,而 T2WI 的 ETL 则根据需要调整。

3）ES:ES 的缩短可以缩小各回波间的幅度差别,可间接的提高图像的信噪比和对比度。FSE 的 ES 通常为 8～25ms,但一般情况下 ES 并不能直接调整,需通过改变其他参数来调整。

【实验学时】　3 学时。

【实验总结】

1. TR 控制纵向弛豫决定 T1WI 程度,TE 控制横向弛豫决定 T2WI 程度。

2. 短 TE、短 TR 突出质子在纵向磁化恢复程度上的差异,可获得 T1WI 图像。

3. 长 TE、长 TR 突出质子在横向磁化衰减程度上的差异,可获得 T2WI 图像。

4. 短 TE、长 TR,T1/T2 对比均不显著,可以获得 PDWI 图像。

【实验报告】　根据实验记录写出 T1WI、T2WI、PDWI 的参数设置以及与图像质量的关系。

【实验思考】

1. SE、FSE 序列各自的特点及临床应用有哪些?

2. FSE 序列较 SE 序列缩短扫描时间的原理是什么?

3. 不同数量的 ETL 与 FSE 序列的关系如何?

第二节　GRE 序列参数设置

【临床概述】　GRE 脉冲序列是目前发展最快、研究最广最深的扫描序列。其扫描速度快,能提供较满意的信噪比,故临床采用较多。GRE 脉冲序列具有多种类型,包括:常规

GRE 脉冲序列,稳态 GRE 序列(扰相 GRE 脉冲序列、相干 GRE 脉冲序列),快速 GRE 成像序列等。其中常规 GRE 脉冲序列最为成熟,临床应用广泛。GRE 序列较 SE 序列图像伪影多,部分 GRE 序列能达到实时成像,为介入学在 MR 领域的应用提供可能。

【诊断要求】

1. 要获得 T1WI 图像,要求采用大翻转角(70°~90°),短 TR(≤50ms),短 TE(≤10ms)扫描。

2. 要获得 T2WI 图像,要求采用小翻转角(5°~20°),长 TR(200~500ms),长 TE(15~30ms)扫描。

【检查注意事项】

1. GRE 序列对异物更敏感,检查前的准备尤为重要。

2. 根据需要选择各类型的脉冲序列。

3. 正确选择和设置相关脉冲序列的主要参数。

4. 遵循实验参数单一变化原则。

【实验目的】

1. 掌握 GRE 序列的基本原理。

2. 掌握 GRE 序列主要参数对图像的影响。

3. 掌握 GRE 序列 T1WI、T2*WI、PDWI 与 SE 序列 T1WI、T2WI、PDWI 的区别。

【实验内容】

1. 理解 GRE 序列的组成及其产生的回波。

2. 理解 GRE 序列加权成像的产生。

3. 掌握偏转角、回波时间及重复时间对加权成像的影响。

【实验器材】 低场、中场、高场或超导全身 MRI 扫描仪;MRI 扫描线圈;模拟体模、水模或人实体;高压注射器、干式激光胶片打印机及打印胶片。

【实验方法】

1. 理解梯度回波的成像原理。

2. 通过设置不同的偏转角观察图像对比的改变。

3. 通过设置不同的 TE、TR 观察图像对比的改变。

4. 通过设置合理的 TR、TE 及偏转角得到 GRE 序列的加权成像。

【实验步骤】

1. 检查前准备

(1) 启动计算机,开启射频单元及梯度放大器电源。

(2) 启动扫描计算机进入扫描界面。

(3) 将模拟体模、水模或人实体置于线圈中心并送入磁体中心定位。

2. 检查方法

(1) 扫描定位像,选取 GRE 序列。

(2) 以 TR<50ms 为短 TR,50~200ms 为中等 TR,TR>200ms 为长 TR;通过从短到长设置 TR;观察图像对比度及扫描时间。

(3) 固定 TR,分别以 5°~20°;20°~70°;70°~110°(其中不包含 90°)从小到大设置翻转角度观察图像对比的变化。

(4) 以 TE ≤10ms 为短 TE,TE>15ms 为长 TE;通过从短到长设置回波时间观察图像的对比变化。

（5）通过设置合理的偏转角、TE 及 TR 获得不同的加权成像。

【实验学时】　3 学时。

【实验总结】　梯度回波序列中 TR 不是组织对比的主要决定因数,对于大多数梯度回波技术偏转角是一个重要的影像对比参数。若同时满足以下条件,即:在 TR 和 T1 弛豫时间一定的条件下,有一个偏转角(ernst angle,EA)可以使图像 SNR 最大。在获得不同 T1 弛豫组织对比时,偏转角应当等于或略大于 EA。

TE 决定图像的 T2 对比。TE 的设计不同,对一些没有宏观运动的组织行 T_1 加权成像时 TE 常为 3~7ms,对于有宏观运动的腹部及胸部应当使用最短的 TE,我们还可以通过修改采样带宽、射频模式、梯度模式、半回波及频率编码方向、矩阵等方法来缩短最短 TE。

大翻转角度 70°~90°、短 TE:5~10ms、短 TR:<50ms 突出质子在纵向磁化恢复程度上的差异,可用于 T1 加权成像。

小翻转角度 5°~20°、长 TE:15~30ms、长 TR:200~500ms,突出质子在横向磁化衰减程度上的差异,可用于 T2* 加权成像。

小翻转角度 5°~20°、短 TE:5~10ms、长 TR:200~500ms,T1/T2* 对比均不显著,可以获得 PDWI。

随着 TR、TE 的缩短,采集时间增快,扫描时间缩短。

【实验报告】　根据实验观察和记录写出实验报告。

【实验思考】

1. GRE 序列与 SE 序列的共性与差异是什么？
2. GRE 序列通过怎样的方式缩短扫描时间？
3. 为什么 GRE 序列的固有信噪比低？
4. GRE 序列中为什么血流呈现高信号？

第三节　IR 序列参数设置

【临床概述】　反转恢复脉冲序列(inversion recover,IR)是一个具有良好组织对比的序列。其特征如下:180°-90°-180°,包括常规 IR 序列,快速 IR 序列。反转时间(TI)是 IR 脉冲序列的最重要参数,选择不同 TI 值可选择性抑制不同 TI 值组织的信号。STIR 序列主要用于 T2WI 的脂肪抑制,FLAIR 脉冲序列通过选择适当的 TI 值使 T2WI 中液体信号被抑制而无信号产生,更容易显示病灶,同时 FLAIR-T1WI 序列不仅可显示更好的解剖,而且可用于增强。

【诊断要求】

1. 了解 IR 脉冲序列中影响成像质量的主要参数。
2. 掌握 IR 脉冲序列在临床相关疾病诊断中的应用。

【检查注意事项】

1. 各类型脉冲序列适应证的选择。
2. 相关脉冲序列重要参数的正确选择和设置。
3. 单一参数变化对图像质量评估的客观性。

【实验目的】

1. 掌握 IR 序列的构建。

2. 掌握 IR 序列的脉冲组成及信号产生的物理过程。

3. 掌握 IR 脉冲序列与图像质量有关的成像参数。

4. 掌握 IR 序列相关临床应用的参数设置。

5. 了解 IR 脉冲序列扫描的主要优缺点。

【实验内容】

1. IR 脉冲序列扫描步骤及注意事项。

2. IR 脉冲序列扫描参数的设置和扫描方式。

3. IR 脉冲序列中 TR、TE、TI 不同参数值对图像质量的影响。

【实验器材】　低场、中场、高场或超导全身 MRI 扫描仪;MRI 扫描线圈;模拟体模、水模或人实体;高压注射器、干式激光胶片打印机及打印胶片。

【实验方法】

1. 检查前的相关准备。

2. 扫描部位和射频线圈确定。

3. 通过设置 IR 脉冲序列中 TR、TE、TI 不同参数值,研究其对影像质量的影响。

4. 图像显示及利用窗口技术打印图像。

5. 图像质量的评估。

【实验步骤】

1. 检查前准备

(1) 认真询问被检者是否有 MRI 禁忌证史。

(2) 向被检者沟通以消除其顾虑和紧张情绪。

(3) 嘱被检者去除发夹、耳环、义齿及项链等金属饰品,换上 MRI 检查服,并向其交代扫描中需保持不动等注意事项。

(4) 启动计算机,开启射频单元及梯度放大器电源,启动计算机进入扫描界面。

(5) 将检查者的检查部位置于线圈中心送入磁体中心等待扫描。

2. 检查方法

(1) STIR 脉冲序列扫描及参数的设置:STIR 脉冲序列主要用途为抑制脂肪信号,脂肪组织的 T1 值非常短。先进行定位像扫描,选取 STIR 脉冲序列。选择长的 TR:≥2000ms,短 TE:10~30ms,通过设置不同 TI 参数值(1.5 T MR 设备选择 150~175ms 区间及区间两端值),进行扫描后成像并拍照。通过成像结果分析不同 TI 参数值对图像质量的影响。

(2) FLAIR 脉冲序列扫描及参数的设置:FLAIR 脉冲序列采用长 TI 和长 TE,产生液体信号为零的 T2WI,是一种水抑制的成像方法。选择长的 TR(2000ms 以上),长 TE:70ms,设置不同 TI 参数值(选择等于、大于、小于 2000ms),进行扫描后成像。通过成像结果分析不同 TI 参数值对图像质量的影响。

【实验学时】　3 学时。

【实验总结】

1. 选 TI 值接近于两种组织的 T1 值,并尽量缩短 TE,可获得最大的 T1WI。STIR 脉冲序列的特征是选择短的 TI,1.5T MR 设备选 150~175ms 时,可使得脂肪信号明显减低,起到脂肪抑制作用。可用于抑制骨髓、眶窝、腹部等部位的脂肪信号,更好地显示被脂肪信号遮蔽的病变,同时可以鉴别脂肪与非脂肪结构。另外,由于脂肪不产生信号,STIR 序列也会降低运动伪影。

2. FLAIR 特征是选择长的 TI 值(2000ms),用于 T2WI 和 PDWI,可抑制脑脊液信号,多用于颅脑检查,常用于脑的多发性硬化、脑梗死、脑肿瘤等疾病的鉴别诊断。

3. TR 值必须大于 TI 值,否则不能成像。

【实验报告】 根据实验内容得出实验数据,对实验数据进行分析,得出结论,并完成相关实验报告。

【实验思考】

1. STIR 脉冲序列采用短的 TI 获得的 T1WI 可起到抑制脂肪信号作用的原理是什么?

2. FLAIR 脉冲序列采用长的 TI 获得的 T2WI 和 PDWI 可起到抑制脑脊液信号作用的原理是什么?

3. IR 序列提高扫描速度方法如何进行改进?

第四节 EPI 序列参数设置

【临床概述】 回波平面成像序列(echo planar imaging,EPI)是目前 MR 成像速度最快的技术。扫描时间极短(30~100ms),图像质量高,同时可去除运动伪影,但它对设备要求很高。EPI 按激发次数分为:单次激发 EPI 和多次激发 EPI;按准备脉冲分为:SE-EPI、GRE-EPI 和 IR-EPI。多次激发可克服单次激发的信号强度低、对比较差、FOV 局限且磁敏感性伪影多的缺点。单次激发 GRE-EPI T2WI 可用于对比剂首次通过 PWI、功能成像;单次激发 SE-EPI 可用于脑部 T2WI、腹部屏气 T2WI、DWI,还用于心脏成像、实时 MRI 及介入性 MRI。

【诊断要求】

1. 了解各类 EPI 脉冲序列扫描的优缺点。

2. 理解各类扫描脉冲序列组合和相关成像参数的意义。

3. 不同临床要求、不同疾病选择不同的扫描序列组合。

【检查注意事项】

1. 注意高场或超高场磁共振设备使用的安全性。

2. 熟悉 EPI 扫描技术,比较其他扫描脉冲序列的适应证和优缺点。

3. 注意相关脉冲序列组合重要参数的选择和设置。

【实验目的】

1. 掌握 EPI 组合脉冲序列的构建和分类。

2. 掌握 EPI 技术的组成及信号产生的物理过程。

3. 掌握 EPI 技术与图像质量的关系。

4. 了解 EPI 技术较其他序列在扫描速度及图像质量上的优势。

5. 了解 EPI 技术中单次激发和多次激发的优缺点。

【实验内容】

1. EPI 技术与脉冲序列 SE、FSE、IR、GRE 扫描参数的设置和扫描方式。

2. EPI 技术与 FSE、GRE 序列在扫描时间、图像质量影响的比较。

3. EPI 技术主要临床应用及相关参数的设置。

4. EPI 技术扫描的步骤及主要事项。

【实验器材】 低场、中场、高场或超导全身 MRI 扫描仪；MRI 扫描线圈；模拟体模、水模或人实体；高压注射器、干式激光胶片打印机及打印胶片。

【实验方法】

1. 适应证检查者的选择及相关准备。

2. 扫描部位和射频线圈确定。

3. 单次激发 GRE-EPI、SE-EPI，多次激发 SE-EPI 脉冲序列与 FSE、GRE 脉冲序列在适当参数条件下所需扫描时间和获得图像质量的比较研究。

4. 扫描时间的记录比较。

5. 图像显示及利用窗口技术打印图像。

6. 认识不同序列图像的相关解剖。

【实验步骤】

1. 检查前准备

(1) 询问被检者是否有 MRI 禁忌证史。

(2) 与被检者沟通以消除其顾虑和紧张情绪。

(3) 嘱被检者去除发夹、耳环、义齿及项链等金属饰品，换上 MRI 检查服，并向其交代扫描中需屏气、保持不动等注意事项。

(4) 启动计算机，开启射频单元及梯度放大器电源，启动计算机进入扫描界面。

(5) 将检查者置于线圈中心送入磁体中心等待扫描。

2. 检查方法

(1) 单次激发 SE-EPI 和 FSE 脉冲序列扫描及参数设置：先进行定位像扫描，选取 SE 脉冲序列，选用长 TE：80ms、短 TE：20ms，长 TR：2000ms，记录下获得 T2WI 扫描时间。另外采用单次激发 SE-EPI 脉冲序列，选用超长 TR，TE：50～120ms。记录下获得 T2WI 扫描时间。比较两种脉冲序列所用的扫描时间及所获得的图像质量。

(2) 单次激发 GRE-EPI 序列和 GRE 脉冲序列扫描及参数设置：SE-EPI 是在一次 RF 脉冲激发后连续采集梯度回波的序列。先行定位像扫描，选取 GRE 脉冲序列。选择适当某 TR 值：<50ms，适当短 TE 值：5～10ms，小翻转角 5°～20°。记录下获得 DWI 扫描时间。另外采用单次激发 GRE-EPI 进行扫描，选择与 GRE 脉冲序列扫描相同 TR、TE、翻转角参数值，同时记录下获得 DWI 扫描时间。比较两种脉冲序列所用的扫描时间及所获得的图像质量。

(3) 多次激发 SE-EPI 脉冲序列和 FSE 脉冲序列扫描及参数设置先进行定位像扫描，选取 FSE 脉冲序列。选用参数长 TE：100ms，长 TR：4000ms，快速系数 8～20，记录扫描时间。另外采用多次激发 SE-EPI 进行扫描，选择与 FSE 脉冲序列扫描相同的快速系数，同时记录扫描时间。比较两种脉冲序列所用的扫描时间及获得的图像质量，得出相应结果。

【实验学时】 3 学时。

【实验总结】

1. MS-EPI 回波链采集要比 ETL 相同的 FSE 序列快数倍。

2. 单次激发 SE-EPI 序列用于脑部超快速 T2WI 时，该序列图像质量不及 FSE-T2WI。腹部屏气 T2WI，速度快，数秒钟可完成数十幅图像的采集，即便不能屏气也没有明显的呼吸运动伪影，T2 对比也较好，但是磁敏感伪影明显。

3. 多次激发 SE-EPI 一般用于腹部屏气 T2WI。

4. 单次激发是目前采集速度最快的 MR 成像序列,单层图像的采集时间可短于100ms。目前单次激发 GRE-EPI 主要用于 MR 对比剂首次通过灌注加权成像(PWI)、基于血氧水平依赖(BOLD)效应的脑功能成像和扩散加权成像(DWI)。

【实验报告】 根据实验内容得出实验数据,对实验数据进行分析,得出结论,并完成相关实验报告。

【实验思考】

1. EPI 技术能快速提高扫描速度的机理是什么?

2. EPI 技术扫描速度与图像质量的关系是什么?

3. SE、FSE、IR、EPI 等技术的区别和联系有哪些?

4. SE、FSE、IR 与 EPI 的临床应用有哪些?

第十一章 MRI 特殊成像技术实验

第一节 MRA 成像技术实验

【临床概述】 磁共振血管成像以其无创性和直观性越来越受到临床的重视。近年来磁共振血管成像技术发展迅速,磁共振动脉血管成像(MRA)和静脉血管成像(MRV)技术种类较多。目前比较常用的磁共振血管成像方法有时间飞跃法(time-of-flight,TOF)、相位对比法(phase contrast,PC)以及对比增强磁共振血管成像法(contrast-enhanced magnetic resonance angiography,CEMRA)。在 MRA 中起重要作用的流动效应有两种:流入增强效应和相位效应,二者均可区分流动血液和静止组织。CEMRA 则是利用了对比剂作用,改变血液的弛豫时间。

1. 时间飞跃法血管成像(TOF MRA) 采用"流动相关增强"机制,是常采用的 MRA 方法。流动相关增强是指未饱和质子群(血液)流入成像层面形成高信号,而其周围静止组织因受射频脉冲的多次激励而变饱和形成低信号。TOF 血管成像采用非常短 TR 的梯度回波序列。由于 TR 短,静态组织没有充分弛豫就接受下一个脉冲激励,在脉冲的反复作用下,其纵向磁化矢量越来越小而达到饱和,信号被衰减;对于成像容积以外的血流,因为开始没有接受脉冲激励而处于完全弛豫状态,当该血流进入成像容积内时才被激励而产生较强的信号。目前临床上用于身体各部位的 TOF 技术常有以下几种。

(1) 三维(3D)单容积采集 TOF 法 MRA:3D TOF 同时激励一个容积,这种容积通常 3～8cm 厚,含有几十个薄层面。3D TOF 对容积内任何方向的血流均敏感,所以对于迂曲多变的血管,如脑动脉的显示有一定的优势,故常用于头颅 MRA。但是对于慢血流,因其在成像容积内停留时间较长,反复接受多个脉冲的激励,可能在流出层块远端之前产生饱和而丢失信号,所以 3D TOF 不适于慢血流的显示,因此不能用于大范围血管(例如颈部血管)成像。

(2) 二维(2D)单层面重叠 TOF 法 MRA:2D TOF 是依次采集一组薄的二维层面,在一个 TR 周期只采集一个层面,因为在 TR 之间血流只需要穿行一个层面的短距离,所以血流被饱和的程度较小,即使慢血流也能形成良好的信号对比,因此 2D TOF 主要用于慢血流的显示,如脑部静脉血管成像(MRV)。2D TOF 对慢血流比 3D TOF 要敏感得多,可较好地描述显著狭窄区的真正管径。2D TOF 的饱和效应较小,可用于大范围的血管成像,如颈部血管和肢体血管成像。

在搏动性强的血管区域(例如肢体血管),还可以采用心电门控 2D TOF 方法成像,降低运动伪影,心电触发 2D TOF MRA 在检测血管阻塞疾病方面具有较高敏感性和特异性。

2. 相位对比(phase contrast,PC)法 MRA 技术 最常用的方法是用双极梯度对流动组织进行编码,即在梯度回波序列的层面选择梯度与读出梯度之间施加一个双极的编码梯度,该梯度由两部分组成,这两部分梯度脉冲的幅度和间期相同,而方向相反。第一部分过程中,沿梯度方向场强不同,因而进动频率不同,最后造成相位不同。第二部分开始后,静止组织自旋反转过来进动,最终正相期获得的相位与负相期丢失的相位相等,静息组织相位最终为零;而流动组织的自旋还要运动一段距离到不同位置,所以第二部分结束时相位不回到零,流动的剩余相位与移动距离成正比,即与速度成正比。PC MRA 过程基本上由三步构成:首先,采集两组或几组不同相位的运动质子群的影像数据;然后,选取一种适宜的演算方法对采集的相位进行减影,静态组织减影后相位为零,流动组织根据不同速度具有不同的相位差值;最后,将相位差转变成像素强度显示在影像上。故 PC MRA 的图像信号强度代表的是磁化矢量的相位或相位差,而不是组织磁化强度。流动组织的相位偏移不仅与速度成正比,而且与梯度的幅值和间期成正比。通过改变梯度的幅值和间期,使某种速度的血流产生的相位差最大,则该速度的血流在图像上信号最高。采集前可根据所要观察的血流的速度,选择一个速度编码值(Venc),即选定了梯度的幅值和间期,则在图像上能突出显示该速度的血流。一般快血流速 Venc 约为 80cm/s,中等速度 Venc 约 40cm/s,慢血流速 Venc 约 10cm/s。另外,只有沿编码方向的自旋运动才会产生相位变化,如果血管垂直于编码方向,它在 PC MRA 上会看不到。操作者可沿任意轴选择编码梯度,例如:层面选择方向、频率编码方向、相位编码方向或所有三个方向。当流动在每个方向都有时,采集需沿三轴加流动编码梯度,这样扫描时间是沿一个方向时的 2~3 倍。常用的 PC 方法如下。

(1) 3D PC:3D PC 是最基本的 PC 方法,其优点是能用很小体素采集,结果减少体素内失相并提高对复杂流动和湍流的显示。另外,3D PC 可在多个视角对血管进行投影。

(2) 2D PC:是对一个或多个单层面成像,每次只激发一个层面。2D PC 成像时间短,但空间分辨率低,常用于 3D PC 的流速预测成像。

(3) 电影(cine)PC:电影 PC 是以 2D PC 为基础,其图像是在心动周期的不同时刻(时相)获得的,这种采集需要心电或脉搏门控。电影 PC 在评价搏动血流和各种病理流动状态方面很有用。

与 TOF 法相比,PC MRA 有更好的背景抑制,具有较高的血管对比,能区分高信号组织(例如脂肪和增强的肿瘤组织)与真实血管,能提高小血管或慢血流的检测敏感度;而 TOF 可用于观察血管与周围结构的关系。另外,利用 PC 的速度-相位固有关系可以获得血流的生理信息,有利于血流方向的研究和定量研究。目前,常用 PC 法进行脑静脉窦的成像。

3. 三维(3D)对比剂动态增强血管成像(CE-MRA) 近年来随着磁共振成像设备软件和硬件的发展,尤其是梯度磁场技术、并行扫描技术的发展,MR 扫描速度越来越快,一种新的 MRA 方法即对比增强 MRA(contrast enhanced MRA,CE-MRA)应运而生。CE-MRA 适用范围广,实用性强,尤其对生理运动区的胸部(包括心脏大血管、肺血管)血管、腹部血管以及搏动性强的四肢血管显示极佳。例如,在肢体血管成像中,CE-MRA 能够克服普通 TOF 和 PC 技术成像时间较长、过高评价血管狭窄、搏动伪影明显的缺点,并具有高空间分辨率。

CE-MRA 使用极短 TR 与极短 TE 的快速梯度回波序列,在如此短 TR 与 TE 的情况下,各种组织的纵向磁化都很小,其信号强度也很小。如果在血管内团注磁共振顺磁对比剂,血液的 T1 弛豫时间会极度缩短,血管 T1 弛豫时间远短于背景组织的 T1 弛豫时间,血液呈高信号,在血管与背景间形成明显对比。

在 CE-MRA 中,还可以采用数字减影技术,在钆对比剂注射前和注射过程中获得的两组图像之间作对应像素信号强度相减,减影 MRA 相对于非减影 MRA 提高了对比噪声比,改善了对血管的显示。

【诊断要求】 磁共振血管成像要求血管与背景组织要有很好的对比,无伪影。血管走形连贯,无断裂。3D TOF 多个块成像时,块与块之间重叠合理,无明显的信号强弱差异。

【检查注意事项】

1. TOF MRA 的对比极大地依赖于血管进入的角度,所以在用 TOF 法进行血管成像时扫描层面一般要垂直于血管走行。另外,在 TOF 血管成像中,通过在成像区域远端或近端放置预饱和带,去除来自某一个方向的血流信号,因而可以选择性地对动脉或静脉成像。

2. 由于 2D TOF 的分辨力不如 3D TOF,所以实际扫描中层面之间要有一定重叠,这样既提高了 2D TOF MRA 的分辨力,又降低了层面间的黑线伪影,使血管投影均匀。

3. CE-MRA 应根据对比剂到达各级血管的首过时间来设定最佳数据采集时间,有目的地选择动脉或静脉成像。用于这种动态 CE-MRA 的脉冲序列的扫描时间要求非常短,才能与各级血管的首过时间同步。扫描时间一般为 7 ~ 20ms,对于胸、腹部磁共振血管成像应该行屏气扫描。另外,CE-MRA 中一般采用 0.1 ~ 0.3mmol/kg 的对比剂注射剂量。

【实验目的】

1. 掌握各种磁共振血管成像技术的原理、特点和适应证。

2. 熟悉磁共振血管成像的扫描前准备。

3. 掌握磁共振血管成像的扫描技术。

【实验内容】

1. 磁共振血管成像扫描前的准备和正确体位。

2. 定位像及扫描范围的确定。

3. 磁共振血管成像的扫描方式、序列、参数和范围的选择。

【实验器材】 MRI 成像仪;后处理工作站;多通道头部阵列线圈、多通道体部阵列线圈;双管 MR 专用高压注射器;网络打印机一台;PACS 或 HIS 终端一台。

【实验方法】

1. 进行扫描前的准备工作。

2. 确定正确的体位。

3. 进行三平面的定位像扫描。

4. 选择适当的磁共振血管成像扫描方式、序列、参数和范围。进行不用对比剂的磁共振血管成像扫描。

5. 进行 CE-MRA 扫描。

6. 进行图像后处理。

7. 图像打印。

【实验步骤】

1. 检查前准备

(1) 严格按照设备的要求进行开机并按 MRI 检查禁忌证做相关准备。

(2) 选择好相应的多通道阵列线圈,按要求将线圈放置在检查床上。

(3) 体位:被检者取仰卧位,若用多通道头部阵列线圈则采用头先进,若用多通道体部阵列线圈则采用足先进,双手置于身体两侧或两臂上举抱头,身体尽量置于床面正中。将检查部位置于线圈中,定位线对准线圈中线,移床至磁体中心。

2. 检查方法

(1) 平扫:三平面定位,3D TOF MRA,2D TOF MRA, 2D PC MRA。

(2) CE-MRA 扫描:T1WI-3D 动态增强压脂薄层重叠扫描。腹部 3D 动态增强扫描的动脉期延时为 13 ~ 17s。

（3）对比剂注射方式:对比剂采用含钆磁共振对比剂,剂量为 0.1~0.3mmol/kg,采用磁共振专用高压注射器肘静脉注入,流速为 2.0~4.0 ml/s,其后以同样流速注入 20~30 ml 生理盐水冲洗管内残留的对比剂。

【实验学时】　3 学时。

【实验总结】

1. TOF MRA、PC MRA 和 CE MRA 的特点和适应范围。

2. 扫描前的准备工作。

3.3D 动态增强多期扫描时相的正确选择,有利于动、静脉的显示。

4.1~3mm 的薄层重叠扫描有利于小血管的显示。

【实验报告】

1. 记录磁共振血管成像的检查步骤、扫描方式、序列、参数和范围的选择情况。

2. 根据实验观察和记录写出实验报告。

【实验思考】

1. 磁共振血管成像扫描前有何准备工作?

2. 磁共振血管成像扫描的注意事项有哪些?

3. 磁共振血管成像扫描的常用方法有哪些?

第二节　磁共振水成像技术实验

【临床概述】　磁共振水成像(液体成像)指采用重 T2WI 技术,使实质器官及流动血液呈低信号,而长 T2 静态或缓慢流动液体呈高信号的 MR 成像技术。水具有极长的横向弛豫时间,当 TE 时间超过一定限度(如大于 1000ms)时,大多数背景组织已不产生 MR 信号,含水结构如胆管、胆囊及输尿管、膀胱等仍可得以显示。磁共振水成像常用于胆胰管成像(MRCP)、输尿管成像(MRU)、脊髓成像(MRM)、迷路成像(MR labyrinthography)、涎腺成像(MR sialography)和输卵管成像 (MR salpingography)。

磁共振水成像不需要注射对比剂就可以准确地显示胆胰管、输尿管的梗阻部位、长度、范围和可能导致的原因。脊髓成像可显示外周神经的前根和后根。迷路成像可显示耳蜗、前庭和半规管。

常用的磁共振水成像技术为:重 T2WI-3D FSE 序列加脂肪抑制技术,单次激发快速自旋回波(SSFSE)加脂肪抑制厚层块成像技术。

重 T2WI-3D FSE 序列加脂肪抑制技术的(屏气或呼吸门控)3D MRCP 扫描,可同时显示胆胰管内外结构;可进行多角度观察,观察梗阻部位及梗阻情况、评价梗阻分型。其 3D MRU 扫描可显示肾盂、输尿管和膀胱的内外结构,多角度重建后可观察梗阻部位及梗阻情况、梗阻分型。3D MRM 可显示外周神经的结构和走向。迷路成像可显示耳蜗、前庭、半规管、听神经、前庭神经和一部分的面神经。

单次激发快速自旋回波(SSFSE)加脂肪抑制厚层块成像技术使用重 T2WI 半傅里叶技术,扫描速度快,呼吸伪影小,常用于 MRCP 和 MRU 扫描。此技术可根据梗阻情况进行自由定位,或按辐轮状定位,胆胰管全貌显示好,胰管没有断续现象,不需要重建即可直观显示梗阻部位及梗阻情况。

【诊断要求】　磁共振水成像要求胆胰管、输尿管等与背景组织要有很好的对比,无伪影。管道走形连贯,无断续现象并能显示全貌。

【检查注意事项】

1. 在进行 MRCP/MRU 扫描时若患者不能闭气可加呼吸门控扫描,并要求患者均匀平静呼吸。

2. 能闭气的患者应尽量采用闭气序列并采用出气末闭气方式扫描。

3. 采用 SSFSE MRCP/MRU 闭气扫描辐轮状定位时要注意定位的中心点和范围的正确选择,使胆胰管/输尿管的全貌显示较好。

【实验目的】

1. 掌握各种磁共振水成像技术的原理、特点和适应证。

2. 熟悉磁共振水成像的扫描前准备。

3. 掌握磁共振水成像的扫描技术。

【实验内容】

1. 磁共振水成像扫描前的准备和正确体位。

2. 磁共振水成像定位像及扫描范围的确定。

3. 磁共振水成像的扫描方式、序列、参数和范围的选择。

【实验器材】 MRI 成像仪;后处理工作站;多通道体部阵列线圈;网络打印机一台;PACS 或 HIS 终端一台。

【实验方法】

1. 进行扫描前的准备。

2. 进行体位设计。

3. 进行三平面的定位像扫描。

4. 选择适当的磁共振水成像扫描方式、序列、参数和范围。

5. 进行图像后处理。

6. 图像打印。

【实验步骤】

1. 扫描前准备

(1) 严格按照设备的要求进行开机并按 MRI 检查禁忌证做相关准备。

(2) 选择多通道体部阵列线圈,按要求将线圈放置在检查床上。

(3) 体位:被检者仰卧位,足先进,双手置于身体两侧或两臂上举抱头,身体正中矢状面对准床面正中,检查部位中心对准线圈正中,在肋缘下方安放呼吸门控。定位线对准线圈中线,移床至磁体中心。

2. 检查方法

(1) 采用重 T2WI-3D FSE 序列加脂肪抑制技术行 MRCP 或 MRU 闭气扫描,并作多角度多平面图像后处理。

(2) 采用单次激发快速自旋回波(SSFSE)厚层块成像技术行 MRCP 或 MRU 多角度多平面闭气扫描。

(3) 比较两种方式的特点及图像表现,并记录。

【实验学时】 3 学时。

【实验总结】

1. 两种方式的特点及图像表现。

2. 扫描前的准备工作。

【实验报告】

1. 记录磁共振水成像的检查步骤、扫描方式、序列、参数和范围的选择情况。

2. 根据实验观察和记录写出实验报告。

【实验思考】

1. 磁共振水成像扫描前有何准备工作?

2. 磁共振水成像扫描的注意事项有哪些?

3. 磁共振水成像扫描的常用方法有哪些?

第三节 磁共振弥散成像技术实验

【临床概述】 MRI 弥散加权成像(diffusion-weighted imaging, DWI)是目前唯一能够无创性检测活体组织内水分子扩散运动的方法,能够反映活体组织在生理和病理生理状态下水分子微观运动状况,可间接了解细胞的密度、功能状态及微观结构的改变,进而反映细胞增殖等级、核浆比等。DWI 显示急性脑梗死非常敏感,同时对于全身各部位的大部分肿瘤的鉴别也起着非常重要的作用,已成为常规 MRI 成像序列的重要补充。同时 DWI 利用单指数模型中表观弥散系数(apparent diffusion coefficient, ADC) 值使活体中的水分子扩散运动状况在一定程度上得到量化分析。随着磁共振技术的不断发展,不同模型的建立,使得DWI 量化参数也越来越丰富,双指数模型中快慢 ADC 值和 f 值,拉伸指数模型中的分布弥散系数(DDC)值和 α 值均是 DWI 新的量化参数。

【诊断要求】 DWI 扫描图像要求磁敏感伪影少,几何变形小,有较好的信号分辨力和尽量高的空间分辨率。

【检查注意事项】

1. DWI 扫描时要选择适当的弥散梯度因子(b 值)。增加 b 值主要是通过延长梯度场持续时间(δ)和梯度脉冲间隔时间(△)来完成的,这样会使回波时间(TE)增加,而长 TE 使信号衰减;随着 b 值越大,图像会产生一定的几何变形,而且梯度脉冲对周围神经的刺激也增加;b 值的增高会导致图像信噪比的下降,需要增加激励次数来弥补,这样就延长了扫描时间,较长的检查时间使患者不易耐受,可能会产生运动伪影;因此,临床上在使用高 b 值时要权衡利弊,选择合适的 b 值。

2. DWI 扫描时一定要加匀场处理,以便减小磁敏感伪影和几何变形。

【实验目的】

1. 掌握磁共振弥散成像技术的原理、特点、适应证和后处理。

2. 熟悉磁共振弥散多 b 值成像的扫描方法和 b 值的合理选择。

【实验内容】

1. 磁共振弥散成像扫描前的准备和正确体位。

2. 磁共振弥散的扫描方式、序列、参数和范围的选择。

3. 磁共振弥散多 b 值成像的扫描方法和 b 值的合理选择。

4. 磁共振弥散成像的后处理及 ADC 值的测量。

【实验器材】 MRI 成像仪;后处理工作站;多通道头部阵列线圈,多通道体部阵列线圈,体线圈;网络打印机一台;PACS 或 HIS 终端一台。

【实验方法】

1. 扫描前的准备。

2. 正确体位设计。

3. 三平面的定位像扫描。

4. 选择适当的磁共振弥散扫描方式、序列、参数和范围。

5. 图像后处理及 ADC 值的测量。

6. 图像打印。

【实验步骤】

1. 扫描前准备

（1）严格按照设备的要求进行开机并按 MRI 检查禁忌证做相关准备。

（2）按要求选择线圈并放置好。

（3）体位：头颅弥散选用多通道头部阵列线圈,被检者仰卧位,头先进,双手置于身体两侧,身体正中矢状面对准床面正中,头部置于线圈正中。定位线对准线圈中线,移床至磁体中心。胸、腹部及盆腔弥散成像选用多通道体部阵列线圈,被检者仰卧位,足先进,双手置于身体两侧或两臂上举抱头,身体正中矢状面对准床面正中,检查部位中心对准线圈正中,在肋缘下方安放呼吸门控。定位线对准线圈中线,移床至磁体中心。

2. 检查方法

（1）三平面定位,多 b 值 DWI 序列(或多次不同 b 值的单 b 值 DWI 序列)行头部 DWI 扫描或体部 DWI 扫描。

（2）图像后处理及 ADC 值的测量。

【实验学时】 3 学时。

【实验总结】

1. 磁共振弥散成像技术的特点和适应证。

2. 扫描前的准备工作以及设计体位。

3. b 值的合理选择。

4. 磁共振弥散成像技术的图像后处理方法。

【实验报告】

1. 记录磁共振弥散成像的检查步骤、扫描方式、序列、参数和范围的选择情况。

2. 根据实验观察和后处理的测量记录写出实验报告。

【实验思考】

1. 磁共振弥散成像扫描前有何准备工作？

2. 磁共振弥散成像扫描的注意事项有哪些？

3. 磁共振弥散成像、弥散张量成像扫描的常用方法有哪些？

4. b 值小于 200 的低 b 值弥散成像与高 b 值弥散成像各有何特点？

第四节　fMRI 成像技术实验

【临床概述】 fMRI 是 20 世纪 90 年代以来发展的一项新成像技术,广义而言 fMRI 包括弥散加权成像(DWI),灌注加权成像(PWI),弥散张量成像(DTI),血氧水平依赖成像(BOLD)以及磁共振波谱分析(MRS)。其中 BOLD 是一种集功能、影像和解剖为一体的在活体定位人脑各功能区的有效方法,目前已作为脑功能成像的首选方法被广泛应用并取得了重大进展,此外 DTI 以及在此基础上的纤维束成像技术也越来越成为近年来研究的热点。

【诊断要求】 了解 fMRI 成像技术的原理、特点及临床应用,了解影响 fMRI 成像效果的因素。

【检查注意事项】

1. 确保即将进行 fMRI 成像的受检者没有磁共振检查禁忌证。

2. 调节、检查设备,使设备能完成此次实验。

【实验目的】

1. 掌握 fMRI 成像技术的原理。

2. 掌握 EPI 序列特点和临床应用。

3. 了解磁共振波谱成像技术的后处理。

【实验内容】

1. 进行 fMRI 序列成像。

2. fMRI 后处理软件的应用。

3. 对 fMRI 图像进行图像后处理。

【实验器材】 MRI 成像仪及后处理工作站;头部线圈及辅助设备。

【实验方法】

1. MRI 成像仪的准备:严格按照设备的要求进行开机,准备好线圈。

2. 学生分成两组:一组由老师指导在学生间相互检查,另一组对已有数据进行分析;随后互换。

3. 检查中,熟悉 fMRI 成像技术的参数设置,及后处理软件的应用。

【实验步骤】

1. 确认被检者没有 MRI 禁忌证。嘱其认真阅读检查注意事项,按要求准备。凡体内装有金属置入物(如心脏起搏器、金属关节、固定钢板、钢针、电子耳蜗等)的被检者,应严禁做此检查。

2. 进入扫描室前嘱被检者除去随身携带的所有金属物品(如手机、手表、刀具、硬币、钥匙、发卡、别针、磁卡、推床、轮椅等)并妥善保管,严禁将其带入检查室。

3. 给被检者讲述检查过程,消除恐惧心理,争取检查时的合作。告知被检者所需检查时间、扫描时机器会发出较大噪声;嘱被检者在扫描过程中不得随意运动;按检查部位要求训练患者呼吸、闭气或平静呼吸;告知被检者若有不适,可通过配备的通讯工具与工作人员联系。

4. 婴幼儿、烦躁不安及幽闭恐惧症患者,应给适量的镇静剂或麻醉药物(由麻醉师用药并陪同),提高检查成功率。

5. 急危重患者,必须做 MRI 检查时,应由临床医师陪同观察,所有抢救器械、药品必须齐备在扫描室外就近。

6. 录入患者信息:录入患者的姓名、性别、年龄、MRI 检查号码、检查部位、身高、体重等基本信息。

7. 选择线圈:体部线圈、矩阵线圈。

8. 体位:和相应部位一致。

【实验学时】 2 学时。

【实验总结】

1. EPI 序列类型及各自的特点。

2. 静息态 fMRI 的特点。

3. 数据分析的步骤和结果。

【实验报告】

1. fMRI 的原理和相关概念。

2. 磁共振波谱成像的临床应用。

【实验思考】

1. fMRI 在脑功能皮层定位中的应用有哪些？

2. fMRI 在神经外科手术中的应用有哪些？

第五节　波谱成像技术实验

【临床概述】　磁共振波谱(MRspectroscopy, MRS)是医学影像学近年来发展的新的检查手段,作为一种无创伤性研究活体器官组织代谢、生化变化及化合物定量分析的方法,MRS 是一种化学位移技术,实际上是某种原子的化学位移分布图。通过 MRS 对各种疾病的生化代谢的认识将不断提高,为临床的诊断、鉴别、分期、治疗和预后提供更多有重要价值的信息。1H MRS 可对神经元的丢失、神经胶质增生进行定量分析,31P MRS 可对心肌梗死能量代谢变化进行评价。MRS 以分子水平了解人体生理上的变化,从而对疾病的早期诊断、预后及鉴别诊断、疗效追踪等方面有重要价值。

【诊断要求】　了解 MRS 成像技术的原理、特点及临床应用,了解影响 MRS 成像效果的因素。

【检查注意事项】

1. 确保即将进行 MRS 成像的志愿者没有磁共振检查禁忌证。

2. 调节、检查设备,使设备能完成此次实验。

【实验目的】

1. 掌握磁共振波谱成像技术的原理。

2. 掌握磁共振波谱成像技术序列特点和临床应用。

3. 了解磁共振波谱成像技术的后处理。

【实验内容】

1. 进行磁共振波谱序列成像。

2. MRS 后处理软件的应用。

3. 对 MRS 图像进行图像后处理。

【实验器材】　MRI 成像仪及后处理工作站;头部线圈。

【实验方法】

1. MRI 成像仪的准备:严格按照设备的要求进行开机,准备好线圈。

2. 学生分成两组:一组先由老师指导下在学生间相互检查,另一组对已有数据进行分析;随后互换。

3. 检查中,熟悉磁共振波谱成像技术的参数设置,及 MRS 后处理软件的应用。

【实验步骤】

1. 检查前常规准备　同本章第四节。

2. MRS 成像序列的原理和应用　在相同外加磁场作用下,样品中有不同化学环境的同一种核,由于它们受磁屏蔽的程度(s 的大小)不同,它们将具有不同的共振频率。如在 MRS 中,水、NAA(N-乙酰天门冬氨酸)、Cr(肌酸)、Cho(胆碱)、脂肪的共振峰位置不同,这种现象就称为化学位移(Chemical Shift)。即因质子所处的化学环境不同,也就是核外电子云密度不同和所受屏蔽作用的不同,而引起相同质子在磁共振波谱中吸收信号位置的不同,在正常组织中,代谢物在物质中以特定的浓度存在,当组织发生病变时,代谢物浓度会发生改变。磁共振波谱成像主要是对水和脂肪中的氢质子共振峰进行测量和脂肪中的氢质子共振峰进行测量,在 1.5T 场强下水和脂肪共振频率相差 220 Hz(化学位移),但是在这两个峰之间还有多种浓度较低的代谢物所形成的共振峰,如 NAA、Cr、Cho 等,这些代谢物的浓度与水和脂肪相比非常低。MRS 需要通过匀场抑制水和脂肪的共振峰,才能使这些微弱的共振峰群得以显示。

MRS 谱线常用到的参数:

(1)共振峰的共振频率的中心即峰的位置 V:化学位移决定磁共振波谱中共振峰的位置。

(2)共振峰的分裂。

(3)共振峰下的面积和共振峰的高度:在磁共振波谱中,吸收峰占有的面积与产生信号的质子数目成正比。在研究波谱时,共振峰下的面积比峰的高度更有价值,因为它不受磁场均匀度的影响,对噪音相对不敏感。

(4)半高宽:半高宽是指吸收峰高度一半时吸收峰的宽度,它代表了波谱的分辨率。

我们需要获得的是一个组织器官特定部位的正常或异常组织的波谱信息。这一特定的部位可以是一个层面、层面中的条块、或是一个立方体。根据选择这一区域的方式不同,磁共振波谱的采集方式可以分为三种:第一种是利用表面线圈的射频场非均匀的获得局域波谱,这种技术简单,但它局限于采集靠近体表的解剖区域的波谱,也不能灵活地控制区域形状和大小;第二种是通过 MR 图像确定感兴趣区,然后利用梯度磁场和射频脉冲结合进行选择激励;第三种是化学位移成像,也是一种需要利用梯度磁场的定位技术。

【实验学时】　2 学时。

【实验总结】

1. 单体素 MRS 的序列类型及各自的特点。

2. 多体素 MRS 的序列类型及各自的特点。

3. 不同部位 MRS 的定位与成像。

【实验报告】

1. 磁共振波谱成像的原理和相关概念。

2. 磁共振波谱成像的临床应用。

【实验思考】

1. 频率之差表示的化学位移的大小与磁场强度高低有何关系?

2. 匀场技术(shimming)在 MRS 技术中的作用?

第六节　磁敏感成像技术实验

【临床概述】　磁敏感加权成像(SWI)是基于不同组织间磁敏感性的差异,形成不同于传统 T1、T2 及质子密度的新型对比,它是反映组织磁化属性对比度的增强技术。在任何对于局部或内部磁化效应敏感的序列上,都可以应用这项技术,为了突显其表现细小静脉以及小出血的能力,通常使用高分辨率的 3D 梯度回波序列。在 SWI 图像中,与动脉血以及正常组织相比,静脉血管表现为显著的黑色,由于层厚很薄,只有通过三维成像才能显示完整的静脉血管形状,但因为静脉血表现为黑色,可选择最小强度投影(min MIP)的方式显示。

SWI 对出血或血液中的脱氧成分极其敏感,能够提供出血、动静脉畸形、铁沉积的确切信息以实现更快更准确的诊断,微小的病变也可以迅速地被确诊。

【诊断要求】　了解 SWI 成像技术的原理、特点及临床应用,了解影响 SWI 成像效果的因素。

【检查注意事项】

1. 确保即将进行 SWI 成像的受检者没有磁共振检查禁忌证。

2. 调节、检查设备,使设备能顺利完成此次检查。

【实验目的】

1. 掌握磁敏感成像技术的原理。

2. 掌握磁敏感成像技术序列特点和临床应用。

3. 了解磁敏感成像技术的后处理技术。

【实验内容】

1. 进行磁敏感成像技术序列成像。

2. 分析相位图与幅度图。

3. 对磁敏感图像进行图像后处理。

【实验器材】　MRI 成像仪及后处理工作站;头部线圈。

【实验方法】

1. MRI 成像仪的准备　严格按照设备的要求进行开机,准备好线圈。

2. 学生分成两组　一组先在老师指导下学生间相互检查,另一组对已有数据进行分析;随后互换。

3. 检查中　熟悉磁敏感成像技术的参数设置。

【实验步骤】

1. 检查前常规准备　同本章第四节。

2. 磁敏感成像序列的原理和应用　磁敏感成像包括相位图像和幅度图像,二者可以分别加以分析,也可以经后处理进行图像融合。顺磁性物质在脑组织中沉积会导致组织的磁性产生变化,由于磁敏感度的差异,会产生亚体素的磁场不均匀,使处于不同位置的质子的自旋频率不一致,在回波时间足够长的情况下,自旋频率不同的质子间将形成相位差。有不同磁敏感度的组织在 SWI 相位图上可以被区分出来。

SWI 再通过以下图像处理方法把原始相位图与磁矩图融合产生一个新的磁矩图。以增加磁矩图的对比和增加组织间的磁敏感度差异,使对磁敏感效应的敏感性最大化。首先在进一步处理前先对相位图像进行高通滤波以去除由于空气—组织界面以及主磁场的不均匀性对相位造成的低频扰动,得到校正的相位图。第二步是建立一个新型的相位图,叫做相位蒙片。相位蒙片是用来抑制具有特定相位像素的,对顺磁物质,与周围实质和脑脊液相比磁场的增加导致负性相位,为了利用这种负性相位,通过设置所有的相位标准化值在 0 和±P 之间产生相位蒙片。

在临床实践中,经常用最小强度投影来帮助显示扭曲的结构和显示静脉血管系统的连续性,它还帮助区别不与主要静脉相邻的出血。

【实验学时】 2 学时。

【实验总结】

1. 常见的磁敏感物质有哪些及其影响。

2. 静脉成像的基本原理。

3. 磁敏感成像的后处理。

【实验报告】

1. 磁敏感成像的原理和相关概念。

2. 磁敏感成像在头部疾病中的应用。

3. 磁敏感技术的优点和局限性。

【实验思考】

1. SWI 可否进行定量分析物质的磁敏感效应?

2. 对比剂能否对磁敏感成像造成影响?

第七节　脂肪饱和成像技术实验

【临床概述】 MRI 脂肪饱和成像技术类型主要有频率选择饱和技术、STIR 技术、频率选择反转脉冲脂肪抑制技术、水激励技术、正反相位成像和 Dixon 技术等。脂肪饱和成像技术可以减少运动伪影、化学位移伪影或其他相关伪影;抑制脂肪组织信号,增加图像的组织对比;增加增强扫描的效果;鉴别病灶内是否含有脂肪,因为在 T1WI 上除脂肪外,含蛋白的液体、出血均可表现为高信号,脂肪抑制技术可以判断组织是否含有脂肪,为鉴别诊断提供信息。

【诊断要求】 了解各种脂肪饱和成像技术的原理、特点及临床应用,了解影响各种脂肪饱和效果的因素。

【检查注意事项】

1. 确保即将进行脂肪饱和成像的被检者没有磁共振检查禁忌证。

2. 调节、检查设备,使设备能顺利完成此次实验。

3. 去除一些影响脂肪抑制效果的材料(如钛合金、中药膏药、有金属拉链的衣服等)。

【实验目的】

1. 掌握各种脂肪饱和成像技术的原理。

2. 掌握各种脂肪饱和成像技术的序列特点和临床应用。

3. 了解影响脂肪抑制效果的因素。

【实验内容】

1. 对各种脂肪饱和成像技术的序列进行成像。

2. 放置影响脂肪抑制效果的材料进行成像。

3. 对不同脂肪饱和抑制效果的图像进行评价。

【实验器材】 MRI 成像仪及后处理工作站;MR 专业线圈;辅助材料。

【实验方法】

1. MRI 成像仪的准备 严格按照设备的要求进行开机,准备好线圈和辅助材料。

2. 学生分成两组 一组先在老师指导下学生间相互检查,另一组对已有数据进行分析;随后互换。

3. 检查中 熟悉各脂肪饱和抑制技术参数的设置;熟悉不同部位不同序列选择最佳的脂肪饱和技术。

【实验步骤】

1. 检查前常规准备 同本章第四节。

2. 各脂肪饱和成像技术成像

(1) 频率选择饱和法:最常用的脂肪抑制技术之一,只需要在扫描序列上对比参数设置中选用 fat sat 即可。特点:①高选择性。主要抑制脂肪组织信号,对其他组织的信号影响较小。②可用于多种序列。③场强依赖性较大,在中高场强下使用可取得好的脂肪抑制效果。④对磁场的均匀度要求很高。⑤进行大 FOV 扫描时,因梯度场存在,视野周边区域脂肪抑制效果较差。⑥增加了人体吸收射频的能量。⑦预脉冲将占据 TR 间期的一个时段,因此会延长扫描时间,并有可能影响图像的对比度。⑧运动区域脂肪抑制效果差。

(2) STIR 技术:是常用的脂肪抑制技术之一。选用 IR 序列,1.5T 磁共振 IR 值选 150~180ms,3.0T 磁共振 IR 值选 200~240ms。特点:①场强依赖性低。低场 MRI 仪也能取得较好的脂肪抑制效果。②与频率选择饱和法相比,磁场的均匀度要求较低。③大 FOV 扫描能取得较好的脂肪抑制效果。④信号抑制的选择性较低。如果某种组织的 T1 值接近于脂肪,其信号将被抑制,故一般不能应用增强扫描。⑤由于 TR 延长,扫描时间较长。

(3) 频率选择反转脉冲脂肪抑制技术:一种新的脂肪抑制技术,只需要在扫描系列上对比参数设置中选用 SPAIR 即可。特点:①缩短扫描时间。②一次预脉冲激发即完成三维容积内的脂肪抑制。③几乎不增加人体射频的能量吸收。④对场强的强度和均匀度要求较高。

【实验学时】 4 学时。

【实验总结】

1. 磁场均匀性对脂肪抑制效果的影响。

2. IR 值得设定对脂肪抑制效果的影响。

3. SPAIR 序列和 FS 序列的区别。

【实验报告】

1. 频率选择饱和法的原理、特点及意义。

2. STIR 技术的原理、特点及意义。

【实验思考】

1. 脂肪抑制技术为什么可以减少运动伪影?

2. 各种脂肪抑制技术在 T2 加权像的优缺点?

3. 低场 MRI 系统中压脂技术为什么不选频率选择饱和法?

第八节　门控技术实验

【临床概述】　MRI 门控技术主要包括呼吸门控技术、心电门控技术及外围门控技术。在脉冲序列的每一重复过程中,可以在脏器和/或呼吸循环的相同点收集相同的数据。生理运动常是规律的,因此能够减少甚至消除运动伪影。

呼吸门控触发常用于采集 PD 或 T2 加权图像。其有效 TR 由呼吸间隔和门控确定。如果患者呼吸循环为 4000ms,则 TR 为 4000ms。生理窗口以刻度线的形式沿窗口底部指示呼吸触发。对于既不能屏住呼吸也无法保持一致呼吸特征的严重被检者,应使用呼吸门控触发来代替呼吸补偿或屏气检查。数据采集通常是在呼吸循环的呼气末期内完成。

外围门控采用光脉传感器检测患者的脚趾或手指血管床中的血液流动变化。光脉冲波形显示血流情况,而不是心电活动。血流峰值出现在波形(R 波)峰值处。外围门控在识别出 R 波到来后开始采集。可用的 TR 取决于被检者心率。

【诊断要求】　了解各种门控技术的安放和门控触发的设置,初步能在正常人上安放和设置各种门控设备。

【检查注意事项】
1. 确保即将进行门控安放的被检者没有磁共振检查禁忌证。
2. 检查、调节设备,确保门控附属设备准备就绪。
3. 门控技术检查前的准备。

【实验目的】
1. 掌握各种门控技术的原理。
2. 掌握正常门控设备的安放和注意事项。
3. 了解生理窗内各个门控的显示及其参数的设置。
4. 了解和各门控技术的应用和局限。

【实验内容】
1. 各个门控技术的安放和设置。
2. 心电电极安放的方式和注意事项。
3. 两种及两种以上门控技术组合的利用。
4. 门控技术和序列的配合。

【实验器材】　MRI 成像仪及后处理工作站;体线圈、矩阵线圈;各门控设备和 MRI 专用电极片。

【实验方法】
1. MRI 成像仪的准备　严格按照设备的要求进行开机,准备好线圈和门控部件。
2. 学生分成两组　一组先在老师指导下学生间相互检查,另一组对已有数据进行分析;随后互换。
3. 检查中　熟悉门控部件的使用和设备的操作;熟悉正常人心电电极的安放,呼吸带的安放,脉搏门控的安放,各门控技术参数设置。

【实验步骤】
1. 检查前常规准备
(1) ~ (7)同本章第四节。

（8）体位:被检者仰卧位,头先进,双手置于身体两侧;安放呼吸带,贴上 MRI 专用电极,连接好心电门控和传感器,把线圈按设备要求放置在检查床上,使盆腔置于线圈中心,定位坐标线对准线圈中心;移床至磁体中心。

2. 门控传感器的安放

（1）呼吸门控传感器的安放:①将传感器放到被检者上腹或下胸部（呼吸幅度最大的地方最适合）。②使用呼吸绷带固定传感器。

（2）心电门控传感器的安放:①严格按照各厂家的要求安放电极（必须用 MRI 专用电极）。②通过光纤连接将 ECG 电极连接到 MRI 系统上。

（3）周围脉冲控传感器的安放:①安放于指尖,可安装于任一手指。②扫描期间不应移动手指。

【实验学时】 2 学时。

【实验总结】

1. 被检者的配合直接影响门控触发的图像质量。

2. 呼吸门控的用途、应用和限制。

3. 周围脉冲传感器的用途、应用和限制。

4. 生理信号的显示和设置。

【实验报告】

1. 记录各种门控设备的安放步骤和注意事项。

2. 心电同步的方法和应用。

【实验思考】

1. 各种门控信号能不能用于生命体征的监控和诊断?

2. 门控脉冲信号太弱怎么调整?

3. 被检者在磁体外的心电信号非常好,进入磁体中心后信号很差,如何解决?

第九节　磁共振灌注成像技术实验

【临床概述】 磁共振灌注成像（perfusion weighted imaging,PWI）是广义功能成像中一种特殊的无创性检查方法,它通过评价组织微循环血流动力学情况来评价组织的活力和功能,常用于对病变的随访和疗效的监测。按不同的原理 PWI 的检查方法主要有三种:①动脉质子自旋标记法（arterial spin labeling, ASL）:先采用反转脉冲标记动脉血中质子,这些质子经过扫描层面时因被标记而得以检测成像,或先对成像层面施以饱和脉冲,当未饱和质子进入该层面时得以检测成像。②血氧水平依赖对比增强技术（BOLD）:它是以脱氧血红蛋白中铁的顺磁性为基础,当其血氧含量降低,脱氧血红蛋白相对微量增加时,引起局部的 $T2^*$ 时间缩短致信号稍降低,这种方法多用在脑功能定位成像中。③对比剂首过法:其原理是经肘静脉团注顺磁性对比剂后,当对比剂进入毛细血管床时, 组织血管腔内的磁敏感性增加, 引起局部磁场的变化, 进而引起邻近氢质子共振频率的改变, 后者引起质子自旋失相位,导致缩短 T1、T2 或 $T2^*$ 弛豫时间。对比剂在首过期间,主要存在于血管内, 血管外极少, 血管内外浓度变化最大,信号的变化受其他因素的影响很小, 故能反映组织血液灌注的情况, 间接反映组织的微血管分布情况。

采用对比剂首过法 PWI 可得到对比剂通过组织的时间-信号曲线,并由此推算出局部组织的血流灌注情况,还可定量分析。其定量参数包括:局部组织血容量(regional blood volume,rBV)、局部组织血流量(regional blood flow,rBF)、血流平均经过时间(mean transit time,MTT)、最大增强斜率(maximum slop of increase,MSI)和对比剂峰值时间(time to Peak,TTP)等。rBF、rBV和MTT三者间的关系为rBF=rBV/MTT。

对比剂首过法PWI扫描方式常有两类:①上升曲线型PWI,采用T1WI快速或超快速梯度回波序列,小角度激励,快速扫描,以满足连续动态扫描的要求,其时间-信号曲线的灌注峰是向上的。②下降曲线型PWI,采用SE-EPI或GRE-EPI序列T2WI或T2*WI扫描,其时间-信号曲线的灌注峰是向下的,常用于脑组织灌注成像,有较高的时间分辨率。但该序列用于腹部时图像稳定性差并具有明显磁敏感伪影。

磁共振灌注成像已广泛应用于中枢神经系统、心脏、乳腺、肺、肾脏及前列腺。中枢神经系统灌注成像研究较成熟,已广泛应用于脑缺血、脑肿瘤及其他脑内和脑外病变的血流动力学研究。心肌灌注研究可发现梗塞心肌,区别梗塞和梗塞后再灌注。在肿瘤鉴别方面可根据病灶的信号增加程度诊断和鉴别良恶性肿瘤;可根据时间-信号强度曲线以及PWI的定量参数诊断和鉴别良恶性肿瘤;还可评价肿瘤放、化疗的效果等。

【诊断要求】　PWI的原始图像要有足够的时间分辨率、空间分辨率和信号分辨率,无明显伪影和几何变形。

【检查注意事项】
1. 采用对比剂首过法PWI要选择适当的扫描方式,并选用对应的后处理方式。
2. 对比剂的注射启动时间应与PWI扫描启动时间同步。

【实验目的】
1. 掌握PWI的适应证。
2. 熟悉PWI扫描前准备。
3. 掌握PWI扫描技术。

【实验内容】
1. 头颅或腹部PWI扫描体位摆法。
2. PWI扫描方式、序列、参数和范围。
3. PWI扫描的步骤及注意事项。

【实验器材】　磁共振扫描仪;多通道头部阵列线圈、多通道体部阵列线圈;磁共振专用双管高压注射器;网络打印机一台;PACS或HIS终端一台。

【实验方法】
1. 扫描体位及扫描基线的确定。
2. 三平面的定位像扫描。
3. 选择适当的PWI扫描方式、序列、参数和范围进行扫描。
4. 图像打印。

【实验步骤】
1. 扫描前准备
(1) 严格按照设备的要求进行开机并按MRI检查禁忌证做相关准备。
(2) 按要求选择线圈并放置好。
(3) 体位:头颅PWI选用多通道头部阵列线圈,被检者仰卧位,头先进,双手置于身体两侧,身体正中矢状面对准床面正中,头部置于线圈正中。定位线对准线圈中线,移床至磁体中心。胸、腹部及盆腔 PWI 成像选用多通道体部阵列线圈,被检者仰卧位,足先进,双手置于身体两侧或两臂上举抱头,身体正中矢状面对准床面正中,检查部位中心对准线圈正中,定位线对准线圈中线,移床至磁体中心。

2. 检查方法

(1) 三平面定位。T1WI PWI 序列(40 个时相)扫描。

(2) 对比剂注射方式:对比剂采用含钆磁共振对比剂,剂量为 0.1mmol/kg 体重,采用肘静脉团注 3~5 ml/s。对比剂注射与 PWI 扫描同步启动。

(3) PWI 后处理及参数测量。

【实验学时】 3 学时。

【实验总结】

1. PWI 扫描适应范围。

2. PWI 扫描的正确体位。

3. PWI 扫描方式、序列、参数、范围。

【实验报告】 根据实验观察和记录写出实验报告。

【实验思考】

1. 试述 PWI 的原理是什么?

2. 试述 PWI 的扫描方式有哪些?

3. 试述 PWI 的后处理方法及定量参数的意义是什么?

第十二章　MRI 图像质量控制实验

第一节　MR 成像参数对图像质量的影响实验

【临床概述】　MRI 技术比其他医学影像技术要求严格、成像参数复杂,影像质量受到多种因素的制约。如何通过实用、有效的质量控制体系,提高 MRI 的检查质量,为临床疾病诊断提供依据,这一直是医学影像技术专家、学者努力的重要方向,在 MRI 成像参数中,视野(FOV)、激励次数(NEX)、矩阵是影响 MR 图像质量的最直观因素,通过改变这些参数可直观地看到图像质量的变化。

【诊断要求】　选择合适的成像参数,以获得高质量的 MR 图像,提高对病变的检出率。

【检查注意事项】　注意 FOV 不能太大,也不能太小,太大使图像的分辨率降低,太小会产生包裹伪影。

【实验目的】　了解 MRI 成像主要参数如视野(FOV)、激励次数(NEX)、矩阵等对 MR 图像质量的影响。

【实验内容】　对水模或人体志愿者行 MRI T1WI 或 T2WI 扫描,观察 MRI 成像主要参数视野(FOV)、激励次数(NEX)、矩阵等对 MR 图像质量的影响。

【实验器材】　磁共振扫描仪;多通道头线圈;网络打印机一台;PACS 或 HIS 终端一台。

【实验方法】

1. 将水模或人体志愿者头部放置在头线圈中。
2. 三平面的定位像扫描。
3. 选择适当的扫描方式、序列和范围。
4. 按要求改变参数进行扫描。
5. 图像打印。

【实验步骤】　将水模或人体志愿者头部放置在头部线圈中,行轴位 MRI T1WI 或 T2WI 扫描。实验分三部分:

1. 改变 FOV(设置三个不同的 FOV,其余参数不变),观察 FOV 对 MRI 图像质量的影响,将实验结果记录在表 12-1 中。

表 12-1　**FOV 对 MRI 图像质量的影响记录表**(NEX=2、矩阵=256*192)

FOV(mm)	180	240	320
扫描时间(S)			
像素大小			
图像质量			

2. 改变 NEX(设置三个不同的 NEX,其余参数不变),观察 NEX 对 MRI 图像质量的影响,将实验结果记录在表 12-2 中。

表 12-2　　NEX 对 MRI 图像质量的影响记录表（FOV=24、矩阵=256*192）

NEX（次）	2	3	4
扫描时间（S）			
像素大小			
图像质量			

3. 改变矩阵（设置三个不同的矩阵，其余参数不变），观察矩阵对 MRI 图像质量的影响，将实验结果记录在表 12-3 中。

表 12-3　　矩阵对 MRI 图像质量的影响记录表（FOV=24、NEX=2）

矩阵	192*128	256*192	320*224
扫描时间（S）			
像素大小			
图像质量			

【实验学时】　3 学时。

【实验总结】　根据实验观察和记录写出实验报告。

【实验思考】

1. FOV 过大或过小对 MRI 图像质量有何影响？

2. 加大 NEX 对 MRI 图像质量有何影响？对 MRI 扫描时间有何影响？

3. 增加矩阵对 MRI 图像质量有何影响？对 MRI 扫描时间有何影响？

第二节　减少 MRI 呼吸运动伪影的实验

【临床概述】　伪影指除噪声外的非样本结构影像及样本结构影像异位，分三大类：①设备伪影。②运动伪影。③金属异物伪影。呼吸运动伪影是最常见的一种运动伪影。在胸、腹部 MRI 检查中，常用呼吸门控、呼吸导航或屏气快速扫描的方法来克服呼吸运动所带来的伪影。

【诊断要求】　在 MRI 扫描中，应采取各种措施尽量减少伪影，以获得清晰的 MRI 图像，保证诊断的正确性。

【检查注意事项】　注意呼吸门控压力管的安放，不能过紧，也不能过松，并安放在呼吸幅度最大的位置。

【实验目的】　掌握采用呼吸门控和屏气快速扫描克服呼吸运动伪影的方法。

【实验内容】　对人体志愿者腹部分别行 Ax fs T2WI 呼吸门控和无呼吸门控的 MRI 扫描，比较成像效果和伪影情况。然后用 T1WI 屏气序列分别采用呼气末、吸气末闭气扫描和不屏气扫描，比较成像效果和伪影情况。

【实验器材】　磁共振扫描仪；多通道体部阵列线圈；网络打印机一台；PACS 或 HIS 终端一台。

【实验方法】

1. 将人体志愿者放置在线圈中，安放好呼吸门控。

2. 三平面的定位像扫描。

3. 选择适当的扫描方式、序列和范围。

4. 按要求进行扫描。

【实验步骤】　将人体志愿者放置在腹部线圈中,安放好呼吸门控。实验分两部分。

1. 对人体志愿者腹部分别行 Ax fs T2WI 呼吸门控和无呼吸门控的 MRI 扫描,比较成像效果和伪影情况。将实验结果记录在表 12-4 中。

表 12-4　呼吸门控对 MRI 图像质量的影响记录表(NEX=2、矩阵=256 * 192)

	呼吸门控	无呼吸门控
扫描时间(S)		
图像质量		

2. 用 T1WI 屏气序列分别采用呼气末、吸气末屏气扫描和不屏气扫描,比较成像效果和伪影情况。将实验结果记录在表 12-5 中。

表 12-5　呼气末、吸气末屏气扫描和不屏气扫描的 MRI 图像比较表

	呼气末屏气扫描	吸气末屏气扫描	不屏气扫描
扫描时间(S)			
图像质量			

【实验学时】　3 学时。

【实验总结】　根据实验观察和记录写出实验报告。

【实验思考】

1. 呼吸门控的压力管应怎样安放?

2. 呼气末与吸气末屏气扫描在克服呼吸运动伪影方面有何特点?

第十三章　MRI 临床检查技术实验

第一节　头颅 MRI 成像技术实验

【临床概述】　MRI 对于颅脑疾病的检查具有独特优势,对早期脑梗死、脑白质缺血灶、颅内炎症、小的原发性或转移性肿瘤、血管性病变检查明显优于 CT。MRI 具有较高的软组织分辨率,能清晰地显示出颅脑解剖结构,如脑灰白质、神经核团等,由于头颅 MRI 扫描无颅骨及气体伪影,对后颅凹、颅底及颅颈交界区的病灶显示更为有利。MRI 能直接进行多平面成像,在病灶的定位诊断上,可提高判断的准确性。MRI 波谱扫描可获得局部脑组织或肿瘤组织的代谢情况,其对病灶的定性诊断有很大帮助。

【诊断要求】　头颅 MRI 最常用的是横断面和矢状面扫描,轴位 T1WI、T2WI 能较好的显示大脑半球和幕上病变,SAG T1WI 可直接显示中脑、桥脑、延髓和小脑扁桃体的全貌,如疑颅底、颅顶、鞍区有病变可加扫冠状位。超急性期和急性期脑梗死应扫弥散或脑灌注成像。头颅 MRI 增强检查一般都选用 T1WI,利用肿瘤、炎症、正常组织等的不同弛豫时间改变,明确病灶的范围,增加病灶的显示率,对许多病变的定性、定位皆有很大帮助。

【检查注意事项】

1. 务必掌握好头颅 MRI 检查的适应征和禁忌证,并做好相关检查前准备,确保 MRI 检查安全。

2. 婴幼儿及不合作受检者应给予适量镇静剂,并用 PROPELLER T1WI、PROPELLER T2WI 替换 T1WI、T2WI,以减少和纠正运动伪影,提高检查成功率。

3. 灌注加权成像(PWI)是通过显示组织毛细血管水平的血流情况,评价局部组织的活动及功能状况,对于超急性期和急性期脑梗死患者可加扫此序列以显示早期脑缺血病灶和缺血程度,为临床早期治疗提供重要依据。

【实验目的】

1. 掌握头颅 MRI 检查的适应证和禁忌证。

2. 熟悉头颅 MRI 扫描前准备。

3. 掌握头颅 MRI 扫描技术。

【实验内容】

1. 头颅 MRI 的扫描前的准备和正确体位。

2. 定位像及扫描范围的确定。

3. 头颅 MRI 的扫描方式、序列、参数和范围的选择。

4. 头颅 MRI 扫描步骤及注意事项。

【实验器材】　磁共振扫描仪;八通道头颅相控阵线圈、八通道头颈联合线圈;双管 MR 专用高压注射器;网络打印机一台;PACS 或 HIS 终端一台。

【实验方法】

1. 扫描前准备。

2. 确定扫描体位及扫描基线。

3. 三平面的定位像扫描。

4. 选择适当的扫描方式、序列、参数和范围进行常规扫描。

5. 必要时进行增强扫描和动态增强扫描。

6. 图像打印。

【实验步骤】

1. 扫描前准备

（1）认真审阅检查申请单，了解检查的目的和要求，确认被检者没有 MRI 禁忌证。凡体内装有金属置入物（如心脏起搏器、颅内动脉夹、金属关节、固定钢板、钢针、电子耳蜗等）的被检者，应严禁做此检查。

（2）进入扫描室前向被检者讲清扫描的目的、意义及全过程，消除被检者疑虑和恐惧，取得被检者的信任。告知被检者所需检查时间、扫描时机器会发出较大噪声；嘱被检者在扫描过程中不得随意运动；告知被检者若有不适，可通过配备的通讯工具与工作人员联系。

（3）嘱被检者除去随身携带的所有金属物品（如胰岛素泵、磁卡、手机、手表、刀具、硬币、钥匙、发卡、别针、推床、轮椅等）并妥善保管，严禁将其带入检查室。让被检者脱掉有金属扣子和挂钩的衣裤。

（4）婴幼儿、烦躁不安及幽闭恐惧症患者，应给适量的镇静剂或麻醉药物（由麻醉师用药并陪同），提高检查成功率。

（5）急危重患者，必须做 MRI 检查时，应由临床医师及护士陪同观察，所有抢救器械、药品必须齐备在扫描室外。

（6）录入患者信息：录入患者的姓名、性别、年龄、MRI 检查号码、检查部位、身高、体重等基本信息。

（7）选择线圈：八通道头颅相控阵线圈。若扫描需要联和颈部扫描则选用八通道头颈联合线圈。

（8）体位：被检者仰卧位，头先进，头置于线圈头架中，下颌内收，头颅和身体正中矢状面与台面中线垂直，两外耳孔与台面等距，特殊被检者的扫描体位需矫正。

2. 检查方法

（1）平扫：三平面定位，T1WI 横断位、T2WI 横断位、T1WI 矢状位和弥散加权成像横断位，必要时可用 PROPELLER T1WI、PROPELLER T2WI 和波谱成像等。

（2）增强扫描：T1WI 横断位压脂、冠状位压脂、矢状位压脂。层厚 5~8mm，间距为不超过 1~2mm；若是蝶鞍病变时：层厚 2~3mm，间距为 1mm，并用冠状位扫描。

（3）对比剂注射方式：对比剂采用含钆磁共振对比剂，剂量为 0.1mmol/kg 体重，采用磁共振专用高压注射器肘静脉注入，流速为 2.0~3.0 ml/s，其后以同样流速注入 20~30 ml 生理盐水冲洗管内残留的对比剂。

【实验学时】　3 学时。

【实验总结】

1. 头颅 MRI 扫描适用于颅脑肿瘤、脑梗死、脑血管病变、颅脑外伤、颅内感染、脑退行性变、颅脑先天性发育畸形患者等。

2. MRI 扫描方式、序列、参数、范围及特殊扫描的正确选择，能提高病变组织的检出率。

【实验报告】

1. 记录头颅 MRI 检查步骤、扫描方式、序列、参数和范围的选择情况。

2. 线圈使用的整个过程及注意事项。

3. 根据实验观察和记录写出实验报告。

【实验思考】

1. 头颅 MRI 扫描的适应证和禁忌证有哪些？

2. 头颅 MRI 扫描的注意事项有哪些？

3. 头颅 MRI 扫描的常用序列有哪些？

4. 特殊扫描在头颅 MRI 检查中的意义是什么？

第二节　脑垂体 MRI 成像技术实验

【临床概述】　垂体是内分泌器官,分腺垂体和神经垂体两部分,其位于颅底蝶鞍垂体窝内,呈椭圆形,与周围的脑脊液形成良好对比。MRI 能清晰显示出垂体解剖结构和垂体分叶,尤其在冠状位能更好地反映垂体大小、高度和对称情况,有无垂体柄偏移和鞍底骨质改变等。

【诊断要求】　垂体病变常根据其典型的临床表现如视力障碍、头痛、垂体功能低下;内分泌功能异常如出现闭经、泌乳等和常规 MRI 检查可做诊断,但为了进一步明确病变性质常需做 MRI 增强检查,如疑有垂体微腺瘤还需做动态增强。由于垂体复杂和特殊血供,动态增强时,最早期是后叶及漏斗部强化,垂体前叶由于是通过垂体门脉系统供血的,所以在动态增强时比后叶强化慢。垂体周边部的强化更晚于上述部位,垂体微腺瘤的血供一般认为是由垂体门脉系统供血,所以微腺瘤增强的高峰比正常垂体要晚,动态增强扫描表现为低信号。为了更好地显示垂体微腺瘤,造影时间一般要在 2 分钟以内。

【检查注意事项】

1. 垂体区病变不能确定为垂体瘤需做鉴别诊断时,冠状位扫描还要加脂肪抑制技术,FLAIR T2 更好。

2. 临床疑垂体微腺瘤者,必须加做动态增强扫描,即 Dyn Cor T1 C+。主要以冠状位扫描为主,层厚 3mm,用药剂量:0.1mmol/kg,流速为 2.0～3.0 ml/s,对比剂注射完立即开始扫描,连续扫描三次 Dyn Cor T1 C+,然后再做冠状位、矢状位及横断位常规增强扫描。

3. 头部位置摆正及制动极为重要,扫描基线应与鞍底垂直。

【实验目的】

1. 掌握脑垂体 MRI 检查的适应证和禁忌证。

2. 熟悉脑垂体 MRI 扫描前准备。

3. 掌握脑垂体 MRI 扫描技术。

【实验内容】

1. 脑垂体 MRI 的扫描前的准备和正确体位。

2. 定位像及扫描范围的确定。

3. 脑垂体 MRI 的扫描方式、序列、参数和范围的选择。

4. 脑垂体 MRI 扫描步骤及注意事项。

【实验器材】　磁共振扫描仪;八通道头颅相控阵线圈;双管 MR 专用高压注射器;网络打印机一台;PACS 或 HIS 终端一台。

【实验方法】　详见本章第一节。

【实验步骤】

1. 扫描前准备　同本章第一节。

2. 检查方法

（1）平扫：先行三平面定位像扫描。①矢状位：T1WI- SE 或 FSE 序列，取正中冠状位做定位像，扫描线与鞍底垂直，层厚 2~4mm，间距 0~0.5mm。②冠状位：T1WI、T2WI-SE 或 FSE 序列，取正中矢状位做定位像，扫描线与鞍底垂直，层厚 2~4mm，间距 0~0.5mm。③横断位：T2WI-SE 或 FSE 序列，取正中矢状位或冠状位做定位像，层厚 3~5mm，间距 0~0.5mm。

（2）增强扫描：冠状位：Cor T1WI FSE C+，如疑有微腺瘤则加 Dyn Cor T1 C+。矢状位：Sag T1WI FSE C+。轴位：AX T1WI FSE C+ 。

（3）对比剂注射方式：对比剂采用含钆磁共振对比剂，剂量为 0.1mmol/kg 体重，采用磁共振专用高压注射器经肘静脉注入，流速为 2.0~3.0 ml/s。

【实验学时】　3 学时。

【实验总结】

1. 脑垂体 MRI 扫描适用于鞍区占位病变的扫描。

2. 正确体位和正确基线选择有利于病变的最佳显示。

3. MRI 扫描方式、序列、参数、范围及特殊扫描的正确选择，能提高病变组织的检出率。

【实验报告】

1. 记录脑垂体 MRI 检查步骤、扫描方式、序列、参数和范围的选择情况。

2. 线圈使用的整个过程及注意事项。

3. 根据实验观察和记录写出实验报告。

【实验思考】

1. 脑垂体 MRI 扫描的注意事项有哪些？

2. 脑垂体 MRI 扫描的常用序列？

3. MRI 动态增强扫描在脑垂体微腺瘤检查中的意义？

第三节　脊髓 MRI 成像技术实验

【临床概述】　脊柱、脊髓 MRI 检查技术适用于脊柱和脊髓的炎症、肿瘤、外伤、退行性病变、先天性异常、骨结核和其他怀疑脊柱、脊髓的病变，特别对椎管内病变的定位和定性诊断具有特殊价值。

【诊断要求】

1. 脊柱、脊髓 MRI 检查中，应先做矢状位检查然后决定横断位的扫描方式，若是检查椎间盘则采用薄层（2~4mm）与对应椎间盘中心层面平行的斜横断位 T2WI 扫描，每个椎间盘扫 3~4 层；若无椎间盘病变，就对病变部位进行横断位扫描，必要时加脂肪抑制扫描。若要检查外周神经则需加冠状位 T2WI 脂肪抑制扫描。

2. 脊柱、脊髓 MRI 平扫中，矢状位 T2WI 序列应加脂肪抑制技术，T1WI 不加脂肪抑制。

3. 若脊柱、脊髓以及周围有肿瘤、软组织包块或血管瘤等，需增强扫描。

4. 脊柱、脊髓 MRI 检查常分颈、胸、腰三段检查，必要时可作后处理，将颈、胸、腰三段合成一个全脊柱图像。

【检查注意事项】

1. 被检查部位有合金植入物的应不做该检查,主要原因是扫描会造成磁敏感性伪影。

2. 脊柱、脊髓 MRI 检查常受到脑脊液和血液流动影响而出现流动伪影,扫描时应加流动补偿来降低流动伪影。

3. 脊柱、脊髓 MRI 检查常受到吞咽、心跳和呼吸影响出现运动伪影,因此减少扫描时间对减少运动伪影显得至关重要,还可加预饱和带用局部饱和的方法来减少吞咽、心跳和呼吸所带来的运动伪影。

4. 颈段脊髓检查时由于自身特点,易产生磁敏感效应,使局部磁场发生变化,导致脂肪抑制不均匀,需要结合各种脂肪抑制技术如短时间反转恢复脂肪抑制技术(STIR)来降低这种影响。

【实验目的】

1. 掌握脊柱、脊髓 MRI 检查的适应证。

2. 熟悉脊柱、脊髓 MRI 检查扫描前准备。

3. 掌握脊柱、脊髓 MRI 检查技术。

【实验内容】

1. 脊柱、脊髓 MRI 扫描体位摆法。

2. 脊柱、脊髓 MRI 扫描方式、序列、参数和范围。

3. 脊柱、脊髓 MRI 扫描的步骤及注意事项。

【实验器材】 磁共振扫描仪;脊柱阵列线圈;网络打印机一台;PACS 或 HIS 终端一台。

【实验方法】 同本章第一节。

【实验步骤】

1. 扫描前准备 要求按 MRI 检查禁忌证做相关准备。

2. 扫描体位 被检者取仰卧位,人体中轴线与磁场纵轴线相重叠。颈椎扫描要求将下颌骨下缘中点(甲状软骨隆突处)对准线圈中心。上胸椎扫描以胸骨柄上缘和剑突连线的中点为中心,下胸椎扫描时中心可适当下移。腰骶椎扫描一般将髂嵴上 2cm 的连线对准线圈中心,根据病变部位可适当调整中心位置。胸椎扫描还须行椎体平面定位,做大范围含颈椎 2 的上胸椎定位或含骶椎 1 的下胸椎定位。

3. 检查方法

(1)平扫:三平面定位,T2WI 矢状位、T1WI 矢状位,T2WI 矢状位压脂,T2WI 横断位(必要时压脂)、必要时加 T2WI 冠状位压脂。

(2)增强扫描:T1WI 横断位压脂、冠状位压脂、矢状位压脂。

(3)对比剂注射方式:对比剂采用含钆磁共振对比剂,剂量为 0.1mmol/kg 体重,采用肘静脉团注。

【实验学时】 2 学时。

【实验总结】

1. 脊柱、脊髓 MRI 扫描适应范围。

2. 脊柱、脊髓 MRI 扫描的正确体位。

3. 扫描方式、序列、参数、范围的正确选择。

【实验报告】 根据实验观察和记录写出实验报告。

【实验思考】

1. 脊柱、脊髓 MRI 扫描的注意事项有哪些？

2. 脊柱、脊髓 MRI 扫描的常用序列有哪些？

3. 胸段脊柱、脊髓 MRI 扫描时如何行椎体平面定位？

第四节　纵隔及胸壁 MRI 成像技术实验

【临床概述】　由于胸廓受呼吸及心脏血管搏动较明显，通过选择合适的扫描序列，MRI 在胸壁、纵隔上的检查也已显出其优越性。在 MRI 图像上，可观察肋骨、胸骨、脊柱和肋间肌挫伤，为外伤的诊断提供影像信息；在纵隔发生肿瘤病变时，既可观察纵隔肿瘤及其与周围血管解剖关系，也可清楚显示肿瘤对腋下、臂丛及椎管的侵犯。对肺门淋巴结肿大与中央型肺癌的诊断帮助较大。

【诊断要求】　了解胸部 MRI 检查的适应证和检查前的准备，初步能对正常人胸部进行常规 MRI 检查。

【检查注意事项】

1. 确保即将进行胸部 MRI 检查的志愿者没有磁共振检查禁忌证。

2. 调节、检查设备，使设备能顺利完成此次实验。

3. 胸部 MRI 检查前的准备。

【实验目的】

1. 掌握正常胸廓、纵隔在不同序列得到的图像所显示的解剖结构。

2. 掌握胸廓、纵隔各种加权成像及图像后处理技术。

3. 了解各种伪影产生的原因和解决办法。

【实验内容】

1. 被检者的体位、线圈及扫描范围。

2. 胸廓和纵隔扫描的序列及检查方法。

3. 如何尽量避免各种生理运动导致的伪影。

【实验器材】　MRI 成像仪及后处理工作站；体部线圈；高压注射器。

【实验方法】

1. MRI 成像仪的准备　严格按照设备的要求进行开机，准备好线圈和高压注射器。

2. 学生分成两组　一组先在老师指导下学生间相互检查，另一组对已有数据进行后处理分析；随后互换。

3. 检查中，熟悉线圈的使用和设备的操作；熟悉正常人胸廓和纵隔的解剖结构，常见序列及其图像的特点。

4. 图像后处理　MPR、MIP 和 VR 重建等。

【实验步骤】

1. 检查前常规准备

（1）~（6）见本章第一节。

（7）选择线圈：腹部线圈。

（8）体位：被检者仰卧位，头先进，双手置于身体两侧；放置好呼吸门控装置；把线圈中心放置在肺门处；对好定位坐标线；移床至磁体中心。

2. 检查序列和数据测量

（1）检查序列：三平面定位，T2 横断位压脂，T1 横断位，T2 冠状位压脂，T1-3D 动态增强扫描，T1 压脂增强横断，T1 压脂增强冠状，T1 压脂增强矢状。平扫的层厚 5～8mm，间距为 20%～30%，扫描范围尽量包括整个胸廓。T1-3D 动态增强扫描以病变为中心，若没有发现病变，以肺门为中心扫描。

（2）对比剂注射方式：对比剂采用含钆磁共振对比剂，剂量为 0.1mmol/kg 体重，采用高压注射器经手背静脉注入，流速为 2.0～3.0 ml/s，其后以同样流速注入 20～30 ml 生理盐水，冲洗管内残留的对比剂。

【实验学时】 2 学时。

【实验总结】

1. 被检者的呼吸配合直接影响图像质量。

2. 被检查者的准备和体位的保持是不可忽视的因素。

3. 不能屏气配合的被检者需加门控扫描。

4. 扫描时应注意临床医嘱，若怀疑胸骨转移，应包括整个胸廓。

【实验报告】

1. 记录整个检查步骤和序列的使用情况。

2. 对比剂使用的剂量和给药方式。

3. T1 容积动态增强扫描注意事项。

【实验思考】

1. 呼吸门控的类型和及其优势有哪些？

2. 各种脂肪抑制技术在胸廓和纵隔扫描中的优缺点有哪些？

3. 大血管成像时序列如何选择？

第五节 心脏 MRI 成像技术实验

【临床概述】 心脏 MRI 检查是对心脏及周边大血管进行 MRI 扫描检查，根据心脏周期性搏动的特点，运用心电门控技术和呼吸门控技术，对心肌、心腔、心包病变、某些先天性心脏病作出准确诊断，且对心脏功能做定量分析。MRI 的流空效应，可直观地显示主动脉瘤、主动脉夹层等大血管疾患。心脏 MRI 可以获得心脏的形态、功能、心肌标记、血流量化、心肌灌注、后增强和冠状动脉成像等，是判断心内结构和功能的"金标准"，已被广泛应用于临床。

【诊断要求】 了解心脏 MRI 检查的适应证，初步能对正常人进行常规心脏 MRI 检查。

【检查注意事项】

1. 确保即将进行 MRI 心脏检查的受检者没有磁共振检查禁忌证。

2. 调节、检查设备，使设备能完成此次实验。

3. 对心脏定位和心功能分析的准确性。

【实验目的】

1. 掌握心脏及大血管常见短轴、两腔、三腔和四腔切面图像所显示的解剖结构和 MRI 扫描定位成像，了解各流出道的定位和流速的测量。

2. 掌握心脏及大血管常见 MRI 黑血的成像特征。

3. 掌握心脏及大血管常见 MRI 亮血的成像特征。

4. 掌握心脏功能分析。

5. 了解心肌灌注成像和心肌延迟强化成像。

【实验内容】

1. 正常心脏短轴、两腔、三腔和四腔的定位。

2. 正常心脏心功扫描和测量。

3. 灌注和延迟强化的扫描。

4. 各种伪影的产生及解决办法。

【实验器材】　MRI 成像仪及后处理工作站；MR 专用电极；高压注射器。

【实验方法】

1. MRI 成像仪的准备　严格按照设备的要求进行开机,准备好电极和各门控设备和线圈。

2. 学生分成两组　一组先老师指导下学生间相互检查,另一组对已有数据进行后处理分析;随后互换。

3. 检查中,熟悉设备的操作、门控连接和线圈的使用;熟悉正常人体心脏及大血管的解剖结构及二维切面图像如两腔心、三腔心、四腔心等;认识正常人体心脏及大血管的常见序列及其图像的特点;认识正常人体心脏各瓣膜 MRI 成像特征;认识正常人心肌灌注和延迟强化的成像方法。

4. 图像后处理　测量心脏大血管内径、左室心功能分析、心肌灌注分析、各瓣膜口血流速度测量等。

【实验步骤】

1. 检查前准备

(1)~(6)见本章第一节。

(7)选择线圈:心脏专业线圈或腹部线圈。

(8)体位:被检者仰卧位,头先进,双手上举或置于身体两侧;放置好呼吸门控和心电门控装置;把线圈中心放置在心脏的中心;对好定位坐标线;移床至磁体中心。

2. 检查方法和数据测量

(1)定位

1)通过定位像的横断面获得两腔心,通过两腔心获得假四腔心,通过假四腔获得短轴,再通过短轴获得真四腔心。其他的位置的定位都是在真四腔上进行定位用亮血(b-FFE 序列)。具体方法如下:

A. 以穿过左心室的横位图像开始。

B. 通过选择穿过心尖和二尖瓣中心的线,定义在横位图像上的 RAO(右前倾斜)视图。

C. 通过定义穿过心尖和二尖瓣中心的线,定义 RAO 上近似于四心室的视图。

D. 定义短轴视图,可使用三种方法:①将一条线与穿过心尖和二尖瓣中心的(长轴)线正交放置(这是最准确的方法)。②将一条线与二尖瓣平行放置(此方法使它更容易决定在后处理时是否要包括基部层)。③将一条线与膈肌正交放置(这是用于右心室视图的最佳方式)。

E. 从短轴视图中,可通过放置一条穿过左心室腔和右心室低边缘的线,定义真四心室视图。

2)流出道

A. 从真四心室视图:①通过放置一条与频谱平行并穿过三尖瓣中心的线,定义右二心室(R2CH)的视图。②通过放置一条穿过心尖和二尖瓣中心的线,定义左二心室(L2CH)的视图。③用于计划左心室流出道(LVOT)的额外基部短轴扫描可通过放置一条穿过左心室和大动脉的线定义。

B. 右心室流出道(RVOT)在横位视图上计划最佳,可显示出肺动脉瓣。

C. 通过放置一条穿过显示于 RVOT 视图上的肺瓣膜的线,在 RVOT 上计划肺瓣膜。

D. 通过放置一条穿过显示于 R2CH 视图上的三尖瓣的线,在 R2CH 上计划三尖瓣。

E. 通过放置一条穿过显示于 L2CH 视图上的二尖瓣的线,在 L2CH 上计划二尖瓣。

F. 通过放置一条穿过显示于 LVOT 视图上的主动脉瓣的线,在 LVOT 上计划主动脉瓣。

(2) 心脏解剖和序列

图像设置[三个方位的黑血(T2-BB 序列)或亮(b-FFE 序列):横断、短轴、两腔、三腔和四腔等]。心脏功能、灌注及延迟强化扫描:心脏功能成像(亮血序列)进行短轴扫描,一般扫 8~10 层,层厚 8mm,无间距扫描,覆盖所测量心房或室。灌注成像(单次激发 TFE-EPI 序列)一般只需 3~5 层扫描,短轴+四腔扫描,一般扫 80 个心动周期;对比剂用高压注射器给药(3.0 ml/s,注入 0.1mmol/kg 对比剂,随后同样流速注入 20 ml 生理盐水);被检者配合需先屏气后平静的自由呼吸。灌注后按 1 ml/s 的速率注入 0.05mmol/kg 对比剂,延迟 10~15 分钟进行心肌延迟强化成像(是一个单相位多激发 TFE 序列扫描,利用单一 180° 翻转预脉冲),主要方位为短轴,必要时加两腔,三腔和四腔。

(3) 后处理分析

在后处理工作站上进行数据分析。打开心脏分析软件包,调入需要分析的数据。选择 ES、ED 期,进行心内膜和心外膜的勾画,得到各种心功能数据,并保存数据。

1) 选择要处理的数据,调进心脏分析软件内。

2) 选择 ED、ES 的图像。

3) 进行心内膜和心外膜的勾画。

4) 完成所有图像的心内膜和心外膜的勾画。

5) 通过结果按钮,得到分析数据。

【实验学时】 4 学时。

【实验总结】

1. 心电的连接、线圈的摆放和被检者屏气的配合等将直接影响图像质量。

2. 标准切面的定位、有助于其他定位的准确性。

3. 图像后处理的测量将直接影响实验数据的准确性。

【实验报告】 根据实验观察和记录写出实验报告[画出至少两个常用切面(短轴和真四腔),并标出解剖结构;报告所测正常左室心功能等实验数据]。

【实验思考】

1. 心电门控安放的注意事项有哪些?

2. 被检者的屏气配合时需要采用吸气-呼气-再屏气的方式,为什么?

3. 心功能数据采集为什么要在灌注扫描时进行?

4. 心肌延迟强化的最佳采集时间是多少?

5. 用 Q-flow 进行血流分析时,如何定位,流速参数如何设置?

6. 心功能分析时注意事项有哪些?

第六节　乳腺 MRI 成像技术实验

【临床概述】　乳腺 MRI 检查使用乳腺专业线圈,无需对乳腺进行压迫,减轻患者痛苦,能够对乳腺进行多方位的断面成像,获得很高的软组织分辨率的图像,能发现较小的病灶,应用不同的序列及组织抑制技术,特别是动态增强 MRI 及弥散加权成像技术的应用,使乳腺 MRI 检查已成为乳腺病变不可或缺的检查手段之一。

【诊断要求】　了解乳腺 MRI 检查的适应证,初步能对正常人进行常规乳腺 MRI 检查。

【检查注意事项】

1. 确保即将进行乳腺 MRI 检查的志愿者没有磁共振检查禁忌证。

2. 调节、检查设备,使设备能顺利完成此次实验。

3. 乳腺专用线圈的摆放和定位。

【实验目的】

1. 掌握正常乳腺在不同序列得到的图像所显示的解剖结构。

2. 掌握乳腺动态增强成像及图像后处理技术。

3. 了解各种伪影产生的原因和解决办法。

【实验内容】

1. 乳腺线圈的摆放,被检者的体位及扫描范围。

2. 乳腺扫描的序列及检查方法。

3. 脂肪抑制技术的类型及其各自的优势。

4. 动态增强后处理和弥散加权后处理。

【实验器材】　MRI 成像仪及后处理工作站;乳腺专用线圈;高压注射器。

【实验方法】

1. MRI 成像仪的准备　严格按照设备的要求进行开机,准备好线圈和高压注射器。

2. 学生分成两组　一组先在老师指导下学生间相互检查,另一组对已有数据进行后处理分析;随后互换。

3. 检查中,熟悉线圈的使用和设备的操作;熟悉正常人体乳腺的解剖结构,常见序列及其图像的特点;认识正常人乳腺动态增强的成像方法。

4. 图像后处理　处理乳腺动态增强的时间-信号强度曲线、图像剪影和三维重建等。

【实验步骤】

1. 检查前准备

(1) ~ (6) 见本章第一节。

(7) 选择线圈:乳腺专用线圈。

(8) 体位:被检者俯卧位,头先进,双手上举;线圈中心放置在检查床的中心,使乳腺自然下垂于乳腺线圈内;对好定位坐标线;移床至磁体中心。

2. 检查序列和数据测量

(1) 三平面定位,T2 横断位压脂,T1 横断位,DWI 横断位,T2 冠状位压脂;T1-3D 乳腺动态增强扫描,T1-3D 增强高分辨扫描。平扫的层厚 3 ~ 5mm,间距为 10% ~ 20%,扫描范围尽量包括腋窝。T1-3D 乳腺动态增强扫描:先扫一期蒙片,注入对比剂后立即连续无间隔采集。对需要采用脂肪抑制技术的序列需要对双侧乳腺分别进行匀场,以达到脂肪抑制最佳效果。

（2）对比剂注射方式：对比剂采用含钆磁共振对比剂，剂量为 0.2mmol/kg 体重，采用高压注射器经手背静脉注入，流速为 2.0~3.0 ml/s，其后以同样流速注入 20~30 ml 生理盐水，冲洗管内残留的对比剂。

（3）对 T1 容积动态增强扫描进行时间-密度曲线的测量，把数据调入相应的软件内，选择 ROI，得出时间-密度曲线并保存；对 T1 容积高分辨增强扫描进行容积重建，把数据调入相应的软件内，重建横断位、冠状位和矢状位图像。

【实验学时】 2 学时。

【实验总结】

1. 乳腺专用线圈的使用直接影响图像质量。

2. 对比剂的给药方式和起始注射时间对时间-密度曲线的影响。

3. 被检查者的准备和体位的保持是不可忽视的因素。

4. 检查乳腺必须了解被检者最近有无做乳腺穿刺等其他检查。

5. 扫描时应注意临床医嘱，有腋窝淋巴结转移者应尽量包全腋窝。

【实验报告】

1. 记录整个检查步骤和序列的使用情况。

2. 对比剂使用的剂量和给药方式。

3. T1 容积动态增强扫描步骤与注意事项。

【实验思考】

1. 乳腺专用线圈和专用泡沫使用的注意事项有哪些？

2. 各种脂肪抑制技术在乳腺扫描中的优缺点？

3. 不同病变的时间-密度曲线的特点？

4. 弥散成像后处理中阈值的设置和影响？

第七节　腹部 MRI 成像技术实验

【临床概述】　MRI 具有良好的组织分辨力，且图像后处理功能强大，故 MRI 能清晰地显示腹部脏器解剖学结构和病理改变。腹部 MRI 检查可用于明确病变性质、病变范围及其分期，对疾病的诊断及鉴别诊断有重要意义。

【诊断要求】　了解腹部 MRI 检查的适应证，掌握常规腹部 MRI 检查。

【检查注意事项】

1. 腹部 MRI 成像多采用单次激发快速自旋回波技术或半傅立叶采集单次激发快速自旋回波的技术，实现屏气扫描，有效去除呼吸伪影，患者呼吸均匀并时间充分情况下可配合呼吸触发行不屏气扫描成像方法。

2. 肝脏血管瘤与囊肿可采用重 T2 加权像加以鉴别。

3. 肝脏脂肪浸润鉴别方法可采用梯度回波水-脂同、反相位。

4. 腹部血管检查可采用增强对比剂应用 3D-CE-MRA 技术。

5. 肾上腺体积小，应该进行薄层扫描，层厚为 1~3mm，层间距为 0~1mm；肾上腺形态不规则应进行横断面和冠状面扫描；T1 BH dual（in phase/ out phase）常用于肾上腺病变的鉴别诊断。由于肾上腺腺瘤中常含有脂质，在反相位图像上信号强度常有明显降低，利用化学位移成像技术判断肾上腺结节是否为腺瘤的敏感性约为70%～80%,特异性高达90%～95%。

6. 肾脏为实质性脏器,对组织对比度要求较高,T2WI 通常选用呼吸触发 FSE 序列,T2WI 的 TE 一般设为 120～150ms。

【实验目的】

1. 掌握腹部 MRI 检查的适应证。

2. 熟悉腹部 MRI 成像前准备。

3. 掌握腹部 MRI 成像技术。

【实验内容】

1. 腹部 MRI 扫描前的准备和正确体位。

2. 定位像及扫描范围的确定。

3. 腹部 MRI 的扫描方式、序列、参数和范围的选择。

4. 腹部动态增强扫描各时相的确定。

【实验器材】 磁共振扫描仪;体部线圈、多通道体部阵列线圈;双管 MR 专用高压注射器;网络打印机一台;PACS 或 HIS 终端一台。

【实验方法】 同本章第一节。

【实验步骤】

1. 扫描前准备

(1)～(6)见本章第一节。

(7)选择线圈:采用体部相控阵线圈,按设备要求放置在检查床上。

(8)体位:被检者仰卧位,取头先进,正中矢状面与检查床面垂直,上腹部检查中心线对准肋弓中点。肾脏检查中心线对准剑突与脐孔连线中点。

2. 检查方法

(1)肝脏 MRI 检查方法

1)平扫

A. T2WI FSE fs RT(快速自旋回波加呼吸门控和脂肪抑制):肝脏实质生理性含有脂质,因此 T2WI 加权相信号高,病变 T2WI 常为高信号。加用脂肪抑制技术可降低肝实质的信号强度,从而增加实性病变与肝实质的对比。另外,脂肪抑制可有效减小呼吸运动所致的伪影,提高肝脏实性病变的检出率。长 TE 的重 T2 加权像可进一步鉴别肝囊肿与血管瘤。

B. T1WI,SPGR BH(扰相 GRE T1WI):一般无需脂肪抑制。因为在 T1WI 上,病灶多呈低信号,肝实质背景信号高反而有利于病变显示。但若在 T1WI 上出现高信号,建议加扫脂肪抑制。

C. 2D/3D T1WI BH Dual Echo FSPGR(双回波的化学位移 in-phase/out-phase 成像):脂肪和水具有不同的进动频率,其相位差会随时间而发生周期性改变。在 3.0T 场强下,当 TE =1.15ms 时,水脂反相位。同时含水和脂肪的组织及水脂交界面信号减低。TE = 2.3ms 时,水脂同相位,同时含水和脂肪的组信号增强。对同一层面出两幅图像,共用于水脂混合性病灶的诊断。在肝脏主要用于局性脂肪肝或判断肝灶性病变是否含有脂质。

D. 弥散加权成像(diffusion weighted imaging,DWI):DWI 对水分子的这种运动十分敏感,是目前观察活体水分子运动的唯一方法,它通过检测生物体内水分子运动状态的改变而间接反映组织结构和细胞密度等信息。肝脏不同性质局灶性结节的组织结构和细胞密度各不相同,因此其内水分子的扩散也有差异。通过测量 ADC 值能鉴别囊性与实性病变;评价肝硬化;判断恶性实性病变的供血情况,富含血供的 ADC 高于乏血供。

2)增强扫描:T1WI 容积加速肝脏采集(liver acquisition with volume acceleration,LAVA)。多时相肝脏增强扫描,大范围覆盖全肝、高时间、空间分辨率,能进行多个动脉时相扫描,精细分辨微小病变。增强扫描包括:动脉期、静脉期和平衡期。

3)对比剂注射方式:对比剂采用含钆磁共振对比剂,剂量为 0.1mmol/kg 体重,采用磁共振专用高压注射器肘静脉注入,流速为 3.0~4.0 ml/s,其后以同样流速注入 20~30 ml 生理盐水冲洗管内残留的对比剂。

(2)脾脏 MRI 检查方法:脾脏 MRI 检查相对较简单,扫描序列基本与肝脏一致,包括屏气扰相 GRE T1WI、脂肪抑制 T2WI FSE、T1WI-3D 动态增强扫描。扫描方位以横断位为主,辅以冠状位、矢状位。脾脏的 T2 值大于肝脏,脾脏 T2WI 的 TE 可适当延长至 80~100ms。

(3)胰腺 MRI 检查方法

1)胰腺上下径、前后径较小,应该进行薄层扫描,层厚为 3~5mm,层间距为 0~1mm;扫描方位以横断位为主,相位编码方向:横断面采用 LR 方向,必要时加冠状位、矢状位。

2)T1WI SPGR BH +fs(加用脂肪抑制),提高胰腺和周围组织的对比,更好地显示胰腺的全貌。正常胰腺组织在 T1WI 上呈较高信号,绝大多数病灶呈低信号。

3)T2WI FSE RT +fs(呼吸门控常规 T2WI 加压脂肪抑制),因为胰腺周围有较多脂肪降低图像对比度。

4)增强扫描:T1WI 动态双期增强扫描,在对比剂到达腹主动脉后延迟 5s 和 33s 左右行屏气扫描,是获得高质量胰腺 MRI 双期动态增强扫描的实用技术。

5)对疑似胰岛细胞瘤的病例,建议行局部多动脉期扫描。

6)对胰腺病变致胰管和/或胆道梗阻者应加扫 MRCP。

7)对疑似胰腺恶性肿瘤的病例应扩大肝、胆、脾脏的 T2WI、T1WI 序列,以确立肿瘤的性质或伴有(无)远处转移灶。

(4)肾脏/肾上腺 MRI 检查方法

1)肾脏、肾上腺扫描与肝脏扫描序列基本一致,肾上腺应进行薄层扫描。

2)肾上腺病变冠状扫描更多用 FSE T1WI 不压脂扫描。

3)疑有腹膜后淋巴结病变时加扫 STIR。

4)增强时扫 FSE T1WI fs+C,疑有肾上腺病变加扫冠状位。

(5)胆道 MRCP 检查方法

1)T2WI FSE fs RT(常规腹部 T2 呼吸门控压脂扫描),用于整体观察腹腔脏器情况,检出病变。

2)3D FRFSE fs MRCP RT/BH(呼吸门控/屏气的 3D MRCP 扫描),包绕整个胆系扫描,原始图像可同时显示胰胆管内外结构;可进行多角度重建,观察梗阻部位及梗阻情况、梗阻分型。如果是恶性,还可以进一步观察周围组织有无浸润或转移。

3)2D thick slab SSFSE MRCP BH(厚层的单次激发快速自旋回波扫描,加压脂)。水具有极长的横向弛豫时间,当 TE 时间超过一定限度(如大于 1000ms)时,大多数背景组织已不产生 MR 信号,含水结构如胆管、胆囊等仍可得以显示。此序列可根据梗阻情况进行自由定位,或按辐轮状定位,胰胆管全貌显示好,胰管没有断续现象,但不能进行重建直观显示梗阻部位及梗阻情况。

4）2D FRFSE/SSFSE MRCP fs RT/BH（呼吸门控/屏气的 2D MRCP 薄层扫描,加压脂）,梗阻部位的扫描,原始图像可同时显示胰胆管;可进行多角度重建,观察梗阻部位及梗阻原因。如果是恶性肿瘤,还可以进一步观察周围组织有无浸润或转移。

5）自由定位厚层采集时,定位遵循如下原则:根据左右肝管走向以及壶腹区胰胆管走向,扫描角度倾斜 10°~30°。

【实验学时】　6 学时。

【实验总结】

1. 腹部 MRI 检查的适应范围。
2. 腹部 MRI 检查前的准备。
3. 腹部 MRI 成像方式、3D 动态增强多期扫描时相的正确选择以及注意事项。

【实验报告】

1. 记录肝脏检查步骤、扫描方式、序列、参数和范围的选择情况。
2. 记录胰腺检查步骤、扫描方式、序列、参数和范围的选择情况。
3. 记录肾脏及肾上腺检查步骤、扫描方式、序列、参数和范围的选择情况。
4. 记录胆道 MRCP 检查方法。
5. 线圈使用的整个过程及注意事项。
6. 根据实验观察和记录写出实验报告。

【实验思考】

1. 腹部 MRI 扫描前有何准备工作?
2. 肝脏、胰腺、肾脏及肾上腺 MRI 扫描的注意事项有哪些?
3. 胆道 MRCP 扫描的常用方法有哪些?

第八节　胃肠道 MRI 成像技术实验

【临床概述】　胃肠道 MRI 检查由于呼吸运动、肠道蠕动及肠内容物的影响均易形成伪影。这些伪影导致空间分辨率下降,从而影响胃肠道本身和周围组织、器官的观察和研究。由于 MRI 设备软、硬件技术的快速发展,超快序列的不断涌现,各种脂肪抑制技术和钆对比剂的使用,使得 MRI 检查时间和空间分辨率日益提高。它既可以显示胃肠道内外的病变,也能对病变的性质、范围和分期作出全面的评价。

【诊断要求】　了解胃肠道 MRI 检查的适应证和检查前的特殊准备,初步能对正常人胃肠道进行常规 MRI 检查。

【检查注意事项】

1. 确保即将进行胃肠道 MRI 检查的志愿者没有磁共振检查禁忌证。
2. 调节、检查设备,使设备能顺利完成此次实验。
3. 胃肠道 MRI 检查前的特殊准备。

【实验目的】

1. 掌握正常胃肠道在不同序列得到的图像所显示的解剖结构。
2. 掌握胃肠道各种加权成像及图像后处理技术。
3. 了解各种伪影产生的原因和解决办法。

【实验内容】

1. 被检者的体位、线圈及扫描范围。

2. 胃肠道扫描的序列及检查方法。

3. 脂肪抑制技术的类型及其各自的优势。

4. 如何尽量避免胃肠道生理运动导致的伪影。

【实验器材】 MRI 成像仪及后处理工作站;体部线圈;高压注射器。

【实验方法】

1. MRI 成像仪扫描前的准备:严格按照设备的要求进行开机,准备好线圈和高压注射器。

2. 学生分成两组:一组先在老师指导下学生间相互检查,另一组对已有数据进行后处理分析;随后互换。

3. 检查中,熟悉线圈的使用和设备的操作;熟悉正常人胃肠道的解剖结构、常见序列及其图像的特点。

4. 图像后处理:各种 MPR 和 MIP 重建,及仿真内镜重建等。

【实验步骤】

1. 检查前常规准备

(1) ~ (6)见本章第一节。

(2) 选择线圈:体部线圈。

(8) 体位:被检者仰卧位,头先进,双手上举或置于身体两侧;放置好呼吸门控和心电门控装置;把线圈放置在腹部上或用多线圈;对好定位坐标线;移至磁体中心。

2. 检查前特殊准备

(1) 要获得最佳的小肠 MRI 检查效果,应使用足量对比剂,使肠腔足够充盈,肠腔充分扩张,清楚显露肠壁,结合 MRI 多轴面扫描、钆剂增强、低张药物及脂肪抑制技术的应用及屏气快速序列扫描。

(2) 对比剂摄入:可口服或小肠插管灌入肠道对比剂扩张小肠。口服法:在 MRI 扫描前 45 分钟开始分次口服液体 1500 ml 左右,每次口服 500 ml,间隔 15 分钟左右,分 3 次服完。我们的经验:纯水易被近端场管吸收,导致远端肠管充盈欠佳;2.5 % 的甘露醇为等渗液体、不易被肠道吸收、口感微甜、易被患者接受,患者无需小肠插管。该方法简单易行,规范的服用可以保证小肠充盈良好。

(3) 插管法是在 MRI 检查前将小肠导管插入十二指肠远端,向小肠灌入液体或气体作为小肠对比剂,然后行 MRI 小肠检查。该方法充盈小肠效果更好,但患者会有插管的不适感,操作较繁杂耗时。我们的体会:气体在 GRE 序列检查时易产生磁敏感性伪影,会影响图像质量,选择检查方法时要注意。肠梗阻患者可利用梗阻肠管腔内原本已存在的液体作为对比剂,无需另外注入液体。

3. 检查序列和数据测量

(1) 检查序列:三平面定位,T2 横断位压脂,T1 横断位,T2 冠状位压脂,T2 矢状位压脂。

(2) 水成像:对比剂到达盲肠后,经肘静脉注射山莨菪碱 (654- 2) 20 mg 以抑制肠蠕动,然后行小肠 MRI 多轴面扫描,每个序列均带脂肪抑制:①冠状面 T2WI 的单次激发快速自旋回波(single-shot FSE,SSFSE)序列。②冠状面 T1WI 的快速扰相梯度回波 (fast spoiled

gradient echo,FSPGR)序列。③静脉注射含钆对比剂增强扫描:冠状面和横断面 FSPGR 序列屏气扫描。

（3）注气灌肠:由于气体容易在 GRE 序列形成伪影,故用 FSE 序列扫描。平扫:为节省时间,可仅行冠状面 T1WI 和 T2WI 扫描;增强扫描:冠状面和横断面,均带脂肪饱和技术。

（4）对比剂注射方式:对比剂采用含钆磁共振对比剂,剂量为 0.1mmol/kg 体重,采用高压注射器经手背静脉注入,流速为 2.0~3.0 ml/s,其后以同样流速注入 20~30 ml 生理盐水,冲洗管内残留的对比剂。

（5）小肠 MRI 的正常表现:正常肠腔宽度为 13~26mm,肠壁厚 2.0~3.0mm。肠壁平扫时在 T1WI 和 T2WI 均呈中等信号,增强后呈中等均匀强化而显示更加清楚,肠腔在 T1WI 呈低信号,在 T2WI 呈显著高信号,类似于小肠 X 线钡剂造影。

肠壁被抑制的周围脂肪低信号与肠腔气体的无信号清楚衬托为光整连续的中等信号,厚度为 1~3mm,增强后呈中等均匀强化,黏膜皱襞被展平而显示不清,肠腔的宽度为 1.7~2.8cm。

【实验学时】　3 学时。

【实验总结】

1. 胃肠道检查前准备的好坏直接影响图像质量。

2. 梗阻被检者检查前准备的要求。

3. 快速成像序列的应用和特点。

【实验报告】

1. 记录整个检查步骤和序列的使用情况。

2. 各种胃肠道对比剂使用方式和优势。

3. 各序列在不同检查前准备下的应用。

【实验思考】

1. 水成像和注气灌肠有何区别?

2. 怎样对各种被检者进行胃肠道检查前准备?

3. 怎样增加胃肠道与周围组织间的对比?

4. True-FISP 和 SE 序列在胃肠道成像中的各自特点?

第九节　男性盆腔 MRI 成像技术实验

【临床概述】　男性盆腔 MRI 是显示前列腺、精囊腺、膀胱、睾丸等最好的影像学检查方法,MRI 扫描能清晰地显示出其解剖学结构和病理改变。MRI 能直接进行多平面成像,减少切层所致部分容积效应的影像,可提高膀胱癌肌层浸润深度评估的准确度。此外 MRI 波谱和弥散加权扫描可提高前列腺癌的检出率。

【诊断要求】　男性盆腔 MRI 最常用的是横断面和冠状面扫描,前者显示盆腔脏器的前后左右毗邻关系较好,后者显示上下及左右关系较清晰。对前列腺的检查以横断位及冠状位为好;对睾丸的检查,以冠状位为佳;对膀胱癌的分期,则需作斜切面。SE 成像时间太长,期间易出现肠蠕动和不自主运动性伪影,而 FSE 较好地解决了这个问题。T1WI 成像时间短,图像质量好,显示盆腔结构清晰,T2WI 显示病灶敏感,T1WI 和 T2WI 各有优势。MRI 增强检查一般选用 T1WI,利用肿瘤、炎症、正常组织等的不同弛豫时间改变,明确了病灶的范围,提高了病灶的检出率,对许多病变的定性、定位皆有很大的帮助。动态 MRI 增强扫描,因需快速成像序列作保证,采用了 T1WI- FSPGR 的快速成像序列,获得了较为满意的图像,可观察组织的血供状态及血管通透性,有利于病灶的定性诊断。

【检查注意事项】 检查前膀胱适度充盈,不宜过度充盈,尤其是一些前列腺病患者,因在检查期间随着膀胱的进一步充盈,患者可能因难以忍受而出现躁动,导致图像产生运动伪影;另外,膀胱过度充盈也不利于膀胱肿瘤的分期。直肠 MRI 检查前应常规清洁灌肠,以避免肠腔内粪便的杂乱信号干扰直肠疾病的诊断。在检查前,还应该训练患者的呼吸状态,嘱患者均匀呼吸且尽量不要咳嗽。整个检查过程中患者保持体位不动,以免产生运动伪影而影响图像的清晰度。

【实验目的】

1. 掌握男性盆腔 MRI 检查的适应证。

2. 熟悉男性盆腔 MRI 扫描前准备。

3. 掌握男性盆腔 MRI 扫描技术。

【实验内容】

1. 男性盆腔 MRI 的扫描前的准备和正确体位。

2. 定位像及扫描范围的确定。

3. 男性盆腔 MRI 的扫描方式、序列、参数和范围的选择。

4. 动态增强扫描各时相的确定。

【实验器材】 磁共振扫描仪;体线圈、多通道体部阵列线圈或直肠线圈;双管 MR 专用高压注射器;网络打印机一台;PACS 或 HIS 终端一台。

【实验方法】 同本章第一节。

【实验步骤】

1. 扫描前准备

(1)~(6)见本章第一节。

(7)必要时可给予肠蠕动抑制剂。

(8)选择线圈:体线圈、阵列线圈或直肠内线圈。若使用阵列线圈应把线圈按设备要求放置在检查床上。若使用直肠内线圈应先对患者进行肠道准备,置入直肠内线圈时嘱患者张口呼吸,腹部放松,将线圈缓慢置入直肠内,确认位置合适后向球囊内注入 60 ~ 100 ml 空气,使线圈紧贴在前列腺的后方。

(9)体位:被检者仰卧位,足先进,双手置于身体两侧或两臂上举抱头,身体尽量置于床面正中。使盆腔置于线圈中心,定位线对准线圈中心,移床至磁体中心。

2. 检查方法

(1)平扫:三平面定位,T1WI 横断位,T2WI 横断位压脂、冠状位压脂、矢状位压脂或不压脂,弥散加权成像横断位,波谱成像等。

(2)增强扫描:T1WI-3D 动态增强扫描,T1WI 横断位压脂、冠状位压脂、矢状位压脂。盆腔扫描:层厚 6 ~ 8mm,间距为 10% ~ 30%;若是前列腺、直肠等病变时:层厚 2 ~ 3mm,间距为 10%。3D 动态增强扫描的动脉期延时为 17 ~ 20 s,采用 T1WI 横断位压脂 3D 动态增强多期扫描,接着行 T1WI 冠状位压脂、矢状位压脂、横断位压脂等扫描。

(3)对比剂注射方式:对比剂采用含钆磁共振对比剂,剂量为 0.1mmol/kg 体重,采用磁共振专用高压注射器经肘静脉注入,流速为 2.0 ~ 3.0 ml/s,其后以同样流速注入 20 ~ 30 ml 生理盐水冲洗管内残留的对比剂。

【实验学时】　3 学时。

【实验总结】

1. 男性盆腔 MRI 检查的适应范围。

2. 男性盆腔 MRI 扫描前的准备工作。

3. 男性盆腔扫描方式及 3D 动态增强多期扫描时相的正确选择,有利于病变组织的检出及定性。2～3mm 的薄层扫描有利于小病灶的检出及定性。

【实验报告】

1. 记录男性盆腔检查步骤、扫描方式、序列、参数和范围的选择情况。

2. 线圈使用要点及注意事项。

3. 根据实验观察和记录写出实验报告。

【实验思考】

1. 男性盆腔 MRI 扫描前有何准备工作?

2. 男性盆腔 MRI 扫描的注意事项有哪些?

3. 男性盆腔 MRI 扫描的常用方法有哪些?

4. 盆腔扫描 T2WI 是否都需要压脂?

第十节　女性盆腔 MRI 成像技术实验

【临床概述】　女性盆腔 MRI 是显示子宫、阴道、卵巢等最好的影像学检查方法,尤其是矢状位 T1WI 能清晰地显示出其解剖学结构;T2WI 能显示子宫、阴道各层次、韧带的解剖,子宫内部的病理改变,并能显示阴道与膀胱、直肠的关系。MRI 能直接进行多平面成像,减少层面所致部分体积效应,可提高膀胱癌肌层浸润深度评估的准确度。目前认为 MRI 对孕妇及胎儿都是安全的,MRI 能准确测量孕妇盆腔径线,不仅可了解骨性产道的情况,还能显示产道软组织的情况,有助于综合判断孕妇产道是否适应胎儿分娩,决定臀位的孕妇是否试产,对有难产史的孕妇进行产道评估,显示孕妇盆腔的畸形等。MRI 还可以清晰显示妊娠中后期胎儿的中枢神经系统、内脏大器官及四肢等。目前临床上 MRI 检查主要用于评估胎儿脑畸形。

【诊断要求】　女性盆腔 MRI 最常用的是横断面和矢状面扫描,前者显示盆腔脏器的前后左右毗邻关系较好,后者显示上下及前后关系较清晰。对子宫的检查,以矢状位最佳;对膀胱癌的分期,则需作斜切面。SE 成像时间太长,期间易出现肠蠕动和不自主运动性伪影,而 FSE 较好地解决了这个问题。T1WI 成像时间短,图像质量好,显示盆腔结构清晰,T2WI 显示病灶敏感,T1WI 和 T2WI 各有优势。MRI 增强检查一般都选用 T1WI,利用肿瘤、炎症、正常组织等的不同弛豫时间改变,明确了病灶的范围,增加了病灶的显示率,对许多病变的定性、定位皆有很大的帮助。动态 MRI 增强扫描,采用 T1W-3D FSPGR 的快速成像序列,可获得较为满意的图像,可观察组织的血供状态及血管通透性,有利于病灶的定性诊断。

【检查注意事项】　检查前膀胱适度充盈,不宜过度充盈,因在检查期间随着膀胱的进一步充盈,被检者可能因难以忍受而出现躁动,导致图像产生运动伪影;另外,膀胱过度充盈也不利于膀胱肿瘤的分期。直肠 MRI 检查时,被检者检查前应常规清洁灌肠,以避免肠腔内粪便的杂乱信号干扰直肠疾病的诊断。在检查前,应训练被检者的呼吸状态,嘱被检者均匀呼吸,且尽量不要咳嗽。整个检查过程中被检者保持体位不动,以免产生运动伪影而影响图像的清晰度。

【实验目的】

1. 掌握女性盆腔 MRI 检查的适应证。

2. 熟悉女性盆腔 MRI 扫描前准备。

3. 掌握女性盆腔 MRI 扫描技术。

【实验内容】

1. 女性盆腔 MRI 扫描前的准备和正确体位。

2. 定位像及扫描范围的确定。

3. 女性盆腔 MRI 的扫描方式、序列、参数和范围的选择。

4. 动态增强扫描各时相的确定。

【实验器材】 磁共振扫描仪;体线圈、多通道体部阵列线圈或直肠线圈;双管 MR 专用高压注射器;网络打印机一台;PACS 或 HIS 终端一台。

【实验方法】 同本章第一节。

【实验步骤】

1. 扫描前准备

(1)~(6)见本章第一节。

(7)必要时可给予肠蠕动抑制剂。

(8)选择线圈:体线圈、阵列线圈或直肠内线圈。若使用阵列线圈应把线圈按设备要求放置在检查床上。若使用直肠内线圈应先对患者进行肠道准备,置入直肠内线圈时嘱患者张口呼吸,腹部放松,将线圈缓慢置入直肠内,确认位置合适后向球囊内注入 60~100 ml 空气。

(9)体位:被检者仰卧位,足先进,双手置于身体两侧或两臂上举抱头,身体尽量置于床面正中。使盆腔置于线圈中心,定位线对准线圈中心,移床至磁体中心。

2. 检查方法

(1)平扫:三平面定位,T1WI 横断位,T2WI 横断位压脂、冠状位压脂、矢状位压脂或不压脂,弥散加权成像横断位或矢状位等,必要时行波谱成像检查。

(2)增强扫描:T1WI-3D 动态增强扫描,T1WI 横断位压脂、冠状位压脂、矢状位压脂。盆腔扫描:层厚 6~8mm,间距为 10%~30%;若是卵巢、子宫颈病变时:层厚 2~3mm,间距为 10%。3D 动态增强扫描的动脉期延时为 17~20 s,采用 T1WI 矢状位压脂 3D 动态增强多期扫描,接着行 T1WI 横断位压脂、冠状位压脂、矢状位压脂等扫描。

(3)对比剂注射方式:采用含钆磁共振对比剂,剂量为 0.1mmol/kg 体重,采用磁共振专用高压注射器经肘静脉注入,流速为 2.0~3.0 ml/s,其后以同样流速注入 20~30 ml 生理盐水冲洗管内残留的对比剂。

【实验学时】 3 学时。

【实验总结】

1. 女性盆腔 MRI 检查的适应范围。

2. 女性盆腔 MRI 扫描前的准备工作很重要。

3. 扫描方式及时相的正确选择,有利于病变组织的检出及定性。

【实验报告】

1. 记录盆腔检查步骤、扫描方式、序列、参数和范围的选择情况。

2. 线圈使用的整个过程及注意事项。

3. 根据实验观察和记录写出实验报告。

【实验思考】

1. 女性盆腔 MRI 扫描前的准备工作有哪些?

2. 女性盆腔 MRI 扫描的注意事项有哪些?

3. 女性盆腔的 MRI 扫描方式、常用序列有哪些?

第十一节　肩关节 MRI 成像技术实验

【临床概述】　肩关节是人体活动较多、最容易损伤的关节,尤其肩袖在肩峰处长期撞击造成的慢性损伤最常见,其次为关节不稳。MR 在临床上诊断肩关节疾病具有完全无创、软组织分辨率高、能多平面成像等优势,能直观地观察肩袖肌腱及其损伤情况,能显示肩袖损伤的程度、大小和残余肩袖组织情况,同时亦能提供多种组织结构的正常影像学图像,应用前景优于肩关节造影。

【诊断要求】　由于肩关节特殊及复杂的解剖结构,必须设置规范的采像定位,有利于疾病的诊断。大部分肩部慢性疼痛都是由于肩袖疾病引起,而 90% 的肩袖损伤为冈上肌及肌腱的损伤。平行于冈上肌肌腱的斜冠状位扫描能够更好的显示冈上肌肌腱形态及信号的改变,如冈上肌肌腱形态增粗或变窄,边缘毛糙,信号增高、中断等,此外还可以显示腱周的改变如肩峰下间隙的减小,肩峰下三角肌下滑囊层及脂肪层的信号异常,关节腔内的异常积液等。轴位像可以更好地显示关节盂、唇的解剖形态,结合斜冠状位扫描对于关节盂唇的撕裂具有较好的诊断价值。斜矢状位主要观察肩袖的短轴断面,同时评估喙肩弓。脂肪抑制技术能明显提高对水分子的敏感性,很好的区别积液与脂肪信号,同时可以避免将肌腱内小条状脂肪信号误认为撕裂,明显提高肩袖撕裂及对肌腱微小异常信号改变的检出率。

【检查注意事项】　肩关节 MRI 检查时,需要充分考虑其解剖生理特点:①常规仰卧位扫描时,肩关节位于主磁场的边缘部位,这样要求 MR 设备具有偏中心 FOV 设定能力,否则会导致图像信噪比的下降。②仰卧位时,肩关节的冠状轴和矢状轴与标准方位轴存在一定的角度。在 MRI 成像时,这种不平行关系要求调整扫描轴线的角度以减少部分容积效应。③肩关节紧贴于胸壁侧面,呼吸运动有可能传导至肩关节,从而影响 MRI 图像质量。

【实验目的】

1. 掌握肩关节 MRI 检查的适应证。

2. 熟悉肩关节 MRI 扫描前准备。

3. 掌握肩关节 MRI 扫描技术。

【实验内容】

1. 肩关节 MRI 扫描的正确体位。

2. 肩关节 MRI 扫描扫描方式、序列、参数和范围。

3. 肩关节 MRI 扫描的步骤及注意事项。

【实验器材】　磁共振扫描仪;肩关节线圈或多通道体部阵列线圈;网络打印机一台;

PACS 或 HIS 终端一台。

【实验方法】 同本章第一节。

【实验步骤】

1. 扫描前准备　按 MRI 检查禁忌证做相关准备,小儿、不合作患者及幽闭恐惧症者应给予镇静药,入睡后方可检查。

2. 扫描体位　患者仰卧,足先进,肩关节置于线圈适当位置。

3. 扫描定位　光标对准肩关节中心。

4. 检查方法

(1) 平扫:三平面定位,T1WI 矢状位, T1WI 横断位,T1WI 斜冠状位, T2WI 横断位压脂、T2WI 斜冠状位压脂。

(2) 增强扫描:T1WI 横断位压脂、冠状位压脂、矢状位压脂。

(3) 对比剂注射方式:采用含钆磁共振对比剂,剂量为 0.1mmol/kg 体重,采用肘静脉团注。

【实验学时】 3 学时。

【实验总结】

1. 肩关节 MRI 扫描适应范围。

2. MRI 扫描的正确体位有利于病变的最佳显示。

3. 扫描方式、序列、参数、范围以及 MR 特殊扫描的正确选择,能提高病变组织的检出率。

【实验报告】 根据实验观察和记录写出实验报告。

【实验思考】

1. 肩关节 MRI 扫描的注意事项有哪些?

2. 肩关节 MRI 扫描的常用序列有哪些?

第十二节　肘关节 MRI 成像技术实验

【临床概述】 肘关节病变在临床上比较多见,尤其是肘关节外伤及慢性运动性损伤。MR 在临床上诊断肘关节疾病具有完全无创、多平面、多参数成像能力和极佳的软组织分辨率等优势,能直观地观察肱骨下端和尺骨、桡骨上端的损伤情况,亦能显示肱尺关节、肱桡关节和桡尺近侧关节及关节旁肌肉软组织情况,同时也能够提供多种组织结构的正常影像学图像,应用前景优于普通 X 线摄影及 CT 检查技术。

【诊断要求】 在肘关节外伤中,MRI 主要用于发现"隐匿性"骨折。骨挫伤是指骨小梁微骨折及其合并的出血,水肿,X 线平片不能诊断,MRI 表现为网状骨髓信号异常,T1WI 呈低信号,脂肪抑制 T2WI 或 STIR 序列呈高信号。部分急性骨折(如桡骨头骨折)在 X 线平片中容易漏诊,但 MRI 均可确诊,事实上,若 MRI 阴性,则可排除急性骨折。此外,MRI 非常适用于评价骨骺板和骨骺软骨骨折。

【检查注意事项】

1. 患侧近肘关节诸骨有合金植入物的禁做该检查,主要原因在于扫描会造成铁磁性伪影,无法观察关节影像。

2. 肘关节 MRI 检查时,需要充分考虑其解剖生理特点。

（1）常规仰卧中立位扫描时,肘关节位于主磁场的边缘部位,这样一方面要求 MRI 设备具有偏心 FOV 设定能力,另一方面则会导致图像信噪比的下降。

（2）仰卧位时,肘关节的冠状轴和矢状轴与标准方位轴存在一定的角度。在 MRI 成像时,这种不平行关系要求调整扫描轴线的角度以减少部分容积效应。

（3）肘关节紧贴于腹壁侧面,呼吸运动有可能传导至肘关节,从而影响 MRI 图像质量。

【实验目的】

1. 掌握肘关节 MRI 检查的适应证。

2. 熟悉肘关节 MRI 扫描前准备。

3. 掌握肘关节 MRI 扫描技术。

【实验内容】

1. 肘关节 MRI 扫描的正确体位。

2. 肘关节 MRI 扫描扫描方式。

3. 肘关节 MRI 扫描的步骤及注意事项。

【实验器材】　磁共振扫描仪;柔性线圈或多通道体部阵列线圈;网络打印机一台;PACS 或 HIS 终端一台。

【实验方法】　同本章第一节。

【实验步骤】

1. 扫描前准备　按 MRI 检查禁忌证做相关准备,小儿、不合作患者及幽闭恐惧症者应给予镇静药,入睡后方可检查。

2. 扫描体位　患者仰卧,掌心向上,线圈包绕患侧肘关节。用固定带固定躯干及患侧上肢。

3. 扫描定位　光标对准线圈中心,偏心扫描。

4. 检查方法

（1）平扫:三平面定位,T1WI 矢状位, T1WI 横断位,T1WI 斜冠状位, T2WI 横断位压脂、T2WI 斜冠状位压脂。

（2）增强扫描: T1WI 横断位压脂、冠状位压脂、矢状位压脂。

（3）对比剂注射方式:采用含钆磁共振对比剂,剂量为 0.1mmol/kg 体重,采用肘静脉团注。

【实验学时】　3 学时。

【实验总结】

1. 肘关节 MRI 扫描适用范围。

2. MRI 扫描的正确体位有利于病变的最佳显示。

3. 正确选择扫描方式、序列、参数、范围以及 MRI 特殊扫描能提高病变组织的检出率。

【实验报告】　根据实验观察和记录写出实验报告。

【实验思考】

1. 肘关节 MRI 扫描有哪些注意事项?

2. 肘关节 MRI 扫描常用序列有哪些?

第十三节　腕关节 MRI 成像技术实验

【临床概述】　腕关节损伤是临床常见病,以骨折及纤维三角盘损伤多见,以往主要依靠 X 线、CT 检查进行诊断,但临床价值有限,不能提供客观和详细的诊断依据。关节造影及关节镜检为有创检查,使其广泛应用受到不同程度的限制。近年来,随着 MRI 检查技术的不断发展、脂肪抑制、小角度翻转使其在骨关节领域应用日趋广泛。由于磁共振对腕关节损伤具有较高的特异性及敏感性,腕关节受损后的 MRI 检查具有独特的优势。脂肪抑制序列对三角软骨盘损伤、韧带撕裂及骨挫伤显示更为敏感。

【诊断要求】　MRI 以其高质量图像,无创伤及并发症已成为目前非侵入性评价腕关节损伤最理想的检查方法。在实际工作中,需熟悉腕关节的微细解剖,并充分认识不同损伤变化在不同序列的 MR 表现。MRI 完全可以满足临床诊断要求,对腕关节损伤作出较准确诊断。

【检查注意事项】　患侧近腕关节诸骨有合金植入物者禁做该检查,主要原因是扫描会造成铁磁性伪影,无法观察关节影像。

【实验目的】

1. 掌握腕关节 MRI 检查的适应证。

2. 熟悉腕关节 MRI 扫描前准备。

3. 掌握腕关节 MRI 扫描技术。

【实验内容】

1. 腕关节 MRI 扫描的正确体位。

2. 腕关节 MRI 扫描扫描方式、序列、参数和范围。

3. 腕关节 MRI 扫描的步骤及注意事项。

【实验器材】　磁共振扫描仪;膝关节正交线圈、柔性线圈或多通道头部阵列线圈;网络打印机一台;PACS 或 HIS 终端一台。

【实验方法】　同本章第一节。

【实验步骤】

1. 扫描前准备　按 MRI 检查禁忌证做相关准备,小儿、不合作患者及幽闭恐惧症者应给予镇静药,入睡后方可检查。

2. 扫描体位　患者仰卧,患者掌心向上。拇指向外,患侧腕关节放置在线圈中。用固定带固定躯干和患侧上肢。

3. 扫描定位　定位灯横轴线对准线圈中心,偏心扫描。

4. 检查方法

(1) 平扫:三平面定位, T1WI 横断位, T1WI 冠状位, T2WI 横断位压脂,T2WI 冠状位压脂。

(2) 增强扫描:T1WI 横断位压脂、冠状位压脂、矢状位压脂。

(3) 对比剂注射方式:采用含钆磁共振对比剂,剂量为 0.1mmol/kg 体重,采用肘静脉团注。

【实验学时】　3 学时。

【实验总结】

1. 腕关节 MRI 扫描适用范围。

2. MRI 扫描的正确体位。

3. 正确选择扫描方式、序列、参数、范围以及 MR 特殊扫描能提高病变组织的检出率。

【实验报告】　根据实验观察和记录写出实验报告。

【实验思考】

1. 腕关节 MRI 扫描有哪些注意事项?

2. 腕关节 MRI 扫描的常用序列及参数有哪些?

第十四节　骶髂关节 MRI 成像技术实验

【临床概述】　骶髂关节由骶骨与髂骨的耳状面构成,属微动关节。关节面凹凸不平,互相嵌合十分紧密,关节囊坚韧,并有坚强的韧带加固。其中骶髂骨间韧带为主要韧带,位于关节面后上方,联结于相对的骶骨粗隆和髂骨粗隆之间。关节前后还有骶髂前韧带及骶髂后韧带加强。MRI 检查中的斜冠状面扫描可以清晰显示骶骨和髂骨的耳状面。骶髂骨间等韧带及关节骨等情况,这是 X 线片或 CT 检查所无法观察到的。

【诊断要求】

1. MRI 斜冠状位是骶髂关节扫描中最重要的图像。它能清晰显示骶骨和髂骨的耳状面,骶髂骨间等韧带及关节骨等情况,可用于诊断骶骨、髂骨及骶髂骨间等韧带的损伤。由于骶骨未处于垂直状态,所以扫描时应采用斜冠状位。

2. 骶髂关节 MRI 中 T2WI 序列应加脂肪抑制或采用短时间反转恢复(STIR)序列,T1WI 不加脂肪抑制。

3. 若 MRI 检查骶髂关节的诸骨损伤,无需增强扫描;若检查骶髂关节周围软组织包块或血管瘤等,需增强扫描。

【检查注意事项】

1. 患侧近骶髂关节内或周边诸骨有合金植入物者禁做该检查,主要原因在于扫描会造成磁敏感性伪影,无法观察关节影像。

2. 骶髂骨间韧带周边有脂肪和结缔组织的存在,信号强度会比较高,需避免误诊为韧带内信号异常。

3. 骶髂关节损伤容易引起周围软组织肿胀。关节囊积液或积血,其中关节积液的出现,提示关节囊或者韧带可能出现损伤,MRI 表现为长 T1 长 T2 异常信号,合并出血时 T1WI 呈等或者高信号。

【实验目的】

1. 掌握骶髂关节 MRI 检查的适应证。

2. 熟悉骶髂关节 MRI 扫描前准备。

3. 掌握骶髂关节 MRI 扫描技术。

【实验内容】

1. 骶髂关节 MRI 扫描的正确体位。

2. 骶髂关节 MRI 扫描方式、序列、参数和范围。

3. 骶髂关节 MRI 扫描的步骤及注意事项。

【实验器材】　磁共振扫描仪;体部多通道阵列线圈;网络打印机一台;PACS 或 HIS 终端一台。

【实验方法】　同本章第一节。

【实验步骤】

1. 扫描前准备　按 MRI 检查禁忌证做相关准备,小儿、不合作患者及幽闭恐惧症者应给予镇静药,入睡后方可检查。

2. 扫描体位 先将底部线圈正中长轴对准置于床面中线,被检者取仰卧位,身体长轴与床面长轴一致,双臂上举,盖上线圈,使其与底部线圈上下对齐一致。

3. 扫描定位 光标对准肚脐下约2cm。

4. 检查方法

(1)平扫:三平面定位,T1WI 冠状位, T1WI 横断位,T2WI 冠状位压脂,T2WI 横断位压脂,T2WI 斜冠状位压脂。

(2)增强扫描: T1WI 横断位压脂、斜冠状位压脂、矢状位压脂。

(3)对比剂注射方式:采用含钆磁共振对比剂,剂量为 0.1mmol/kg 体重,采用肘静脉团注。

【实验学时】 2 学时。

【实验总结】

1. 骶髂关节 MRI 扫描适用范围。

2. MRI 扫描的正确体位。

3. 正确选择扫描方式、序列、参数、范围。

【实验报告】 根据实验观察和记录写出实验报告。

【实验思考】

1. 骶髂关节 MRI 扫描有哪些注意事项?

2. 骶髂关节 MRI 扫描的常用序列有哪些?

第十五节 髋关节 MRI 成像技术实验

【临床概述】 髋关节的 MR 检查技术常用于股骨头坏死、股骨颈骨折、外伤性或风湿性髋关节病变及肿瘤的诊断检查。MRI 成像优势在于不同序列中类软组织的信号差别,使关节及其周围软组织病变能从三维空间上更准确、清晰地进行定性和定量诊断。MRI 由于具有无创、多平面成像、无辐射损伤以及良好的软组织分辨率等特点,故现已基本取代了髋关节造影检查。

【诊断要求】 髋关节 MRI 检查能正确区分病灶和正常软组织及骨组织。如正常韧带在 MRIT1 加权图像上表现为界限清楚的条状低信号影,边缘锐利光滑。当韧带撕裂时,撕裂部位可出现出血和水肿,在 T1 加权像上,出血为高或等信号而水肿为低信号;在 T2 加权图像上,出血和水肿均为高信号。正常关节唇在 MRI 横断面中的表现是多变的,但在冠状面 T1 加权像和 T2 加权像上,基本表现为外侧髋臼和股骨头之间的低信号三角形区,并且覆盖在髋臼周边的透明软骨上,小视野 MRIT2 加权图像则可以清晰的显示出撕裂的关节唇,表现为信号升高或断裂。

【检查注意事项】 患侧近髋关节内有合金植入物者禁做该检查,主要原因是扫描会造成铁磁性伪影,无法观察关节影像。

【实验目的】

1. 掌握髋关节 MRI 检查的适应证。

2. 熟悉髋关节 MRI 扫描前准备。

3. 掌握髋关节 MRI 扫描技术。

【实验内容】

1. 髋关节 MRI 扫描的正确体位。

2. 髋关节 MRI 扫描扫描方式、序列、参数和范围。

3. 髋关节 MRI 扫描的步骤及注意事项。

【实验器材】　磁共振扫描仪;多通道体部阵列线圈;网络打印机一台;PACS 或 HIS 终端一台。

【实验方法】　见本章第一节。

【实验步骤】

1. 扫描前准备　按 MRI 检查禁忌证做相关准备,小儿、不合作患者及幽闭恐惧症者应给予镇静药,入睡后方可检查。

2. 扫描体位　先将体部线圈正中长轴对准置于床面中线,被检者取仰卧位,身体长轴与床面长轴一致。双臂上举,双足尖接触,足跟分开。盖上线圈,使其与底部线圈上下对齐一致。

3. 扫描定位　耻骨联合上缘 3cm 置于下端线圈中心,定位灯横轴线对准下端线圈中心,纵线对准床面中线。

4. 检查方法

(1) 平扫:三平面定位。T1WI 横断位,T1WI 冠状位, T2WI 横断位压脂,T2WI 冠状位压脂。

(2) 增强扫描: T1WI 横断位压脂、冠状位压脂、矢状位压脂。

(3) 对比剂注射方式:采用含钆磁共振对比剂,剂量为 0.1mmol/kg 体重,采用肘静脉团注。

【实验学时】　3 学时。

【实验总结】

1. 髋关节 MRI 扫描适用范围。

2. MRI 扫描的正确体位有利于病变的最佳显示。

3. 正确选择扫描方式、序列、参数、范围以及 MR 特殊扫描能提高病变组织的检出率。

【实验报告】　根据实验观察和记录写出实验报告。

【实验思考】

1. 髋关节 MRI 扫描有哪些注意事项?

2. 髋关节 MRI 扫描的常用序列有哪些?

第十六节　膝关节 MRI 成像技术实验

【临床概述】　膝关节是人体最大最复杂的关节,是人体全身重量的重要支撑,容易造成损伤。近年来,由于交通事故及其他意外事故所致膝关节损伤越来越多见,及早采取正确、恰当的治疗至关重要。MRI 检查可以对韧带、半月板及骨质的损伤进行早期判断,为临床早期治疗提供重要参考依据。

【诊断要求】　MRI 矢状面图像是膝关节扫描最重要的层面,它能清晰显示内、外半月板,前、后交叉韧带及关节软骨情况,并可用于评估其损伤情况。冠状面扫描也非常重要,它是诊断内、外侧副韧带病变的主要依据,对于评价前交叉韧带近端和中部断裂亦非常有用,同时也可用于辅助诊断半月板和关节软骨病变。横断面对于诊断必不可少,它是评价髌骨后缘软骨损伤最好的层面,同时也能很好显示各种韧带及肌腱的病变。

【检查注意事项】

1. 前交叉韧带在胫骨附着处的上方有脂肪和结缔组织的存在,信号强度比较高,需避免误诊为韧带内信号异常。

2. 膝关节损伤容易引起周围软组织肿胀、关节囊积液或积血。其中关节积液的出现,提示关节囊或者韧带可能出现损伤,MRI 表现为长 T1 和长 T2 异常信号,合并出血时 T1WI 呈等或者高信号。

【实验目的】

1. 掌握膝关节 MRI 检查的适应证。

2. 熟悉膝关节 MRI 扫描前准备。

3. 掌握膝关节 MRI 扫描技术。

【实验内容】

1. 膝关节 MRI 扫描的正确体位。

2. 膝关节 MRI 扫描扫描方式、序列、参数和范围。

3. 膝关节 MRI 扫描的步骤及注意事项。

【实验器材】 磁共振扫描仪;膝关节线圈或柔性线圈;网络打印机一台;PACS 或 HIS 终端一台。

【实验方法】 同本章第一节。

【实验步骤】

1. 扫描前准备 要求按 MRI 检查禁忌证做相关准备。

2. 扫描体位 患者仰卧,足先进并置于膝关节线圈架中,膝关节中心对准线圈中心。

3. 扫描定位 光标对膝关节中心。

4. 检查方法

(1) 平扫:三平面定位,T1WI 矢状位,T2WI 矢状位压脂,PDWI(或 T2* WI)矢状位压脂,T2WI 横断位压脂,T2WI 冠状位压脂。

(2) 增强扫描:T1WI 横断位压脂、冠状位压脂、矢状位压脂。

(3) 对比剂注射方式:采用含钆磁共振对比剂,剂量为 0.1mmol/kg 体重,采用肘静脉团注。

【实验学时】 3 学时。

【实验总结】

1. 膝关节 MRI 扫描适应范围广。

2. MRI 扫描的正确体位有利于病变的最佳显示。

3. 正确选择扫描方式、序列、参数、范围以及 MR 特殊扫描能提高病变组织的检出率。

【实验报告】 根据实验观察和记录写出实验报告。

【实验思考】

1. 膝关节 MRI 扫描时怎样扫描才能更好地显示前后交叉韧带?

2. 膝关节 MRI 扫描有哪些注意事项?

3. 膝关节 MRI 扫描的常用序列有哪些?

第十七节 踝关节 MRI 成像技术实验

【临床概述】 踝关节作为全身第三大持重关节,运动创伤非常多见。过度的强力内翻或外翻,如行走在不平路面,跌下或跑跳时落地不稳,均可引起内外侧韧带损伤,部分撕裂或完全断裂或撕脱骨折。如早期治疗不当,韧带过度松弛,可造成踝关节不稳,易引起反复损伤,甚至关节软骨损伤,发生创伤性关节炎,严重影响行走功能。通常,普通 X 线为首选检查,它可以满足大多数骨折脱位性病变的诊断。但是对于软组织和软骨损伤,普通 X 线并不能提供足够的诊断价值,MRI 检查对韧带、关节软骨以及周围关节间隙有较好的显示能力,能为踝关节损伤提供早期、准确全面的评估。因此,它成为了最理想的影像检查方式。

【诊断要求】　踝关节损伤中韧带损伤是临床工作中面临的主要问题,其中最主要涉及的是外侧副韧带,其包含距腓前韧带、跟腓韧带以及距腓后韧带。由于踝关节的外伤多为内翻内旋性损伤,因此通常导致距腓前韧带或/和跟腓韧带断裂,其中单纯距腓前断裂最常见,其次为距腓前韧带和跟腓韧带同时断裂,而距腓后韧带损伤较少见。在现有的 MRI 扫描技术下,距跟腓前韧带通常可以完整的显示在单层横断面图像上,但对于跟腓韧带不管横断面或冠状面图像都不能在单层图像上完整显示。这导致 MRI 诊断能力的下降。而跖屈 40°～50°的横断面更容易使跟腓韧带在单层图像上完整显示,从而提高 MRI 诊断准确性。所以在踝关节的 MRI 检查中,跖屈 40°～50°有助于提高踝关节病情诊断。

【检查注意事项】

1. 患侧近踝关节内有合金植入物者禁做该检查,主要原因是扫描会造成铁磁性伪影,无法观察关节影像。

2. 踝关节损伤容易引起周围软组织肿胀、关节囊积液或积血。其中关节积液的出现,提示关节囊或者韧带可能出现损伤,MRI 表现为长 T1、长 T2 异常信号,合并出血时 T1WI 呈等或者高信号。

【实验目的】

1. 掌握踝关节 MRI 检查的适应证。

2. 熟悉踝关节 MRI 扫描前准备。

3. 掌握踝关节 MRI 扫描技术。

【实验内容】

1. 踝关节 MRI 扫描的正确体位。

2. 踝关节 MRI 扫描扫描方式、序列、参数和范围。

3. 踝关节 MRI 扫描的步骤及注意事项。

【实验器材】　磁共振扫描仪;常规采用膝关节正交线圈或柔性线圈;网络打印机一台;PACS 或 HIS 终端一台。

【实验方法】　同本章第一节。

【实验步骤】

1. 扫描前准备　按 MRI 检查禁忌证做相关准备,小儿、不合作患者及幽闭恐惧症者应给予镇静药,入睡后方可检查。

2. 扫描体位　患者仰卧,患侧踝关节放置在线圈中,足尖伸入线圈直筒内并稍内旋,内外踝连线中点上 2cm 处置于线圈中心。健侧下肢自然伸直于线圈外。

3. 扫描定位　光标对线圈中心。

4. 检查方法

(1) 平扫:三平面定位,T1WI 矢状位, T1WI 冠状位, T2WI 矢状位,T2WI 横断位压脂、

T2WI 冠状位压脂。

（2）增强扫描：T1WI 横断位压脂、冠状位压脂、矢状位压脂。

（3）对比剂注射方式：采用含钆磁共振对比剂，剂量为 0.1mmol/kg 体重，采用肘静脉团注。

【实验学时】 3 学时。

【实验总结】

1. 踝关节 MRI 扫描适用范围。

2. MRI 扫描的正确体位有利于病变的最佳显示。

3. 正确选择扫描方式、序列、参数、范围以及 MR 特殊扫描能提高病变组织的检出率。

【实验报告】 根据实验观察和记录写出实验报告。

【实验思考】

1. 踝关节 MRI 扫描有哪些注意事项？

2. 踝关节 MRI 扫描的常用序列有哪些？

第六篇　超声检查技术实验

【实验要求】

1. 掌握超声显像的成像原理。

2. 掌握超声仪器的大体结构。

3. 掌握被检者和医生在检查前以及检查中的有关准备和注意事项。

4. 明确超声仪器显示器上图像方位与解剖位置的关系。

5. 训练学生调节仪器的各项设置和条件。

6. 训练学生获取腹部、心血管、妇产科、浅表器官等系统的超声解剖切面的操作能力和图像的阅读能力。

7. 明确超声声像图的各种描述,理解声像图与病理结构的关系和含义。

【实验安全】

1. 详细阅读超声仪器使用手册,掌握仪器的基本使用方法和操作规程。

2. 超声仪器应与稳压电源相连,电压稳定在220伏才可以打开仪器电源开关。

3. 超声仪器应放置在没有其他大型电子设备干扰的房间,房间要干燥、清洁、通气良好,而且要背光幽暗。

4. 超声仪器探头不能掉落和磕碰,放置在探头架上要牢固稳定。

5. 不要将水洒落到超声仪器上,或用潮湿的抹布擦拭仪器,以免引起内部集成板短路。

6. 避免非正常程序关机。

7. 每天检查完被检者要用柔软的纸巾轻轻擦拭探头,用七成干的柔软抹布擦拭仪器的面板和显示器。每隔3个月要对仪器内部进行除尘。

8. 做好设备使用和故障记录。

【注意事项】

1. 根据检查部位不同,病员需要在检查前作一些准备。如检查肝胆胰脾、腹膜后器官或其他消化道器官,被检者需要空腹4~8小时;检查膀胱、前列腺、输尿管、经腹壁探查女性盆腔需要适度充盈膀胱;经阴道检查女性盆腔需要排空膀胱或根据情况适度充盈膀胱;做经食道超声心动图检查需要空腹8小时以上。

2. 注意超声探头在不同的患者之间造成的交叉感染,一般建议使用消毒型超声耦合剂。对有感染部位或外生殖器进行检查时,先要在探头上涂上耦合剂,然后用薄膜包裹探头,在薄膜外涂上耦合剂后对被检者进行检查;经阴道或经直肠探查需要在探头外套上一层或两层薄膜;经食道超声心动图检查要事先按照消毒探头的方法消毒探头。

3. 经食道超声心动图检查、超声造影、超声引导下穿刺与治疗时,要签署患者知情同意书,还需要准备急救药品和一些必要的急救器械。

4. 对怀疑有夹层动脉瘤的患者进行检查时,医生动作一定要轻柔迅速,并及时通知病房、急诊科及患者家属,检查完尽快送回病房或急诊科;对怀疑有假性或真性动脉瘤、深静脉血栓的患者进行检查时,医生的动作也要轻柔,以免引起动脉瘤破裂或血栓脱落。

5. 在对前3个月的早孕检查时,应尽量缩短检查时间、降低超声能量,最好不要使用多普勒血流显像。

第十四章　超声成像基础实验

第一节　超声仪器结构及操作调节简介

【临床概述】 超声仪器结构主要分四大部分:主机、探头、显示器和操作面板。主机由许多集成主板构成,其工作原理极其复杂,是信号转换、处理、放大和图像生成的场所。超声医生一般用右手持探头对准被检者的不同部位进行探查,左手调节操作面板上的各种设置菜单和调节旋钮,进行图像的优化、选项条件转换和数据测量,用眼观察显示器上的各种图像,以便做出及时的诊断。超声仪器的开关要遵循一定的要求。对检查条件的设置和调节可以达到图像的优化,使图像更清楚。

【诊断要求】 掌握超声仪的主要结构和探头的不同形状和用途,掌握仪器的主要的显像条件的调节和简单的测量。

【检查注意事项】

1. 树立爱护仪器的思想。

2. 操作仪器动作要轻柔。

3. 一定要遵守开机和关机的顺序。

4. 使用完仪器后,要用软纸擦净探头上的耦合剂。

【实验目的】

1. 掌握超声仪的大体结构。

2. 熟悉根据不同的检查部位选择不同的探头。

3. 掌握开关机、检查条件的简单设置和调节。

【实验内容】

1. 超声仪的大体结构:主机、探头、显示器、操作面板。

2. 认识探头的种类、根据不同的检查部位选择不同的探头。

3. 开机关机的方法及注意事项。

4. 显像方式的选择、增益和聚焦的调节、探查深度的调节、测量功能键的操作。

【实验器材】 彩色多普勒超声仪(配有各种探头);稳压电源。

【实验方法】

1. 向学生介绍彩色多普勒超声仪的结构、检查前患者的准备和仪器的相关准备。

2. 向学生示范和讲解探头的种类。

3. 如何根据不同的检查部位选择探头的种类。

4. 超声仪的稳压电源的连接。

5. 开机关机的顺序和注意事项。

6. 演示显像方式的选择、增益和聚焦的调节、探查深度的调节、测量功能键的操作。

【实验步骤】

1. 彩色多普勒超声仪的大体结构

(1) 教师向学生介绍仪器的大体结构,然后由学生识别主机、探头、显示器、操作面板。主机是仪器图像和数据处理的重要部件;探头一端由导线连接到主机上,探头对准检查部位进行探查;操作面板是进行各种仪器条件的选择和调节;显示器用于显示主机生成的图像。

（2）先向学生介绍探头的种类,然后由学生识别:凸阵探头、相控阵探头、线阵探头、穿刺探头、腔内探头（经阴道探头、经直肠探头、经食道探头、经内窥镜探头、肛周360度探头）。

2. 彩色多普勒超声仪的选择

（1）仪器的选择:目前超声仪有彩超仪和黑白超声仪,以彩超仪居多,档次分高中低档,主要由通道数、仪器分辨率及图像质量进行区分。

（2）探头的选择:先向学生介绍不同的检查部位选择不同的探头,然后由学生自己根据不同的检查部位选择不同探头类型和频率。凸阵探头主要用于经腹壁探查腹部和妇产科疾病,相控阵探头主要用于心脏的探查,线阵探头主要用于周围血管、浅表组织和器官的检查,穿刺探头用于定位引导穿刺,经阴道探头用于已婚妇女的子宫附件和盆腔的检查,经直肠探头用于前列腺膀胱的探查,经食道探头用于心脏的检查,经内窥镜探头主要用于胃壁和胃周围组织探查,肛周360度探头用于直肠、肛周疾病的检查。

（3）探头频率的选择:每种探头可以有高频率到低频率的不同选择。探查较浅的部位选择高频探头,探查较深的部位一般选择较低频率的探头。成人心脏腹部探查可以选择2.5~5.0MHz频率,小儿心脏腹部探查可以选择5.0~7.5MHz频率,浅表组织和器官可以选择7.5~15MHz频率,周围血管探查可以选择3.0~9.0MHz频率。

（4）在对患者进行检查前都要在检查部位涂上超声耦合剂。

3. 开关机

（1）开机:超声仪电源插座通常要连接到稳压电源上,当电压稳定在220伏时,再打开超声仪的电源开关。

（2）关机:先关下超声仪器上的电源开关,根据关机程序提示操作关掉超声仪电源,然后再关掉稳压电源开关。

（3）避免非法开关机:不能先开超声仪器电源再开稳压电源,也不能先关掉稳压电源再关超声仪的电源,这种非法开机和关机容易引起仪器的故障。这种非法开机和关机情况通常在突然停电时容易发生,所以超声仪最好连接UPS稳压电源,有缓冲关机时间。

4. 显像方式的选择　一般的超声仪通常有B型超声显像、M型超声显像、彩色多普勒血流显像和频谱多普勒显像几种方式,根据检查需要可以选择不同的检查方式,显像方式的选择键位于面板上,可以在面板上进行选择。

5. 探查深度的选择与调节　探查深度的调节在操作面板上的深度键进行操作。探查深度要根据扫查对象的胖瘦、腹部或胸部的厚薄和探查脏器的深度不同进行选择与调节。原则上应该将整个扫查对象及其毗邻关系显示出来。若深度太小则不能完全显示扫查对象或无法良好显示与周围组织脏器的关系;若深度太大则扫查对象在图像上所占比例太小,其内部结构难以清楚显示,测量也较困难。

6. 增益、聚焦的选择与调节　增益是指超声诊断仪调整信号放大程度的功能,主要包括总增益、分段增益及抑制。总增益调节整个图像总的信号放大程度;分段增益则将整个图像从近场至远场或从左至右分为若干区域进行分别调整;而抑制功能可以滤掉比选定标准低的信号和噪声。要获得良好质量的图像,需要选择合适的增益。总增益过强,噪声和伪像的干扰强,图像不清晰;总增益太低,则会遗漏部分图像信息。抑制调节过高会丢失一些有用信号,过低则无法消除干扰信号,合适的抑制调节则会使图像具有好的信噪比。

聚焦的目的是使探头发射的声束在聚焦区内变窄,以提高横向分辨力,改善图像质量。一般探查活动的器官(如心脏)时,选择单段聚焦;探查静止的器官选择双段或多段聚焦。

7. 测量的选择与方法　在超声诊断仪上可以实现很多测量功能,比如长度、面积、体积、狭窄率、血流速度、时间、加速减速时间、心脏功能、胃膀胱排空功能、胎儿的发育指数等等。常用的测量有长度、面积、血流速度、时间,在操作面板上就有功能键,可以进行很方便的测量,其他一些测量可以从显示屏的菜单上进行选择。

【实验学时】　3 学时。

【实验总结】

1. 通过认识超声诊断仪的大体结构,明白超声仪操作简单灵活。

2. 为了使图像质量和探查深度之间有较好的平衡,根据不同的检查部位和不同的检查深度选择不同的探头类型和频率。

3. 通过适当调节探查深度、增益、聚焦等功能键,可以使图像质量达到最佳。

4. 超声仪器上可以进行很多数据的测量,除了常规的测量外,一些专有的测量和测量软件要及时向厂商的临床应用专家咨询。

【实验报告】

1. 画出超声诊断仪的大体结构并进行标注说明。

2. 写出探头的种类和不同探头适合不同部位的检查。

【实验思考】

1. 超声诊断仪的结构主要有哪些部件?

2. 常用的超声显像方式有哪几种?

3. 探头有哪些不同的种类? 如何根据检查部位和深度不同选择适合的探头?

4. 为什么要调节超声仪的显像深度和增益?

第二节　超声诊断研究内容、探查方法和声像图分析

【实验概述】　明确超声诊断研究的内容是基本和必要的,它可以深刻理解超声诊断的适应证,以便对患者是否需要作超声检查做出正确的选择。超声诊断学研究的主要内容是器官或病变的形态学、功能学、血流动力学和介入诊断及治疗。探查方法主要是让学生掌握超声横切面、纵切面和斜切面的操作方法。声像图是显示器上超声的各种图像,通过医生的观察和分析声像图从而做出诊断。不同的声像图与器官和组织的不同病理结构是密切相关的。

【实验要求】　掌握超声研究的内容,为以后选择超声检查的适应证打下基础。训练学生操作探头进行横切面、纵切面和斜切面的操作,掌握图像上的方位与解剖方位的关系。对显示出的声像图要明确其病理结构。

【实验注意事项】

1. 操作仪器要动作轻柔。

2. 不使用仪器时或同学之间交换使用仪器时要把探头放到探头架上以免滑落。

3. 检查肝胆胰脾前要空腹 8 小时,检查膀胱前列腺或子宫附件要适度充盈膀胱。

4. 在进行横切、纵切面时要注意探头上方的标记和人体纵轴、横轴的关系。

【实验目的】

1. 掌握超声诊断学研究的内容。

2. 熟悉超声诊断学的优势和不足。

3. 掌握超声诊断检查前的准备、检查时的体位、探头放置方向与显示器上图像方位关系。

4. 掌握声像图的描述以及与病理的大体关系。

【实验内容】

1. 超声诊断学研究的内容。

2. 超声诊断学的优势和不足。

3. 超声诊断检查前被检者的准备、检查时的体位、探头放置方向与显示器上图像方位关系。

4. 声像图的描述以及声像图与病理的大体关系。

【实验器材】　彩色多普勒超声仪(配有各种探头);稳压电源;检查床;耦合剂;卫生纸。

【实验方法】

1. 介绍超声诊断学研究的内容。

2. 介绍超声诊断学的优势及不足。

3. 介绍检查前的准备。

4. 学生之间进行相互练习,包括模拟被检者体位姿势、探头放置的位置和方向,患者的解剖方位与显示器上图像的方位关系。

5. 学生之间相互练习,显示出超声切面图,观察图像上的各种超声声像图。

6. 显示出声像图后,要指明声像图与病理的关系。

【实验步骤】

1. 超声诊断学研究的内容

(1) 器官、病变形态学研究:脏器的位置、形态、大小、边缘、毗邻关系、内部结构;病变的位置、形态、大小、边缘、毗邻关系、内部结构。

(2) 器官的功能研究:心脏收缩和舒张功能、心脏泵血功能、胆囊收缩功能、胃和膀胱排空功能。

(3) 血流动力学研究:利用超声多普勒效应研究心脏及大血管内血流的速度、方向、时期、性质,为疾病的诊断提供更多、更有价值的信息。

(4) 介入超声:介入超声诊断是应用超声图像可"直视脏器"的作用,且具有操作简单的特点进行引导穿刺,与病理细胞学及组织学相结合,提高诊断的准确性。常用的探头有:专门的穿刺探头、血管内超声探头等。

2. 超声诊断学的优势和不足

(1) 优势:软组织分辨力较高,图像层次丰富清晰;小病灶显示良好;实时动态切面显像;切面显像结合多普勒血流显像;具有腔内、穿刺、造影等多种形式;操作灵活,可获得各种切面,定位准确;无创伤,可多次重复检查,获取结果及时。

(2) 不足:对含气器官超声显像效果较差;某些器官周围有含气器官,亦可受气体干扰,显像效果较差;对密度较高的组织穿透力较差。

3. 检查前的准备

(1) 肝胆胰脾及腹膜后大血管检查一般需要空腹 8 小时以上。

(2) 妇科疾病、早孕、前置胎盘等经腹壁检查需要充盈膀胱,但经阴道检查不需要充盈。

(3) 膀胱、前列腺检查需要充盈膀胱。

（4）心、双肾、中晚期孕检无需特殊准备。

（5）腔内超声检查需要清洁消毒探头。

（6）造影及介入超声检查除了严格消毒外，还要准备急救设备。

4. 被检者的体位　在对被检者进行探查时,被检者通常的体位有:仰卧位、左侧和右侧卧位、俯卧位,根据一些特殊情况需要,可以有站立位、膝胸卧位和半卧位(图14-1)。

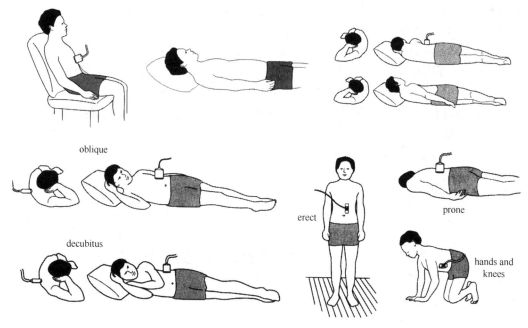

oblique

erect

prone

decubitus

hands and knees

图 14-1　被检者体位示意图

5. 探头放置位置与显示器上图像的方位关系　每一把探头上面都有一个探头方向的标记。

（1）纵切面:探头标记在上,探头的纵轴与人体的纵轴呈平行关系,显示器上左侧显示靠头侧的组织、显示器右侧显示靠足侧的组织,显示器上由上到下依次显示的是探头最近接触到的人体组织到最远的组织(图14-2)。

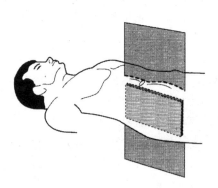

Longitudinal (sagittal) section

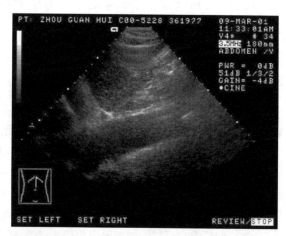

图 14-2　纵切面示意图

（2）横切面：探头标记位于患者的右侧，探头的纵轴与人体的横轴呈平行关系，显示器上左侧显示的靠患者右侧的组织，显示器上右侧显示的靠患者左侧的组织，显示器上的上下显示的图像仍然是探头最近接触到的人体组织到最远的组织（图14-3）。

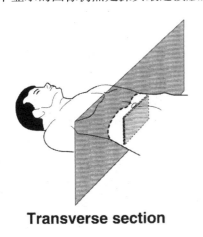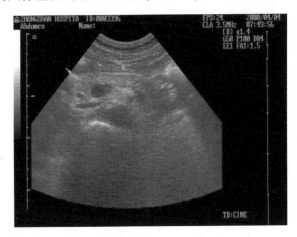

图14-3　横切面示意图

（3）冠状切面：近似纵切面，探头标记朝上，显示器上左侧显示靠头侧的组织，右侧显示靠足侧的组织，显示器上由上到下依次显示的是探头最近接触到的人体组织到最远的组织（图14-4）。

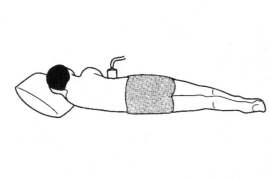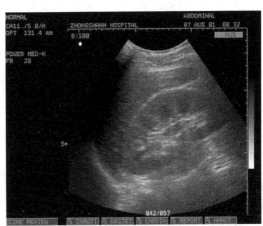

图14-4　冠状切面示意图

6. 超声声像图

（1）声像图的概念：超声波入射人体组织后，遇到不同的声学界面发生反射或散射，反射或散射的能量被超声仪接收后按反射的强弱不同在显示器上形成不同的图像。

（2）声像图上回声强弱命名，与病理结构的关系：①强回声：结石、钙化、骨骼、纤维化、气体；②高回声：结缔组织、肾窦、肝包膜、血管壁、肿瘤组织；③中等回声：肝、脾、肿瘤组织等；④低回声：肾皮质、甲状腺、肿瘤等；⑤弱回声：肾锥体、淋巴结、肿瘤等；⑥无回声：液体。

（3）声像图上回声分布：均匀、不均匀。

（4）声像图上回声形态的描述：点状回声、斑状回声、团块状回声、带状回声、环状回声等。

（5）声像图征象描述：靶环征、驼峰征、双筒枪征、平行管征、彗星尾征、假肾征等。

7. 声像图分析方法

（1）外形、大小、边缘、边界、壁内部结构、管道结构。

（2）回声强弱。

（3）回声分布：弥漫性或局灶性，均匀或不均匀。

（4）与周围组织的毗邻关系。

8. 各种显像方式主要显示的内容

（1）B 型超声显像：形态轮廓、内部结构、位置及毗邻关系、活动状态、边界回声、后方回声。

（2）M 型超声显像：心底部结构及运动、二尖瓣区结构及运动、心室结构及运动。

（3）多普勒超声显像：血流出现的时相、血流速度、血流方向、血流频谱的灰度、血流的离散度。

9. 声像图常见的伪像　　伪像产生的原理主要是超声本身的一种较复杂的物理效应，它经常在超声图像中伴生，由此可造成图像伪差（imaging artifact），带来诊断错误，认清这些伪差，有利于我们正确认识图像，提高诊断水平。常见的伪像有：①混响效应（reverberation effect），亦称多次反射或多层反射；②振铃效应（彗星尾征）；③镜像效应；④侧壁回声失落效应；⑤后方增强、减弱效应；⑥声影。

【实验学时】　3 学时。

【实验总结】

1. 通过学习超声诊断学研究的内容，达到认识超声诊断在临床应用中的价值。

2. 认识超声诊断学的优势及不足，以便更好应用这种影像诊断技术。

3. 通过了解检查前的准备，可以更好地为被检者服务。

4. 通过学生之间进行相互练习，包括模拟被检者体位姿势、探头放置的位置和方向与显示器上图像的方位关系，加深对这方面知识的理解，为以后学习各个系统的超声显像打下坚实的基础。

5. 通过学生之间相互练习，显示出超声切面图，观察图像上的各种超声声像图，进一步理解超声声像图的含义。

6. 明确声像图与病理的关系。

【实验报告】

1. 画出一个纵切面：包括肝左叶长轴切面和腹主动脉长轴切面。

2. 画出一个横切面：包括胰腺的横切面以及周围的脾静脉、肠系膜上动脉、腹主动脉及下腔静脉。

【实验思考】

1. 超声诊断研究的内容主要有哪些？

2. 超声诊断有哪些优势与不足？

3. 作纵切面、横切面探查时，显示器上左右、上下代表人体组织的关系是什么？

4. 声像图上回声强弱的描述分哪些？

第十五章 超声检查技术实验

第一节 正常人经胸常规超声心动图检查技术实验

【临床概述】 一般经胸壁常规超声心动图主要包括 M-型超声心动图(M-mode echo-cardiography,ME)、二维超声心动图(two-dimensional echocardiography,2DE)、频谱多普勒超声心动图(sepectral doppler echocardiography,SDE)和彩色多普勒血流显像(color doppler flow imaging,CDFI)。常规超声心动图是超声在心血管疾病检查中最重要的技术。本实验主要简介正常人心脏扫查方法、声像图表现和测量。

【诊断要求】 了解心脏检查的适应证,初步能对正常人进行常规超声心动图检查。

【检查注意事项】

1. 选择心脏探头,调节仪器增益、扫描深度等,使图像达到满意的清晰度。

2. 注意二维切面图像的标准化显示;超声多普勒与血流方向夹角的调整。

3. 测量数据的准确性:准确时相监控;测量室壁厚度或腔室的大小从前缘(侧)内膜回声线的上沿或下沿垂直测量至后缘(侧)内膜回声线的下沿或上沿。

【实验目的】

1. 掌握正常人心脏及大血管常见二维切面所显示的解剖结构、测量方法。

2. 掌握正常人心脏及大血管常见 M-型超声曲线特征、测量方法。

3. 掌握正常人心脏各瓣膜口的 doppler 频谱特征、测量方法。

4. 掌握正常人心脏各瓣膜口的彩色血流显像特征。

【实验内容】

1. 正常心脏常用的 2DE 切面。

2. 正常心脏各瓣口 SDE 及 CDFI 血流特征。

【实验器材】 彩色多普勒超声诊断仪;稳压器;检查床;心电图电极;耦合剂;卫生纸等。

【实验方法】

1. 学生自己相互检查(每 5~6 人一组)。

2. 检查中,熟悉正常人体心脏及大血管的解剖结构及二维切面图像如左室长轴观、心尖四腔观、心尖五腔观、大动脉根部短轴观、二尖瓣口短轴观等;认识正常人体心脏及大血管的常见 ME 曲线(Ⅰ-Ⅳ区曲线);认识正常人体心脏各瓣膜的 doppler 频谱特征;认识正常人体心脏的彩色血流显像。

3. 记录测量数据 记录房室大小、大血管内径、左室心功能参数和各瓣膜口血流速度等。

【实验步骤】

1. 检查前准备

(1) 一般无需特殊准备,对个别患者需做好解释工作,以消除紧张情绪。

(2) 临床上对儿童和不合作患者,可根据情况给予适当的镇静剂。

(3) 仪器的调节:如探头频率选择,成人一般用 2.0~3.5MHz,儿童 5.0~8.0MHz;深度调节,成人 16~18cm,儿童 6~10cm;总增益和分段增益调节等,使图像达到最佳效果。

2. 检查方法、超声表现和数据测量

（1）2DE

1）心前区：被检者左侧卧位，连接心电图（ECG），置探头于胸骨左缘3、4肋间，示标（探头上扫查方向标记）指向头侧，探测平面与右胸锁关节（或右肩）至左乳头（或左腰）连线相平行。此切面称为胸骨旁左室长轴观，仔细观察所显示解剖结构：如右室前壁、右室、室间隔、左室、左室后壁、主动脉、主动脉瓣、左房、二尖瓣等。在收缩末期、舒张末期（腱索水平）测量右室、左室的前后径，室间隔、左室后壁的厚度，在收缩末期测量左房、主动脉的前后径等（图15-1）。

在心前区，调整探头的位置和扫查平面，使扫查平面与心脏长轴垂直，可获得心底短轴观、二尖瓣水平和乳头肌水平短轴观。该区还可获得右室流入道长轴观。仔细观察上述切面所显示解剖结构。

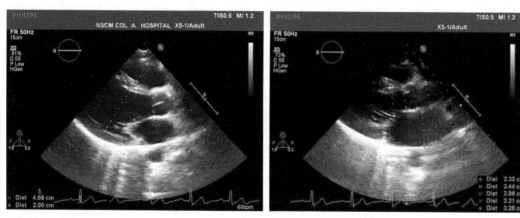

图15-1　胸骨旁左室长轴观。左图为舒张末期，示左右室舒末前后径测量，该切面可测量室间隔、左室后壁舒末厚度。右图为收缩末期，示左房前后径、主动脉根部（窦管线上约1cm处）、窦部和瓣环及左室流出道前后径（瓣环下约1cm处）的测量

2）心尖区：置探头于心尖搏动处或稍内，示标朝向左侧，探头指向右侧胸锁关节（或右肩）作额状面扫查，扫查平面大致平行于胸、背部，此切面为心尖四腔观。可显示左右心室、左右心房、后室间隔与房间隔、二组房室瓣即二尖瓣与三尖瓣等。在收末测量右房的上下径和左右径，在舒末测量右室基底部横径、中部横径、上下径（图15-2）。用Simpson法测量左心收缩功能参数（图15-3）。

在心尖区，调整探头位置和扫查平面，可获得心尖五腔观、心尖三腔观、心尖二腔观等切面。仔细观察上述切面所显示解剖结构。

3）胸骨上窝区：被检者平卧位，头部后仰，置探头于胸骨上窝，示标指向左后方，扫查平面与主动脉弓走向平行，此处所获切面为胸骨上窝主动脉弓长轴观。该切面可测量主动脉弓、降主动脉起始部的内径。该区还可获得主动脉弓短轴。

4）剑突下区：被检者平卧位，置探头于剑下，示标朝向左侧，探头指向左肩方向，扫查平面大致平行于胸、背面。此切面为剑下四腔心观，可显示左右心室、左右心房、室间隔与房间隔、二尖瓣前后瓣与三尖瓣前、隔瓣等。该切面可测量右室侧壁的厚度。

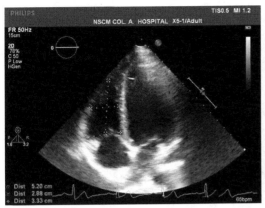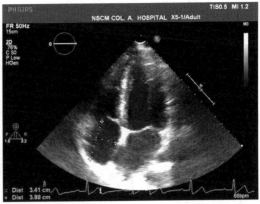

图 15-2　心尖四腔观,示舒末右室基底部横径、中部横径和上下径的测量(左图)。在收末右房中份水平测量横径,在三尖瓣瓣环连线中点向心房底部连线,与横径垂直,并避开上腔静脉,测量上下径(右图)

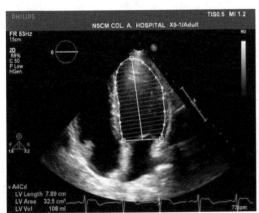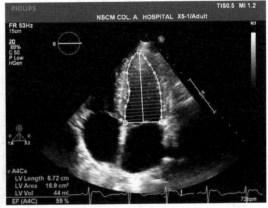

图 15-3　心尖四腔观,单平面 Simpson 法测量左室收缩功能参数。左图为心尖四腔观舒末期,右图为心尖四腔观收末期

在剑突下区,顺时针转动探头,调整扫查平面,仅显示房间隔和左右心房,可获得剑下心房两腔观。有关正常人的心脏 2DE 测值参考(表 15-1)。

表 15-1　常用二维超声心动图正常参考值

项目	M/F	<20 岁	20 岁~	30 岁~	40 岁~	50 岁~	60 岁~	70 岁~
AAD	M	23.4~25.7	26.1~26.8	27.8~28.5	29.0~29.9	30.5~31.6	30.9~32.0	31.8~33.1
	F	22.4~24.6	23.8~24.6	25.3~26.1	27.0~27.9	28.4~29.3	28.7~29.7	29.0~30.7
LAD	M	27.8~30.3	31.1~31.1	31.7~31.7	31.9~32.9	32.2~33.2	32.6~33.8	32.8~34.2
	F	26.2~28.5	27.0~27.8	28.4~29.5	29.3~30.3	29.9~30.9	30.9~32.0	31.0~32.7
RVD	M	18.9~22.2	21.7~22.7	22.1~23.1	22.3~23.5	22.7~24.0	22.6~23.8	22.2~23.7
	F	19.3~22.0	20.2~21.1	21.3~22.4	21.7~22.8	21.3~22.3	21.8~22.9	21.3~22.8
RVAW	M	3.49~4.13	3.84~4.06	3.91~4.14	4.03~4.26	4.02~4.29	4.14~4.37	4.24~4.52
	F	3.25~4.10	3.36~3.56	3.67~3.90	3.75~3.96	3.75~3.98	4.11~4.32	4.04~4.38

续表

项目	M/F	<20 岁	20 岁~	30 岁~	40 岁~	50 岁~	60 岁~	70 岁~
LVDd	M	44.8~47.9	46.8~47.7	46.2~47.2	46.4~47.5	46.4~47.5	45.9~47.2	46.8~47.6
	F	42.2~44.2	42.4~43.2	42.9~44.0	43.3~44.1	43.7~44.6	43.6~44.6	43.1~44.7
MPA	M	19.3~21.1	20.4~21.0	21.0~21.6	21.2~21.9	21.5~22.2	21.5~22.4	21.8~22.7
	F	17.5~19.6	18.8~19.4	19.7~20.4	20.2~20.8	20.7~21.3	21.0~21.8	20.9~22.0
RA	M	40.0~43.0	42.1~43.4	42.0~43.3	43.1~44.7	43.2~44.6	43.3~44.9	43.1~45.0
	F	35.5~39.1	38.4~39.6	40.0~41.3	40.2~41.5	41.0~42.4	41.6~42.9	41.5~43.7
EF4	M	0.57~0.64	0.63~0.64	0.62~0.64	0.62~0.65	0.62~0.64	0.62~0.64	0.64~0.66
	F	0.61~0.66	0.64~0.66	0.63~0.65	0.63~0.65	0.64~0.66	0.66~0.68	0.65~0.68

注:除 EF 外,单位均为 mm。AAD:升主动脉内径;LAD:左房前后径;RVD:右室前后径;RVAW:右室前壁厚度;LVDd:左室舒末前后径;MPA:主肺动脉内径;RA:右房上下径;EF4:Simpson 法四腔心测量左室射血分数;M:男,F:女

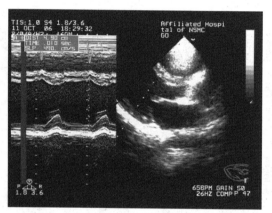

图 15-4 2a 区,示左心室舒张期前后径的测量

(2) ME:在 2DE 胸骨旁左室长轴观引导下,将 ME 取样线放置于需观察的心脏大血管结构上,可获得若干波群(运动曲线图)。从心底往心尖观察:心底波群(4 区),二尖瓣前叶波群(3 区),二尖瓣前后叶波群(2b 区),腱索水平波群(2a 区),心尖波群(1 区)。2a 区最为重要,此区由右室前壁、右室腔、室间隔、左室腔与左室后壁组成。2a 区可测量右室舒末前后径、室间隔舒末和收末厚度与搏幅、左室舒末和收末前后径、左室后壁舒末和收末厚度与搏幅(图 15-4)。该区可用立方法或 Teichholtz 校正公式测量左心收缩功能参数。仔细观察上述其他波群所显示解剖结构。

(3) SDE 和 CDFI

1)检查技术:通常先行 2DE 检查,获取心脏各个标准切面,启动 CDFI,以观察感兴趣区内的血流信号,血流流向探头方向为红色,背离探头方向为蓝色。注意调整取样框的大小和彩色显示标尺。再用 SDE 脉冲多普勒(pulsed-wave doppler, PWD)或连续多普勒(continuous-wave doppler, CWD)检测血流动力学参数,注意调整血流方向与声束方向的夹角,一般 <20°。

2)超声表现和参数测量:取血流方向与超声束平行的 2DE 切面,分别观察二尖瓣口、主动脉瓣口、三尖瓣口和肺动脉瓣口的 CDFI 的血流时相、方向、彩色辉度和范围等。例如:选择心尖四腔观观察二尖瓣口、三尖瓣口血流;心尖五腔观(或心尖三腔观)观察主动脉瓣口血流;主动脉短轴肺动脉长轴观观察肺动脉瓣口等。将 PWD 的取样容积置于各瓣口,测量各瓣口的血流动力学参数,如流速、跨瓣压差、速度积分等(图 15-5,图 15-6)。注意观察正常人是否存在瓣膜轻度反流、房室间分流等异常血流。

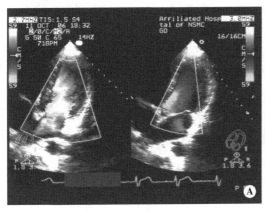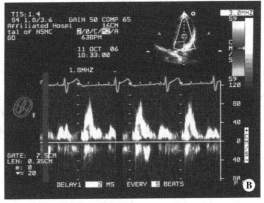

图15-5 A图(左)示心尖四腔观二尖瓣口舒张早期的红色带状血流（中央较鲜亮）及（右）收缩期左室流出道内的蓝色血流（中央较鲜亮）。B图示PWD二尖瓣口舒张期双峰窄带频谱图（E峰、A峰）

【实验学时】 3学时。

【实验总结】

1. 仪器的优劣和调节等将影响图像质量。

2. 标准切面的扫查、规范的测量等将减少所测实验参数的误差。

3. 2DE显示的心脏同一解剖结构最好两个切面互相证实。

【实验报告】 画出至少两个常用2DE切面，标出解剖结构；报告所测正常心脏房室大小、瓣口流速等实验数据。

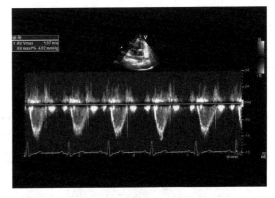

图15-6 肺动脉瓣口PWD单峰窄带频谱,示峰值流速、跨瓣压差的测量

【实验思考】

1. 正常心脏M-型超声心动图曲线上,2b区显示的解剖结构,从前至后有哪些？怎样解释2b区曲线形成的机制？

2. 二维切面上怎样显示左室各室壁？正常心脏二尖瓣前瓣与三尖瓣隔瓣相距多少毫米？

3. 正常心脏脉冲doppler频谱图上,二尖瓣瓣口与三尖瓣瓣口的频谱形态相似吗？不同点在哪里？

4. 怎样测量主动脉瓣口血流参数？舒张期可观察到主动脉瓣的反流吗？

第二节 腹部超声检查技术实验

【临床概述】 常规腹部超声检查技术主要包括二维超声（two-dimensional ultrasonography,2DU）、脉冲多普勒超声（pulsed doppler ultrasonography, PDU）和彩色多普勒血流显像（color doppler flow imaging,CDFI）。该技术是腹部器官疾病影像学检查中最基础、最重要的技术之一。本实验主要包括正常人肝、胆、胰、脾、肾、膀胱、前列腺、子宫和卵巢等器官的检查方法、测量技术和正常超声表现。

【诊断要求】 了解腹部超声检查的适应证,初步能对正常人进行常规腹部超声检查。

【检查注意事项】

1. 检查肝、胆、胰、脾时,被检查者空腹 8 小时以上,前 1 天晚上以清淡饮食为宜。前 3 天避免胃肠钡餐和胆道 X 线造影检查。对已做胃镜、结肠镜检查者最好两天后再做超声检查。

2. 检查输尿管、膀胱、前列腺、子宫和附件,应使膀胱适度充盈。

3. 常用凸阵探头,成人一般选用 3.5~5.0MHz,肥胖者可选用 2~2.5MHz 探头。应调节总增益、深度增益补偿和焦距深度等。

【实验目的】

1. 熟悉仪器使用和被检者的准备。

2. 熟悉扫查方法和测量技术。

3. 掌握腹部器官的正常超声表现。

【实验内容】

1. 腹部超声显像仪探头的选择和仪器的使用。

2. 腹部器官的超声检查技术、正常超声表现。

【实验器材】 彩色多普勒超声诊断仪;3.5MHz 凸阵探头;超声专用耦合剂;清洁卫生纸等。

【实验方法】

1. 学生(被检者)自己相互检查(每 5~6 人一组)。

2. 检查中熟悉腹部超声检查步骤、方法及正常超声表现。

3. 记录测量数据:按各器官要求常规测量其大小。

【实验步骤】

1. 检查前准备 对个别紧张的被检者需做好相关解释工作,以消除其顾虑情绪,其余准备见注意事项。

2. 检查方法

(1)肝脏

1)扫查顺序、切面和测量 顺序依检查者习惯可有不同。

A. 被检者仰卧位,探头置于剑突下行肝左叶纵切,向左连续滑移并侧动探头,以左外叶回声消失为止,再向右滑移并侧动探头,以显示左叶和部分右叶。以通过腹主动脉左叶矢状面前后缘最宽处的肝包膜测量其厚度,以上下缘包膜处与人体中线平行测量其长度(图 15-7B)。再将探头横或斜置于剑突下连续行肝左叶横或斜断扫查。

B. 连续滑移探头于右肋缘下,声束指向右上后方,显示第一肝门结构(门静脉主干横切面和左右支纵切面)。再稍向上扫查,可显示三条肝静脉汇入下腔静脉(inferior vena cava, IVC),即第二肝门。于右锁骨中线肋缘下肝右静脉和肝中静脉汇入 IVC 斜断面测量肝右叶最大斜径(图 15-7A)。再于右肋缘下行连续纵断扫查。在第一肝门纵断面距肝门 1~2cm 处测量门静脉主干内径。

C. 探头置于右侧第五肋间(仰卧或左侧卧位),自上而下逐肋间扫查肝右叶至肋缘。

无论何种检查,其切面应相互覆盖,并构建空间解剖结构。一般先行 2DU,再行 CDFI,最后用 PDU。

2）正常超声表现

A. 2DU：肝包膜呈线状强回声，下缘和外缘呈锐角；实质呈均匀细小的中等点状回声（图15-7）；肝右叶最大斜径约10~14cm，左叶厚度和长度分别不超过6cm、9cm；门静脉管壁回声较强、较厚，主干内径约1~1.2cm（<1.3cm），可追踪至三级分支；肝静脉管壁薄，内径约0.5~1.0cm；肝内胆管与门静脉伴行，约为伴行门静脉的1/3。

B. CDFI和PDU：肝静脉显示为离肝蓝色血流，频谱呈三相波型；门静脉主干显示为入肝的红色血流，频谱呈双小峰，或持续性频谱，但随心动周期和呼吸有起伏；肝动脉有时可在门静脉主干旁显示，呈搏动性血流频谱。

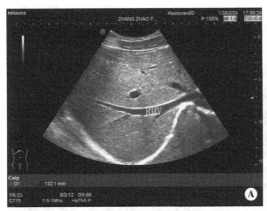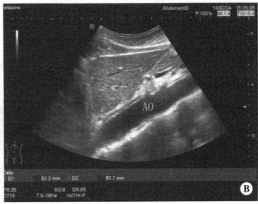

图15-7　图A为右肋缘下斜切面；图B为通过腹主动脉（AO）肝左叶矢状面

（2）胆道系统

1）扫查切面和测量

A. 探头置于右上腹腹直肌外缘，行纵（或斜纵）切面，显示胆囊纵断面。可在最大纵断面测量其长径、前后径和囊壁厚度（体部前壁）。

B. 探头长轴与肋弓接近平行行右肋缘下斜切面，可显示门静脉右支、右前支、右后支、右肝管和胆囊。

C. 置探头于右第6~9肋间斜切（被检者可左侧卧位），可显示胆囊、门静脉右支及其伴行的右肝管。

D. 探头长轴与右肋弓接近垂直行右上腹正中旁斜纵切面，可显示肝外胆管纵断图像，可在此测量胆总管（common bile duct，CBD）的内径。

E. 探头置于剑突下行横（或斜横）切面可显示左肝管及门静脉左支横部、矢状部和内外侧支的"工"字形结构。有时鉴别胆道与门静脉系统时，可作CDFI，前者无血流信号。

2）正常超声表现

A. 胆囊：纵切面呈梨形或长茄形，横切面呈圆或椭圆形。一般长径<8.0cm，前后径<4.0cm，壁厚<0.3cm，光滑整齐（图15-8）。胆囊腔内呈无回声，后方回声增强。

B. 肝内胆管：左右肝管位于门静脉左右支的前方，内径约0.2cm。

C. 肝外胆管：上段与门静脉平行形成双管结构易于显示；下段可通过加压探头或饮水等加以显示。成人CBD内径一般约0.4~0.7cm。

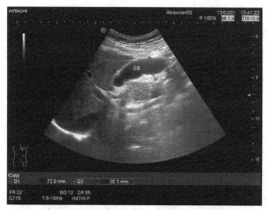

图 15-8　右肋缘下斜纵切面显示胆囊

（3）胰腺

1）扫查切面和测量

A. 探头置于剑突下,向左上倾斜 15° ~ 30°,然后向下缓慢移动探头,在相当于脐上 5 ~ 10cm 范围内连续斜行扫查,可显示胰腺长轴切面。其后方为脾静脉、肠系膜上静脉、肠系膜上动脉、下腔静脉、腹主动脉和脊柱。注意左肾静脉穿越腹主动脉和肠系膜上动脉之间,脾静脉是识别胰腺的标志(图 15-9)。在下腔静脉前方测量胰头厚度(前后径),在腹主动脉(或肠系膜

上动脉)前方测量胰体厚度,在腹主动脉或脊柱左侧缘测量胰尾厚度(切线测量法)。

B. 探头置于剑突下右侧,向左侧连续滑移做纵切扫查,可显示胰头、胰颈、胰体和部分胰尾短轴切面。

2）正常超声表现　胰腺长轴显示多呈长条(腊肠)形、蝌蚪形和哑铃形三种形态。胰头稍膨大呈卵圆形,左下方突出结构为钩突。多数学者认为胰头前后径<3cm,胰体、胰尾前后径<2.5cm(有学者主张胰腺头、体和尾前后径分别<2.5cm、<2.0cm、<1.5cm)。实质呈细小均质的点状回声,较肝实质回声稍高,但弱于肾窦回

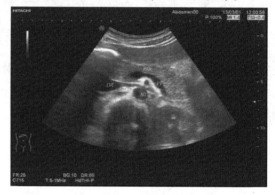

图 15-9　胰腺长轴切面

PAN:胰腺,PV:脾静脉, IVC:下腔静脉,AO :腹主动脉

声。主胰管一般不显示或内径一般小于 2mm,并向胰尾部逐渐变细。

（4）脾脏

1）扫查切面和测量

A. 被检者右侧卧位(45° ~ 90°)或仰卧位,探头置于左侧第 8 ~ 11 肋间,可获取脾脏长轴斜切面(图 15-10)。

B. 仰卧位或右侧卧位,探头置于左腋后线至左腋中线,显示脾脏的冠状切面。在最大切面测量其最大长径(内上缘至外下缘间的距离),在前倾冠状切面测量其厚径(膈面弧度的切线到脾门处的距离)。

C. 在脾大或显示脾门结构与周围的关系时采用左肋下斜切面。

2）正常超声表现

A.2DU:肋间长轴切面可呈半月形,冠状切面可呈近似三角形。最大长径为 8 ~ 12cm,厚径为 3 ~ 4cm,一般<4.5cm。脾脏轮廓清晰,表面光滑整齐,膈面向外凸起,脏面凹陷,其中部为脾门。脾脏回声与肝脏比较,呈中-低水平的均匀细小点状回声,但比左肾皮质回声稍高。

B. CDFI 和 PDU:脾动脉血流呈红色,为搏动性频谱;脾门处脾静脉血流呈蓝色,为连续性频谱。

（5）肾、输尿管、膀胱和前列腺

1）扫查切面和测量

A. 肾：①被检者仰卧位，行冠状切面扫查，右肾以肝为声窗，左肾以脾为声窗；②侧卧位经侧腰部行冠状切面及横切面扫查，左侧卧位时检查右肾，右侧卧位时检查左肾；③受检者俯卧位，对肾进行纵切面及横切面扫查。在上述最大纵断面或冠状面上测量肾长度或厚度，最大横断面上测量肾宽度和厚度。

B. 输尿管：正常人不易探及。如有扩张，可采用多体位、多切面追踪肾盂、输尿管至膀胱。

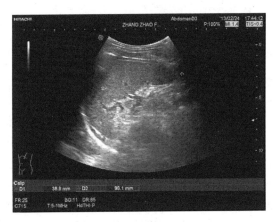

图 15-10 左肋间脾脏长轴斜切面

C. 膀胱：探头置于耻骨联合上方，做多切面的扫查。

D. 前列腺：适度充盈膀胱，多切面扫查。在最大（斜）横断面上测量横径，在纵断面上测量长径（前列腺底部到尖部的距离）和厚径（与长径垂直）。

2）正常超声表现

A. 肾：2DU 声像图上肾纵断呈椭圆形（图 15-11 A）；一般成人长约 10~12cm；宽约 4.5~5.5cm；厚约 4~5cm；包膜光滑、清晰，呈高回声；肾窦位于肾中央，呈长椭圆形的高回声区（强度高于胰腺回声），宽度约占肾的 1/2~1/3；包膜和肾窦之间为低回声的肾实质，即肾皮质和肾髓质，肾锥体回声较肾皮质回声低。CDFI 和 PDU：CDFI 能显示主肾动脉、段动脉、叶间动脉（图 15-11 B）和弓状动脉及各段伴行静脉；PDU 可测量各级动脉的血流参数。

B. 膀胱：2DU 声像图上形态随尿液充盈情况而变化。适度充盈时，壁呈光滑带状回声，厚度 0.1~0.3cm；尿液呈无回声，正常情况下残余尿量少于 10 ml。

C. 前列腺：2DU 声像图上横切面呈倒置的栗子形，纵切面呈椭圆形或慈姑形；宽、长和厚径分别约为 4cm、3cm、2cm；包膜完整光滑；内部回声呈低回声，分布均匀。在前列腺后方可见对称性长条状的精囊腺。

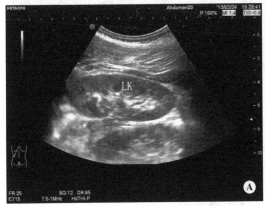 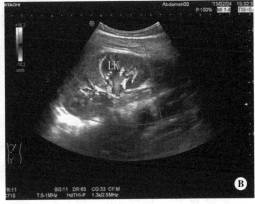

图 15-11 A 图为俯卧位示左肾纵切面；B 图为侧卧位经侧腰部冠状切面，示左肾 CDFI 的血流图

（6）子宫、附件

1）扫查切面和测量　探头置于下腹部,先纵断切面扫查,以子宫矢状切面为中心,探头稍向两侧偏转、滑行;然后探头转动90°改为横切面扫查,从上向下或从下向上连续扫查;再左右侧斜向扫查,观察子宫、双侧附件结构。子宫体测量时取子宫正中矢状切面,自宫颈内口到宫底浆膜层测量其长径;与长径相垂直测量宫体前缘到后缘的最大距离为前后径;自宫颈内口到宫颈外口(阴道内气体强回声光带顶端)距离为宫颈长度;取宫底内膜腔最大横切面,在子宫与输卵管连接处水平(宫角下缘)测量其横径。

2）正常超声表现

A. 子宫:①2DU 声像图上,前倾或平位子宫呈倒梨形(图 15-12A),后倾屈子宫可呈球形。横断宫底呈三角形(图 15-12B),宫体呈椭圆形。浆膜层为纤细线状高回声,肌层呈均匀等回声,子宫腔呈线状高回声。正常育龄妇女宫体参考值为:长径 5.0 ~ 7.5cm,前后径 3.0 ~4.5cm,横径 4.5 ~ 6.0cm;绝经后子宫体萎缩变小。子宫内膜声像图随月经周期改变有不同表现。宫颈回声较宫体肌层稍高,宫颈黏膜层纵切时表现为沿颈管线周围的梭形低回声。宫颈长约 2.0 ~3.0cm,前后径 1.5 ~2.0cm。②CDFI 和 PDU,于宫体与宫颈交界水平两侧可显示子宫动静脉的血流信号,可测量血流参数。

B. 卵巢:2DU 声像图上多位于两侧宫底的外上方,呈扁椭圆形或杏仁形。成年妇女大小约 4cm×3cm×2cm。内可见大小不等、类圆形无回声区(卵泡)。绝经 1 年后,卵巢显示困难(萎缩变小)。CDFI 和 PDU:可观察卵巢的血流信号。经阴道超声检查效果较好,并可准确测量血流参数。

C. 输卵管:正常情况下多不能显示。当盆腔有积液时,输卵管呈弯曲细管状回声。

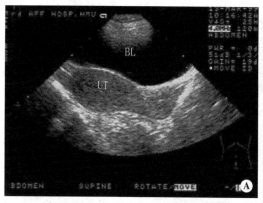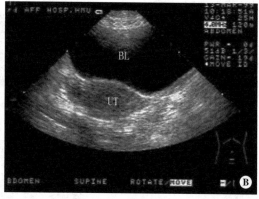

图 15-12　子宫(UT)纵断(A)和宫底横断图(B)

【实验学时】　3 学时。

【实验总结】

1. 仪器的优劣、探头频率和仪器参数的调节影响图像质量。

2. 被检者的准备、体位的变化和多途径的扫查是不可缺少的。

3. 熟悉器官正常解剖结构和声像图对各器官疾病的诊断十分重要。

4. 检查子宫、卵巢必须了解女性的生理年龄和月经周期。

5. 成对器官,检查时应注意左右对比。

【实验报告】

1. 画出肝脏右肋缘下第一肝门、第二肝门斜切面示意图,标明各解剖结构和并记录所测肝脏右叶的大小。

2. 画出胰腺二维长轴切面及其与周围器官、血管关系的示意图,并标明各解剖结构。

【实验思考】

1. 怎样扫查肝脏各个标准切面和测量肝脏的大小?

2. 描述正常胆道系统二维声像图表现。

3. 肾脏、膀胱、前列腺扫查的基本切面有哪些?

4. 试比较肝、胰、脾、肾二维声像图上的回声强弱关系。

5. 描述正常子宫二维声像图表现及其大小测量方法。

第三节　正常浅表器官超声检查技术实验

【临床概述】　超声在评价浅表器官疾病方面具有十分重要的作用,不但可以提供器官的形态学信息,还可观察其血流信号。本实验主要介绍正常人眼、甲状腺、乳腺、阴囊超声扫查方法、正常超声表现和测量。

【诊断要求】　了解临床检查的适应证。初步能对正常人进行眼、甲状腺、乳腺、阴囊常规超声检查。

【检查注意事项】

1. 检查眼部、阴囊时可用一次性使用的清洁的薄塑料袋包裹探头(探头表面涂上足够的耦合剂),以防止交叉感染。

2. 检查甲状腺时,颈后垫一小枕,头部后仰,充分暴露颈前区。检查一侧甲状腺时,头部后仰的同时向对侧偏转以利于扫查。

【实验目的】

1. 熟悉检查浅表器官超声仪器类型及仪器的调节、探头及其选择等。

2. 掌握正常眼、甲状腺、乳腺、阴囊的扫查技术、超声表现和测量。

【实验内容】　眼、甲状腺、乳腺、阴囊的超声扫查技术、正常超声表现和测量。

【实验器材】　彩色多普勒超声诊断仪;高频探头(5~10MHz)、凸阵探头(2~5MHz);超声专用耦合剂;清洁卫生纸;一次性使用的清洁薄塑料袋等。

【实验方法】

1. 学生自己相互检查(可每5~6人一组),轮流上机操作。

2. 检查中,熟悉正常人眼、甲状腺、乳腺、阴囊超声检查仪器的调节、检查步骤及正常超声表现。

3. 记录测量数据:按各浅表器官要求测量其大小及血流动力学参数等并记录。

【实验步骤】

1. 检查前准备

(1) 向被检者做好解释工作,以消除顾虑和紧张情绪。

(2) 临床上对儿童和不合作患者,可根据情况给予适量镇静剂。

(3) 充分暴露甲状腺、乳腺、阴囊。

2. 检查方法

（1）眼部

1）2DU 扫查技术、表现及测量：被检者仰卧位，轻闭双眼，探头轻置于眼睑上（可用消毒耦合剂），行横断面、纵断面及斜断面扫查。临床上还有特殊的扫查方法如后运动试验、磁性实验和压迫实验等。

正常声像图及测量：最前方为眼睑带状回声，紧邻后方角膜呈细带状回声（有时二者融为一层结构回声）；前房为半球形的无回声区；虹膜可显示对称性的带状回声，中央为瞳孔区；晶状体呈类椭圆形的中强回声；玻璃体呈无回声区；眼球壁表现为类圆形带状强回声，与球后脂肪组织（眶脂体）相连。后者中部的带状弱回声为视神经（图 15-13）。可测量眼球前后轴径（角膜前面中心至视神经颞侧缘）、晶状体厚度（前囊中点至后囊内侧）、玻璃体前后径（晶状体后囊内侧面至视神经颞侧缘）等参数。

2）CDFI、PDU 表现：CDFI 在视神经内可探查到视网膜中央动静脉血流信号，呈红-蓝相间；PDU 取样容积置于球后 2～3mm 处，可探及视网膜中央动脉血流频谱，呈三峰双切迹（图 15-14）。在视神经两侧还可探及眼动脉和睫状后动脉血流频谱。三条血管血流频谱与颈内动脉类似。

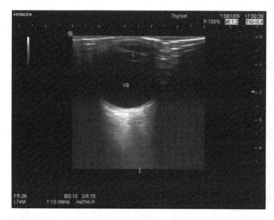

图 15-13　眼水平横断面图；L：晶状体；VB：玻璃体

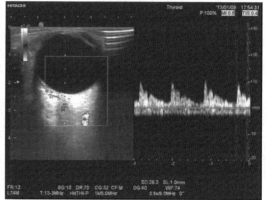

图 15-14　视网膜中央动脉的 PDU 频谱图

（2）甲状腺

1）2DU 扫查技术、表现及测量：将探头横置于颈前正中、甲状软骨下方，从上向下滑行扫查，直至甲状腺下极消失为止，分别对左右叶和峡部进行横切扫查，并测量其左右径和前后径。转动探头 90°纵切扫查甲状腺左右叶（可由外向内或由内向外）和峡部，并测量其上下径。

正常声像图：颈前正中横切面时甲状腺呈马蹄形或蝶形（图 15-15），颈侧区纵切面侧叶呈上窄下宽的锥形。甲状腺上下径 4～6cm，前后径 1～1.5cm（或 1～2cm），左右径 1.5～2.0cm，峡部厚 0.2～0.4cm；被膜为薄层高回声带，光滑整齐；实质回声密集均匀，与颌下腺回声水平相似，高于颈部带状肌层回声。

2）CDFI、PDU 表现：CDFI 显示为点状、短棒状或条状血流信号（图 15-16）；PDU 可检测甲状腺内动脉或静脉血流频谱和相关血流动力学参数。

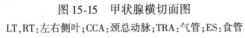
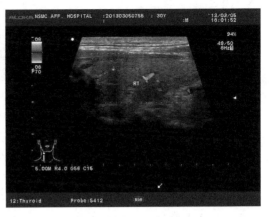

图 15-15   甲状腺横切面图   图 15-16   甲状腺右侧叶纵切面的 CDFI 图

LT,RT:左右侧叶;CCA:颈总动脉;TRA:气管;ES:食管

（3）乳腺

1）2DU 扫查技术、表现及测量:被检者仰卧位,充分暴露乳房和腋窝(双手臂可上举置于头部上方或枕后)。探头放在皮肤表面进行扫查。通常的扫查方式是放射状(以乳头为中心,沿导管长轴由内向外滑动扫查)和反放射状(由外向内沿导管长轴垂直方向扫查)扫查联合应用,此外还有旋转扫查法、纵切法、横切法和斜切法等。无论何种扫查,各扫查断面均要相互覆盖。一般在外上象限测量腺体层厚度(最大前后径);乳头下方主导管长轴测量其宽度。若发现病变,采用时钟表盘式定位法。最后扫查双侧腋窝淋巴结。

正常声像图:皮肤为一条平直带状稍高回声,光整;皮下脂肪层表现为等回声或低回声及穿行其间的线状高回声(Cooper 韧带);一般认为腺体层小叶和导管呈低回声,脂肪、纤维组织呈高回声(图 15-17),其厚度和回声与年龄及是否哺乳有密切关系;乳腺后间隙呈线状或带状低回声;胸壁肌层呈低回声。

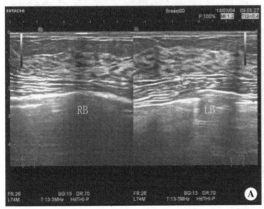
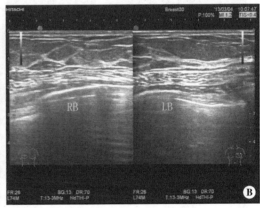

图 15-17   左右侧对比的乳腺二维声像图
A. 青年女性;B. 老年女性

2）CDFI、PDU 表现:CDFI 可显示为稀疏点状、短条状血流信号,以乳头附近较明显;PDU 可检测到动脉血流频谱。

（4）阴囊

1）2DU 扫查技术、表现及测量：被检者仰卧位，充分暴露外阴部，用手将阴茎上贴于下腹壁。阴囊后方可垫以纸巾。可用一次性使用的清洁薄塑料袋包裹探头，先纵断、横断及斜断面扫查睾丸、附睾。于最大纵、横面分别测量睾丸长径、前后径（厚径）和左右径（宽径）；于附睾最大纵切面，分别测量头部、体部和尾部的厚径。再于附睾上外方探查精索。

正常二维声像图：阴囊壁呈厚薄均匀的中等回声，部分睾丸鞘膜腔内可见到少量液体（无回声区）。睾丸纵切成卵圆形，横切近圆形。成年人长约 3.5 ~ 4.5cm，前后径约 1.8 ~ 2.5cm，左右径约 2 ~ 3cm。包膜光滑，整齐。实质回声呈中等点状回声（图 15-18A）。睾丸纵隔位于睾丸后外缘，呈高回声，纵切面成条索状，横切面近圆形。附睾位于睾丸后外侧，纵切面头尾部膨大、体部细小，头部呈新月形或三角形；附睾回声与睾丸相似或略低于睾丸。一般头部厚径<1cm、体<0.4cm、尾部<0.8cm。精索纵切面成条索状，内可见到数条管状结构。睾丸附件多呈卵圆形，内部多呈中等回声，少数为无回声。

2）CDFI、PDU 表现：CDFI 显示睾丸包膜动脉穿行于包膜下，穿隔动脉走行较平直，左右睾丸血供相当（图 15-18B）。睾丸动脉及各级分支 PDU 频谱均为低速低阻型。附睾内可见稀疏点状或短条状血流。平静呼吸时蔓状静脉丛不易显示，Valsalva 动作可见少量血液反流，持续时间通常<1 秒。

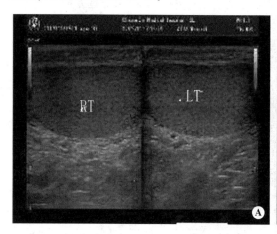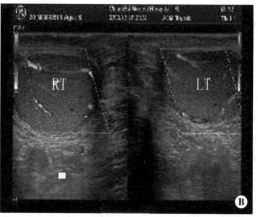

图 15-18　睾丸 2DU 和 CDFI 图

A. 左右睾丸二维纵断图；B. 左右睾丸横断图，示 CDFI

【实验学时】　3 学时。

【实验总结】

1. 2DU 检查眼部时，为避免将细小病变漏诊，可将增益调至较高或最高水平。

2. 检查甲状腺时，注意颈部淋巴结、肌肉、气管、食管、颈动脉、颈静脉及其他软组织的扫查。

3. 检查乳腺一般左右对比，应观察前后脂肪层、Cooper 韧带等有否异常。临床上还应注意问诊和触诊，并结合其他影像资料。

4. 对于精索静脉曲张、疝可增加立位检查，能提高病变组织的检出率。

【实验报告】

1. 描述正常眼部、甲状腺、乳腺（以外上象限为例）2DU 声像图表现，并画出示意图。

2. 描述正常睾丸、附睾2DU纵断面声像图表现,并画出示意图。

【实验思考】

1. 正常眼部视网膜中央动脉的探查方法及频谱多普勒特点是什么?

2. 怎样测量甲状腺的大小?

3. 乳腺的扫查方法有哪些?

4. 正常睾丸、附睾的CDFI特点是什么?

第四节　正常人颈部、腹部与四肢血管超声检查技术实验

【临床概述】　超声影像学在评价颈部、腹部大血管、周围血管疾病方面具有十分重要的意义。目前已部分取代X线造影技术。本实验主要简介常规超声对正常人颈部、腹部和上下肢体血管的检查方法、测量技术和正常超声表现。

【诊断要求】　了解检查的适应证,初步能对正常人进行颈部、腹部与上下肢体血管进行超声检查。

【检查注意事项】

1. 检查颈部血管一般无需特殊准备,不合作者和颈部术后伤口敷料等可能影响检查。

2. 检查腹部、盆腔血管时,受检者空腹8小时以上为宜,可适度充盈膀胱。

3. 检查肢体血管一般无需特殊准备,过度肥胖、严重肿胀、严重溃疡及石膏固定等可能影响检查。

【实验目的】

1. 了解颈部、腹部与四肢血管检查的适应证。

2. 熟悉颈部、腹部与四肢血管检查的超声仪器及其调节、探头及其选择等。

3. 掌握颈部、腹部与四肢血管超声扫查方法、测量和正常超声表现。

【实验内容】

1. 正常颈部血管超声检查技术。

2. 正常腹部血管超声检查技术。

3. 正常四肢血管超声检查技术。

【实验器材】　彩色多普勒超声诊断仪;高频探头(5～10MHz)、凸阵探头(2～5MHz);耦合剂等。

【实验方法】

1. 学生自己相互检查(每5～6人一组),轮流上机操作。

2. 检查中,熟悉正常人颈部、腹部与四肢血管解剖结构及二维切面图像;认识正常人各部位血管(动静脉)彩色血流显像及脉冲Doppler频谱特征。

3. 记录测量数据:按各部位要求测量血管内径、血流速度、搏动指数、阻力指数等。

【实验步骤】

1. 检查前准备

(1) 检查颈部血管时,被检者仰卧位,充分暴露颈部,头后仰。检查右侧时,头偏向左侧,反之,偏向右侧。一般用高频探头。

(2) 检查腹部血管时,被检者仰卧位,暴露腹部,一般使用凸阵探头。

(3) 检查肢体血管时,被检者一般仰卧位,充分暴露被检查肢体。室温不低于20℃,一

般用高频探头。

2. 检查方法

(1) 颈部血管

1) 二维超声(two-dimensional ultrasonography,2DU)扫查、测量和表现：探头横置于一侧颈根部,右侧自无名动脉分叉处,左侧从主动脉弓起始处开始,连续横断观察颈总动脉(commom carotid artery,CCA)及其分叉处、颈内动脉(internal carotid artery,ICA)和颈外动脉(external carotid artery,ECA)。然后纵行扫查。观察血管壁三层结构,并注意颈内、外动脉的鉴别。一般在颈内、外动脉分叉水平上下 1～1.5cm 处测量此三血管的内径和内-中膜厚度(intima-media thickness,IMT)。纵断扫查 CCA 后,探头外移并侧动,显示椎动脉(椎前段 V_1、横突段 V_2、寰椎段 V_3),注意椎动脉(vertebral artery,VA)起始段的显示。从无名动脉上行或从 CCA 下行观察左右锁骨下动脉,观察左侧锁骨下动脉起始段可用凸阵探头。横断扫查 CCA 后,其外前方椭圆形无回声区为颈内静脉,纵断可显示全程。

正常颈部动脉血管内膜呈细线样光滑等回声,中膜为低回声带,外膜为强回声带(图 15-19A),IMT <1.0mm。一般 ICA 位于 ECA 的后外方,近段内径较宽,称为颈内动脉球部。VA 显示为节段性血管结构(走行于横突孔)。

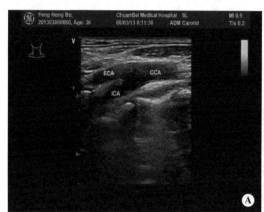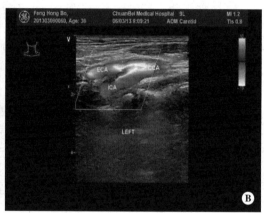

图 15-19　正常人 CCA、ICA 和 ECA 的 2DU 纵断图(A)及 CDFI 血流图(B)

ECA:颈外动脉;ICA:颈内动脉;CCA:颈总动脉

2) 彩色多普勒血流显像(CDFI)观察：启动 CDFI 键,分别观察上述各段血管血流充盈状态,观察椎动脉可用能量多普勒血流显像。注意调节彩色取样框的角度、大小、速度标尺等。

颈部动脉血管的 CDFI 表现为充盈良好(图 15-19B),从血管周边至管腔中心可呈现由暗到明的色彩变化。VA 显示为节段性血管充盈。

3) 脉冲多普勒超声(PDU)表现和测量：在获取最佳 CDFI 图像后,启动 PDU 键,调节取样容积的大小、声束与血流的夹角等,使频谱图显示于显示屏适当位置。测量各段血管血流速度峰值、舒张末期血流速度、搏动指数、阻力指数等。

CA 为低阻力型频谱(图 15-20)、ECA 为高阻力型频谱,CCA 阻力指数介于 ICA、ECA 之间。VA 为低阻力型频谱。

(2) 腹部血管

1) 2DU 扫查、表现和测量：

A. 腹主动脉(abdominal artery,AA)和下腔静脉(inferior vena cava,IVC)：被检者仰卧

位,置探头于剑突与脐之间连续横断扫查,脊柱左前方圆形无回声区为 AA 横断面,右前方椭圆形无回声区为 IVC 横断面,再纵断扫查 AA、IVC 的全程。观察管壁、管腔,分别在 AA、IVC 的近段、中段和远段测量内径(前后径和横径)。AA 近段为胸骨下端(膈肌平面)至肠系膜上动脉(superior mesenteric artery,SMA)起始处,中段为 SMA 至肾动脉(renal artery,RA)水平,下段为 RA 至 AA 分叉处;IVC 上段(肝段)为肝静脉(hepatic vein,HV)汇入处以上部

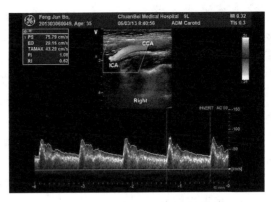

图 15-20　右颈内动脉的血流频谱

分,中段为 HV 与肾静脉(renal vein,RV)汇入处之间的部分,下段为 RV 汇入处以下部分。

B. 髂血管(iliac vessles):于脐下,扫查平面与腹正中线成角 25°~35°,从 AA 的分叉处或 IVC 的汇入处开始追踪左右总髂动、静脉的长轴,向腹股沟方向追踪扫查髂内外动静脉。亦可反向追踪扫查。

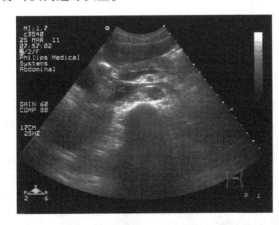

图 15-21　胰腺长轴切面及其与周围血管的关系
PA:胰腺,PV:脾静脉,SMA:肠系膜上动脉,LRA:左肾
静脉,IVC:下腔静脉,AO:腹主动脉

C. 腹腔干(coeliac trunk,CT)和 SMA:上腹部纵、横断扫查 AA 时,于胰腺上缘水平可显示 CT 起源和分支(肝总动脉、脾动脉)。距 CT 约 1cm,可显示 SMA 的主干,与 AA 的夹角一般不超过 30°。

D. RA、RV:纵断显示 SMA 后转为横断,在其下方约 1~2cm 处由 AA 两侧发出 LRA、RRA,变化体位、侧动探头可追踪 RA 主干。探头横置于右前腹肋间或肋下,被检者深吸气屏气,在肝后方可寻找 RRV 和 IVC。上腹部横切时,在 AA 和 SMA 夹角之间可探查到 LRV 穿越其中(图 15-21)。在上述静脉后方亦可寻找到 RA。可于 RA 起始部测量内径。

E. HV:探头于右肋缘下偏左斜切显示第二肝门,可见两支或三支 HV 注入 IVC。距二肝门 1~2cm 处测量 HV 内径。

F. 门静脉(portal vein,PV)系统:置探头于右肋缘下,将探头头侧向外上移斜断扫查,于 IVC 前方见一管状无回声区斜跨 IVC,此为门静脉主干(MPV)。进入肝脏后分为左、右两支,右支较左支粗而短。脾静脉(SPV)紧贴胰腺后方,肠系膜上静脉从胰腺钩突前方越过,向上行至胰颈后方与 SPV 汇合成 MPV。MPV 内径在 IVC 前方测量或距肝门 1~2cm 处测量。SPV 内径在脾门 1~2cm 处测量。

腹部血管 2DU 超声表现:AO 纵断面呈管状无回声区,横断面为圆形无回声区,壁可显示为三层结构,内径从近段至远段逐渐变细,平均 1.5~2.5cm。CT 和 SMA 内径分别为 0.66±0.17cm、0.64±0.14cm。RA 内径约 0.4~0.7cm。IVC 纵断面呈条状无回声区,横断面为扁平状或椭圆形无回声区,壁呈细线状回声,IVC 内径约 0.9~1.3cm。

2）CDFI 观察：启动 CDFI 键，分别观察上述各段血管血流方向、充盈状态等。注意调节彩色取样框的角度、大小、速度标尺等。AO 及其主要分支血流充盈好，为层流表现。IVC 及其属支血流充盈，但易受肠道气体和肥胖影响而显示不佳。

3）PDU：在获取各段血管相应最佳 CDFI 图像后，启动 PDU 键，调节取样容积的大小、声束与血流的夹角等，使频谱图显示于显示屏适当位置。测量各段血管血流速度峰值、舒张末期血流速度、搏动指数、阻力指数等。AO 收缩期呈陡直上升尖峰窄带正向波形，舒张期流速较低。CT、RA 为低阻力型频谱（其中 RA 的 SPV<150cm/s，RI 为 0.5～0.7），SMA 阻力指数介于 AO 与 CT 之间。IVC 近心段及 HV 呈三相型（负向 S、D 峰、反向 A 峰）或多相型频谱；IVC 远心段、RV 和髂静脉常表现为连续性频谱。

（3）四肢血管

1）2DU 扫查方法

A. 上肢血管：仰卧位，从胸骨上窝或锁骨上下窝开始扫查无名动脉、双侧锁骨下动静脉。上肢外展、外旋，掌心向上，在腋窝处找到腋动脉横断面，然后纵行从锁骨下动脉腋动脉起始部向远端探查至肱动脉，探查路径相当于腋、肱动脉的体表投影。在桡骨尺侧缘（肘窝中点远侧至桡骨茎突的连线）探查桡动脉，在前臂内侧（肘窝中点远侧至豌豆骨桡侧的连线）探查尺动脉。相应静脉与之伴行，扫查时可采用横切面间断加压法。

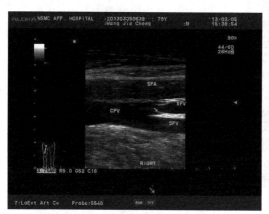

图 15-22　右股总静脉（CFV）、股深浅静脉（ DFV、SFV）及股浅动脉（SFA）长轴切面图（箭头示 SFV 瓣膜）

B. 下肢血管：仰卧位，被检大腿稍外展、外旋，在腹股沟区找到股动脉横断面，然后纵行沿大腿内侧探查股总、股深浅动静脉（图 15-22）及大隐静脉汇入端。在腘窝横断找到腘血管（亦可俯卧位或侧卧位），转动探头做纵断扫查，并注意小隐静脉汇入端。在小腿外侧上段腓骨小头内侧与胫骨外侧髁表面结节间由上向下探查胫前动静脉直至两踝连线的中点。从小腿前内侧探查胫后和腓血管时，胫后动静脉纵断面位于前面，腓动静脉位于后面；俯卧位在小腿后内侧向下行至内踝后缘与跟腱内缘间扫查胫后动静脉，在小腿后方上段正中和下段偏外侧探查腓动静脉。于两踝中点与第 1、2 趾骨的连线上探查足背动脉。小腿血管可从上到下扫查，亦可逆行追踪。注意上述各段血管扫查的相互衔接、覆盖，以防遗漏。

2）正常声像图和测量：动脉纵切管壁呈两条平行的回声带，内膜光滑、菲薄、连续性好，中膜为低回声带，外膜为强回声带；横切呈圆形，有搏动性。静脉管壁薄，内径大于伴行动脉，Valsalva 动作（深吸气然后用力屏气）后管径增大，加压可使管腔压瘪 。2DU 可测量各段血管内径。

3）CDFI、PDU 的观察和测量：在 2DU 显示各段血管较满意时，启动 CDFI 键，观察血流方向、充盈状态等。动脉收缩期色彩明亮，舒张期色彩暗淡。呼气时静脉色彩较明亮，吸气时色彩较暗淡；远侧肢体挤压实验，色彩增强；Valsalva 动作下肢大中静脉血流停止（无血流信号）。

启动 PDU 键,观察频谱和测量血流参数。肢动脉频谱为高阻力三相波(图 15-23A)。下肢静脉为单相、低速、随呼吸有波浪起伏变化的波形(图 15-23B)。Valsalva 动作若有反流,可测量反流时间。

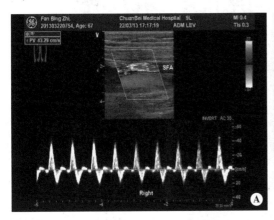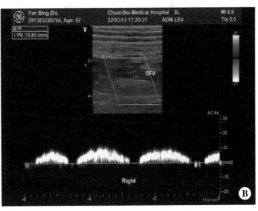

图 15-23　股浅动静脉频谱图

【实验学时】　3 学时。

【实验总结】

1. 仪器的优劣和仪器参数的设置、调节等将影响图像质量。

2. 被检者的正确体位、标准切面的扫查、规范的测量等将减少所测参数的误差。

3. 检查同一血管可纵横两个切面对比观察,注意血管探查的连续性。

【实验报告】　根据实验观察和记录写出实验报告(以颈血管为例,报告颈部血管的内径、内中膜厚度和血流动力学参数)。

【实验思考】

1. 怎样鉴别正常人颈内外动脉?

2. 如何探查腹主动脉、下腔静脉及肾动静脉?

3. 下肢血管的检查方法和正常超声表现有哪些?

第七篇 核医学成像技术实验

【实验要求】

1. 总则 核医学成像技术必须建立并遵守质量保证(QA)的政策和程序,用所建立的质控政策和程序来监测和评价整个检验过程(分析前、分析中、分析后)的质量。

2. 实验过程的管理 每一个核医学成像技术实验必须保证在分析前、分析中和分析后过程中标本的完整和唯一标识。

3. 标本的提交和处理程序中必须保证从样本采集到检测完成及报告结果期间标本的完整和唯一性标识。实验室必须及时、准确、可靠和保密地报告结果并保证整个过程都处于保密和实验室控制下,并恰当地记录、存储以及准确、可靠地修正检验结果。

4. 质量控制(QC)的评估 核医学成像技术实验必须采取修正工作的有效性。根据评估结果,必须对无效的 QC 政策和程序进行复审。这些措施必须能为改正下述问题所进行工作的有效性进行评估:①评价方法校准和质控数据时所发现的问题;②评价方法参考范围时发现的问题;③结果报告中查出的错误。

5. 质量保证记录 核医学成像技术必须将所有质量保证(QA)活动(包括所发现的问题和所采取的措施)记录下来并形成文件。必要时,能向有关管理机构提供所有 QA 记录。

【实验安全及注意事项】

1. 核医学成像技术的辐射防护安全及注意事项

(1) 各涉源单位开展相关工作前必须向上级主管部门申领许可证和环评,通过环评和取得许可证后方可开展相关工作。

(2) 从事放射性工作的人员必须遵守放射防护法规和规章制度,接受职业健康监护和个人剂量监测管理,并掌握放射防护知识和有关法规,经有资质单位举办的辐射安全培训,考核合格后方可上岗。同时放射工作人员必须持培训合格证、个人计量检测数据、健康体检结果参加上级卫生主管部门的定期审查。

(3) 辐射工作场所必须安装防盗、防火、防泄漏设施,保证放射性同位素和射线装置的使用安全。同位素的包装容器、含放射性同位素的设备、射线装置、辐射工作场所的入口处必须放置辐射警示标志和工作信号。

(4) 各涉源单位应配备必要的防护用品和监测仪器,建立健全安全检查制度,定期对各实验室使用的放射性同位素、射线装置和辐射工作场所进行安全检查,并做好记录。相关实验室应经常性检查辐射表面污染状况,并做好记录。检测记录要妥善保存,接受学校实验室安全管理部门和上级部门的检查监督。

(5) 购买放射源、同位素试剂和射线装置时,应首先向学校提出申请,经审核并报保卫处备案同意后,向政府环境主管部门办理"准购证",方能委托采购部门进行采购。

(6) 各涉源单位要建立健全放射性同位素保管、领用和消耗的登记制度,做到账物相符。实验过程必须小心谨慎,严格按照操作规程进行,做好安全保护工作。

(7) 对同位素实验等产生的放射性废物(包括同位素包装容器),不得作为普通垃圾擅自处理。必须向相关部门申报,经其同意后,由相关部门请有资质的公司或单位进行统一处置。

2. 大型仪器设备安全及注意事项

（1）每台大型仪器设备必须有专人负责管理，每台大型仪器设备配有一本《大型精密仪器设备使用记录》，须如实记录使用情况。

（2）要根据大型仪器设备的性能要求，提供安装使用仪器设备的场所，做好水、电供应，并应根据仪器设备的不同情况落实防火、防潮、防热、防冻、防尘、防震、防磁、防腐蚀、防辐射等技术措施。

（3）必须制定大型仪器设备安全操作规程，使用大型仪器设备的人员必须经过培训，考核合格后方可操作。

（4）注意仪器设备的接地、电磁辐射、网络等安全事项，避免事故发生。

3. 实验技术安全及注意事项

（1）实验室工作人员及学生在进行实验操作前，要提前接受实验室安全教育，在进行安全教育时，要对不按操作规程操作所造成的后果进行警示。实验室工作人员以及学生要严格按照仪器设备和实验操作规程进行实验操作。

（2）对进行受压容器、强电、驾驶、易燃、易爆、剧毒等实验的实验室，应按照国家和学校有关规定，制定本实验室的安全工作细则。对从事上述实验的人员必须进行安全技术培训，经考核合格后方可独立操作。

（3）实验室要做好保护工作，针对高温、低温、辐射、病菌、噪声、毒性、激光、粉尘、超净等对人体有害的环境，要切实加强实验室环境的监管和劳动保护工作。

第十六章 核医学成像基础实验

第一节 核医学成像设备

【临床概述】 核医学的成像设备是利用 γ 射线作为探测手段,通过脏器内外或脏器内的正常与病变组织之间的放射性活度差别揭示人体的代谢和功能信息。核医学成像设备从结构上看,主要由两大部分组成:一是闪烁探测器,由闪烁体、光电倍增管、电源和放大器-分析器-定标器系统等组成;二是记录和分析脉冲信号的数据处理系统。目前常用的核医学成像设备包括 γ 相机、SPECT、PET 等。本实验主要介绍 SPECT 的主要构成和工作原理。

【诊断要求】 掌握常见核医学成像设备 SPECT 的主要构成和工作原理。

【检查注意事项】

1. 核医学成像设备自身不带放射性核素,不产生射线,不运行时无需辐射防护。

2. 核医学成像如带有诊断性或者定期性 CT,需要注意 X 射线的辐射防护。

3. 核医学成像过程需使用放射性药物,需要注意 γ 射线的辐射防护,并避免污染周围环境。

4. 核医学成像设备运行过程中应避免碰触探头。

【实验目的】

1. 掌握核医学成像设备的基本结构,各组成部分的作用。

2. 掌握核医学成像设备的工作原理。

3. 了解核医学成像设备的图像采集和图像重建方法。

【实验内容】

1. 核医学成像设备的基本结构,各组成部分的形态、作用。

2. 核医学成像设备的工作原理和工作流程。

【实验器材】 SPECT 一台;稳压器;UPS;图像处理系统;图文报告系统(或 PACS 系统)。

【实验方法】

1. 参观学习,掌握 SPECT 的基本结构。

2. 检查过程,熟悉 SPECT 的工作流程和注意事项。

3. 掌握 SPECT 的成像原理;了解 SPECT 图像采集和图像处理;了解报告系统和 PACS 系统的基本流程。

【实验步骤】

1. 参观 SPECT 的机房,了解 SPECT 室的环境和要求。SPECT 室大体分机房和控制室。机房内主要有稳压器和 UPS,为 SPECT 的运行提供稳压电源。SPECT 主要由机架、机身、检查床等构成。机架主要作用是支持和各种取样线路、电子学线路的通道;机身主要是采集系统,其核心组成是探头。检查床是图像采集过程患者躺卧的平台。

2. 参观 SPECT 的基本结构。

(1) SPECT 主要由准直器、晶体、光电倍增管矩阵、位置和能量电路、机架和计算机影像处理等部分组成。

(2) 准直器位于晶体之前,主要由铅和钨合金制成。准直器的作用是限制散射光子,

允许特定方向 γ 光子和晶体发生作用,其性能很大程度上决定了探头的性能。了解常用的准直器的类型,如通用型、高能型、高分辨型。了解如何根据放射性核素的能量和显像项目选择不同的准直器。

(3) 了解晶体的作用和类型。晶体的作用是把由准直器进入的射线能量转换成荧光光子,荧光光子被光电倍增管光阴极吸收后转换成电子,并经数次的成倍放大,形成电压增加的电脉冲信号。熟悉常见晶体的直径(28.0～56.4cm)、厚度(6.50～16.3mm)。了解晶体厚度与分辨率的关系,晶体薄,SPECT 的分辨率高,但探测效率低。

(4) 了解光电倍增管的位置和作用。光电倍增管形状多样,可呈圆形、正方形、六角形。均匀排列在晶体后面,紧贴着晶体。当射线进入晶体后,与晶体相互作用产生的信号可被该部位一个或多个光电倍增管吸收,转变成电压信号输出。光电倍增管的数量多少与定位的准确性有关。数量多可增大显像的空间分辨率,增加定位的准确性。

(5) 了解脉冲幅度分析器、信号分析和数据处理系统的作用。脉冲幅度分析器作用是选择记录从晶体和光电倍增管送来的电脉冲信号。信号分析和数据处理系统主要由电子学线路和计算机构成,对信号进行一定程度放大,或对采集到的数据进行均匀性校正。

3. 了解图像处理、报告系统、PACS 系统的工作流程和常规的工作要求。

4. 掌握 SPECT 的工作原理。引入人体的放射性药物发射出 γ 射线,经过准直器准直后,打在碘化钠晶体上产生闪烁光,闪烁光经过光电倍增管光阴极吸收,转变为电子信号,产生不同的响应,包括位置信号和能量信号,确定一个启辉位置,表现为显示器上显示一个闪烁点,众多的闪烁点即可形成一幅图像。利用滤波反射投影方法,借助计算机处理系统可以从一系列投影影像重建横向断层影像,由横向断层影像的三维信息再经影像重建组合获得矢状面、冠状面、和任意斜位方向的断层影像。

【实验学时】　2 学时。

【实验总结】

1. SPECT 是由准直器、晶体、光电倍增管、位置和能量电路机架、计算机等部分组成的核医学设备。

2. SPECT 成像原理是利用引入人体的放射性药物发射出 γ 射线,经过准直器准直后,打在碘化钠晶体上产生闪烁光,闪烁光经过光电倍增管光阴极吸收,转变为电子信号,产生不同的响应,包括位置信号和能量信号,确定一个启辉位置,表现为显示器上显示一闪烁点,众多的闪烁点即可形成一幅图像。利用滤波反射投影方法,借助计算机处理系统可以从一系列投影影像重建横向断层影像,由横向断层影像的三维信息再经影像重建组合获得矢状面、冠状面、和任意斜位方向的断层影像。

3. 根据显像目的和显像要求、使用的放射性核素种类的不同,正确选择准直器、采集条件和采集时间。

【实验报告】　画出简单的 SPECT 工作原理图并阐述。

【实验思考】

1. 为什么射线能够被闪烁探测器探测?

2. PET 和 SPECT 仪器的工作原理有何区别?

第二节　核医学图像质量控制实验

【临床概述】　关于核医学显像质量控制(quality control,QC)和质量保证(quality assurance,QA)的概念:IAEA(international atonmic energy agency)在其出版的《核医学仪器质量控制1991》一书中是这样定义的:质量保证是使检查结果最大程度地接近于真实而无任何差错或伪影;质量控制是为达到质量保证这一目的所做的一切努力。

对 γ 照相机和 SPECT 而言,质量控制项目主要是空间分辨率、均匀性、平面灵敏度、断层灵敏度、分辨率、空间线性、旋转中心等;SPECT 的质控内容主要为空间分辨率、散射测量、灵敏度、均匀性、衰减校正等;本实验主要介绍 SPECT 的质量控制实验。

【诊断要求】　掌握 SPECT 的质量控制项目如空间分辨率、均匀性、灵敏度、分辨率、线性等概念和临床监测方法。

【检查注意事项】

1. 制备合理的放射性源和各种质量控制模型。

2. 掌握各种质量控制检测方法,了解质量控制的计算方法。

【实验目的】

1. 掌握合理的放射性源和各种质量控制模型的制备。

2. 掌握质量控制项目的概念和检测方法,了解质量控制的计算方法。

3. 了解图像及报告书写的基本要求。

【实验内容】　常见的 SPECT 的质控项目:断层均匀性、旋转中心、空间分辨率、断层厚度、断层灵敏度和总灵敏度、对比度。

【实验器材】　γ 照相机或 SPECT;活度计;^{99}Mo-^{99m}Tc 发生器和^{131}I 点源。

【实验方法和步骤】

1. 放射源和模型的制作

(1) 放射性点源:点源主要用于测试断层旋转中心漂移,可由^{99m}Tc 或^{57}Co 制成,直径应小于 2mm。

(2) 断层模型:断层模型用于测试 SPECT 断层总体性能。使用时模型内注入充分均匀的^{99m}Tc 液体,放入插件,其中插件部分用于测试断层分辨率、线性对比度、1:3 均匀溶液,部分用于测试断层均匀性。

2. 旋转中心漂移的测试　SPECT 的旋转中心是一个虚设的机械点,它位于旋转轴上,它应是机械坐标系统、γ 照相机探头电子坐标和计算机图像重建坐标共同的重合点。任何不重合表现为旋转轴倾斜和旋转中心漂移。对旋转中心漂移与否有多种方法进行测量:一种是观察点源的正弦曲线,将一点源置于旋转中心 10~15cm 的距离,然后沿 360° 轨道采集32 帧图像,用重心法确定图像中点源的 X、Y 位置。用直角坐标画点源位置-角度关系曲线应为一正弦曲线。正弦曲线不连续,中线偏移均表示旋转中心有漂移。Y 坐标与角度的关系曲线应为一直线,距离平均值的差异表示旋转轴倾斜的情况;另一种是测量点源在两个180° 位置上的距离差。如果旋转中心无漂移,则对应两点所测的距离应相等,漂移越大,两者相差就越大。

(1) 测试条件及设备:20% 光电峰对称窗,使用仪器所提供的各种探头校正技术。装上低能通用型或低能高分辨型准直器、点源。

（2）测试步骤

1）使用被测试 SPECT 系统提供的旋转中心漂移测试软件；如果被测试系统没有提供旋转中心漂移测试软件，按下列步骤进行。

A. 探头面置于水平位置（0°），旋转半径为 25cm。

B. 点源置于过旋转轴的水平面上（可放在断层床面），在 X 方向（床的左右方向）上距旋转轴 5cm，在 Y 方向（床的头脚方向）上与视野中心平齐。

C. 使用 256×256 矩阵（或 128×128 矩阵，Zoom＝2）采集点源图像，采集计数 10k。

D. 转动探头到 180°，采集第 2 幅点源图像。

E. 探头面置于垂直位置（90°），点源置于过旋转轴的垂直面上，距旋转轴 5cm。按水平面时的相同条件采集点源图像。

F. 转动探头到 270°，采集第 4 幅点源图像。

2）计算和分析：被测试系统没有提供测试软件，按下列步骤进行。

A. 计算第 1、2 幅点源图像的点源 X 方向重心坐标：$COGx1,2=[\Sigma\Sigma xMATRIX(x,y)]/[\Sigma\Sigma MATRIX(x,y)]$。

B. 计算：$COR0\sim180=[(COGx1+COGx2)/2]-N/2$，式中 N/2 为采集矩阵的中心坐标。

C. 按步骤 1 相同方法计算第 3、4 幅点源图像的 X 方向重心坐标 COGx3,4。

D. 按步骤 2 相同方法计算 $COR90\sim270$。

E. 计算 $COR0\sim180$ 和 $CORCOR90\sim270$ 的平均值得到旋转中心漂移 COR。

F. 按所用矩阵的像素尺寸，将 COR 单位换算为 mm。

3. 空间分辨率测试　SPECT 的空间分辨率是指断层面内的空间分辨率。可用线伸展函数半高宽（FWHM）表示。

（1）测试条件及设备：20% 光电峰对称窗，使用仪器所提供的各种探头校正技术。装上低能通用型或低能高分辨准直器、点源。

（2）测试步骤：模型为圆柱形模型加线源，模型内充水，线源内 ^{99m}Tc 溶液，活度要求不大于 29kCPM。线源共 3 根，1 根与旋转轴重合，另 2 根分别距离旋转轴 7.5cm，相距 90°，旋转半径 15cm，采集矩阵 128×128，Zoom 为 2，重建厚度 10mm，沿 X、Y 两个方向分别计算线伸展函数的半高宽，所得即为 SPECT 断层面内的空间分辨率。

4. 总体性能　断层均匀性：SPECT 断层均匀性通常较 γ 照相机差。主要原因有三方面：构成断层图像的原始信息量低，统计噪声高；探头旋转造成均匀性变化；重建过程对非均匀性要加以放大。保证断层图像的均匀性不仅要把 γ 照相机探头本身的均匀性调节好，还要加大计数，加准直器和散射媒质。对 64×64 矩阵，校正总计数 32 M；对 128×128 矩阵，校正总计数 128 M。校正后的均匀性应高于 1% 。

对比度的定义为计数与本底计数的差的相对百分比。测量时用一圆柱形模型，内有不同直径的圆柱棒若干个，直径从 7.5～30mm。计算每个圆柱棒的计数与本底计数的差的相对百分比。圆柱棒为靶区、冷区，本底区为充满 ^{99m}Tc 的活性区。对比度散射线、单道分析器窗宽等因素有关。

（1）测试条件及设备：20% 光电峰对称窗，使用仪器所提供的各种探头校正技术，装上低能通用型或低能高分辨型准直器。ECT 模型或 SPECT/PET 模型及插件，模型内注入 ^{20m}Ci 充分均匀的 ^{99m}Tc 液体，放入插件。

（2）测试步骤

1）模型固定在断层床,置于断层视野中心位置。模型长轴平行旋转轴。

2）探头置于断层起始位置,旋转半径25cm,128×128矩阵,Zoom＝1。

3）进行360°断层采集,64°投影角度,每投影采集200M计数。

4）使用RAMP滤波器重建整个模型的横断切面,重建厚度为1个像素。对横断切面做线性衰减校正,衰减系数$\mu=0.12$。

（3）计算和分析:横断切面包括4个测试部分:冷区分辨率、热区分辨率、均匀性,以及线性(仅SPECT/PET模型)。在分辨率部分仔细观察能够较为清晰分辨的最小冷热区,在均匀性部分观察是否存在环形伪影,线性部分观察是否存在非线性失真。

【实验学时】 3学时。

【实验总结】

1. SPECT的质量控制项目主要包括空间分辨率、均匀性、平面灵敏度、断层灵敏度、分辨率、空间线性、旋转中心等。

2. 质量控制使用的放射源和模型有多种,如点源、泛源、线源、面源等。其中应用广泛的是点源,一般由^{99m}Tc制成,直径要求在2mm内,主要用于测试探头的固有均匀性、空间分辨率、空间线性、能量分辨率、最大计数率。

3. SPECT旋转中心漂移、空间分辨率、总体性能等的测试必须严格按照操作步骤,到达要求,才能获得优良的图像质量。

【实验报告】

1. 描述旋转中心漂移情况,单位mm,注明所使用的准直器。

2. 描述断层横断切面的分辨率、均匀性和线性,注明所使用的准直器,记录所有采集和重建条件。

【实验思考】

1. 常见的质量控制项目有哪些?

2. 如何判别旋转中心有漂移?

第十七章 核医学检查技术实验

第一节 脑血流灌注显像实验

【临床概述】 静脉注射分子量小、不带电荷且脂溶性高的显像剂,它们能通过正常血-脑屏障进入脑细胞,随后在水解酶或脂解酶作用下转变为水溶性物质或经还原型谷胱甘肽作用分解成带电荷的次级产物,从而滞留脑组织内;显像剂进入脑细胞的量与局部脑血流(rCBF)量正相关。由于 rCBF 一般与局部脑功能代谢平行,故本检查在一定程度上能反映局部脑功能状态。本实验主要介绍脑血流灌注显像的图像采集方法和图像处理过程。

【诊断要求】 掌握脑血流灌注显像原理,了解检查流程、图像采集方法及处理过程。

【检查注意事项】 严格脑血流灌注显像适应证,操作过程,图像分析。

【实验目的】

1. 以启发式教学为主,通过见习或实际操作,加深同学对课堂讲授脑血流灌注显像原理、发生器、活度计及配套药盒的使用等知识的理解和认识,多看实物或示教片。

2. 掌握脑血流灌注显像的显像原理、正常图像和异常图像、临床应用。

3. 了解脑血流灌注显像的显像方法和检查流程。

【实验内容】 脑血流灌注显像的显像方法和影像学分析。

【实验器材】 SPECT;活度计;^{99}Mo-^{99m}Tc 发生器和配套药盒 ECD。

1. ^{99}Mo-^{99m}c 发生器的构成及使用

(1) 发生器的基本构成及使用方法(图 17-1)。

(2) 发生器的工作原理:^{99}Mo-^{99m}Tc 发生器中的 ^{99}Mo 的半衰期为 67h,经 β^- 后,87% 成为亚稳态的 ^{99m}Tc,13% 为基态的 ^{99}Tc。^{99m}Tc 的半衰期为 6.02h,发射 140kev 的 γ 射线。^{99}Tc 的半衰期 2.1×105 年,经 β^- 衰变转变为 ^{99}Ru。

2. 学习放射性活度计测量放射性核素的活度,如从 ^{99}Mo-^{99m}Tc 发生器洗脱出 ^{99m}Tc,用活度计测其标记前后放射性活度。

3. 显像前准备 无菌条件下,在静脉注射 ^{99m}Tc-ECD 前 30 min 至 1 h,口服过氯酸钾 400 mg 封闭脉络丛、甲状腺、鼻黏膜;注射前 5 min 患者处于安静状态下,带眼罩及耳塞封闭视听。

4. 药物注射 用 ^{99m}Tc 标记双半胱乙酯(ECD) 即 ^{99m}Tc-ECD。1 瓶 ECD 用 5ml ^{99m}Tc 标记,即将 5ml ^{99m}Tc 注入 1 瓶 ECD 中,充分震荡摇匀后,静止 5 ~ 10 min 后,才可以使用。严格无菌操作,将 740 ~ 1110 MBq(20-30mCi)^{99m}Tc-ECP 静脉注射患者体内。

5. γ 照相机或 SPECT 介绍其结构、原理,并见习各部件的组成,如准直器、晶体、光电倍增管、操纵

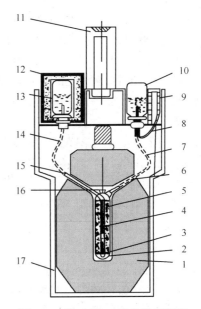

图 17-1 ^{99}Mo-^{99m}Tc 发生器示意图

注:1. 铝罐;2. 玻璃交换柱;3. 筛板;4. 淋洗液排出管;5. 钼酸锆胶体;6. 生理盐水进口接头;7、8、14. 连接胶管;9. 空气过滤;10. 生理盐水瓶;11. 发生器提把;12. 小铝罐;13. 淋洗液收集瓶;15. 淋洗液出口接头;16. 装料管头;17. 塑料外壳

台、检查床和照相机系统等,增加对放射性核素在 γ 照相机或 SPECT 成像原理方面的感性认识(详见第一节:核医学成像设备)。

6. 图像采集和处理　静脉注射显像剂后 15 ~ 30 min 后分别进行断层采集,受检者仰卧位,眼外眦和外耳道的连线称为眦耳线,尽量与地面垂直。

采集条件:低能高分辨或扇束,能峰 140 kev,探头旋转 360°,矩阵 128×128,5.6° ~ 6.0°/帧,采集 60 帧。采集数据经滤波处理、衰减校正,计算机重建横断面、冠状面、矢状面等三维图像。

7. 正常影像与结果判断　左右两侧大脑皮质、基底节、丘脑、小脑和脑干等灰质结构由于血流量高于白质,表现为放射性浓聚区,呈对称性分布,白质和脑室部位放射性摄取明显低下,脑灰、白质对比度好。

8. 异常影像的类型

(1) 局限性放射性分布减低或缺损:脑皮质和脑内灰质核团有单处或多处局限性放射性分布减低或缺损区,呈类圆形、椭圆形和不规则形等。常见原因如缺血性脑血管病、脑出血、脑脓肿、癫痫发作间期和偏头痛等缺血性、功能性和占位性脑病等。

(2) 局限性放射性浓集或增高:脑皮质和脑内灰质核团有单处或几处局限性放射性浓集或增高,多数呈点灶状、团块状,有的呈环行或新月形等。常见原因如癫痫发作期致痫灶、TIA、脑梗死亚急性期和慢性期的病灶周围可出现放射性浓集。

(3) 大小脑失联络现象:一侧大脑皮质有局限性放射性分布减低或缺损,同时对侧小脑放射性分布亦见明显减低,这种现象称为大小脑交叉失联络,多见于慢性脑血管病。

(4) 白质区扩大:脑梗死、脑出血和脑肿瘤等,除可见局部明显放射性分布减低或缺损外,有时可见白质区扩大,中线结构偏移,多不规则,系局部病变致周围组织缺血、水肿和受压。

(5) 脑结构紊乱:表现为脑内放射性分布紊乱,无法识别原有结构。有时可见脑皮质周围有环形放射性分布,呈花边状,多见于脑挫伤。这些所见是由于外力撞击使脑内部分组织挫伤、水肿、缺血、功能不全和血脑屏障受损等原因所致。

(6) 异位放射性浓集:正常脑结构以外部分异常放射性的非生理性浓聚。分布于鼻腔、侧脑室、头皮或颅骨内,往往系脑挫伤伴脑脊液漏、硬膜下血肿、蛛网膜下腔出血等引起。

(7) 脑萎缩:表现为皮质变薄,放射性分布呈弥漫性稀疏、减低,脑室和白质相对扩大,脑内容量减少,伴有脑裂增宽,脑内灰质核团变小,核团间距离加宽。常见于脑萎缩症、抑郁症晚期、Alzheimer 病和各型痴呆等。

(8) 脑内放射性分布不对称:一侧放射性明显高于或低于对侧,如舞蹈病、Parkinson 病时,一侧基底节可明显低于对侧基底节。

9. 临床应用

(1) 短暂性脑缺血发作(TIA)和可逆性缺血性脑病(RIND)的诊断:TIA 和 RIND 患者神经系统检查及 CT 和 MRI 检查结果多为阴性,而 rCBF 断层显像可发现近 50% 患者脑内存在缺血性改变,特别是可发现慢性低灌注状态的存在,病变部位表现为不同程度的放射性减低或缺损区,阳性检出率高于 CT 和 MRI。

(2) 脑梗死的诊断:脑梗死发病早期 rCBF 断层显像即可检出,而此时 CT 显示的组织结构改变可能还不明显。脑梗死一旦引起组织结构的变化,CT 和 MRI 即可明确诊断,且准确率较高。脑梗死区域在 rCBF 断层显像中表现为局限性放射性减低或缺损区,且显示的病变范围要大于 CT 和 MRI。

(3) 癫痫灶定位诊断:CT 和 MRI 检查对癫痫灶阳性检出率为 30% ~ 50% 和 50% ~

70%;而 rCBF 断层显像的检出率可达 70%~80%,借助诱发试验(如贝美格等)发作期显像可进一步提高癫痫灶检出率。发作间期 rCBF 断层显像多表现为局部放射性减低区,有些病例也可出现同侧基底节和丘脑放射性的减低、双侧小脑或对侧小脑放射性减低。发作期显像若发现发作间期放射性摄取减低区出现放射性摄取的增高,将提示为致痫病灶。

(4) 阿尔茨海默病的诊断与鉴别诊断:阿尔茨海默病(AD)患者 rCBF 断层显像的典型表现是双侧顶叶和颞叶为主的大脑皮质放射性分布不对称,一般不累及基底节和小脑,局部脑血流减低的程度和范围与 AD 的病情严重程度相关,脑血流灌注显像诊断 AD 轻、中、重度的灵敏度分别为 67%,86% 和 92%,特异性为 91%。

(5) 颅脑外伤:轻中度颅脑外伤的被检者中,可显示局部脑血流灌注的减低,诊断阳性率为 68%~77%,但 CT 和 MRI 常表现为正常。

(6) 脑功能研究:表现为枕叶视觉中枢、颞叶、听觉中枢以及额叶语言中枢或精神活动区放射性分布增浓。

(7) 其他:许多神经精神疾病通过 rCBF 断层显像可观察到 rCBF 改变。如偏头痛发作时 rCBF 发生增高或减低;精神分裂症患者 rCBF 变化特点是从脑前部向后部呈阶梯形改变,以额叶损害为重,rCBF 明显减低,基底节和颞叶常受损,左侧受损程度常较右侧重;抑郁症患者额叶和颞叶、边缘系统 rCBF 减低;遗传性舞蹈病患者大脑皮层和基底节出现多处 rCBF 减低区;小儿缺氧缺血性脑病局部放射性降低或缺损;脑动静脉畸形处 rCBF 明显减低。

【实验学时】　3 学时。

【实验总结】

1. 静脉注射的分子量小、不带电荷且脂溶性高的显像剂能通过正常血脑屏障进入脑细胞,随后在水解酶或脂解酶作用下转变为水溶性物质或经还原型谷胱甘肽作用分解成带电荷的次级产物,从而滞留在脑组织内,显像剂进入脑细胞的量与局部脑血流(rCBF)量成正相关。由于 rCBF 一般与局部脑功能代谢平行,故本检查在一定程度上亦能反映局部脑功能状态。

2. 正常情况下,左右两侧大脑皮质、基底节、丘脑、小脑和脑干等灰质结构因血流量高于白质,呈对称性分布的放射性浓聚区,白质和脑室部位放射性摄取明显低下,脑灰、白质对比度好。

3. 异常脑血流灌注显像图像表现:局限性放射性分布减低或缺损、局限性放射性浓集或增高、大小脑失联络现象、白质区扩大、脑结构紊乱、异位放射性浓集、脑萎缩、脑内放射性分布不对称等。

4. 脑血流灌注显像主要用于短暂性脑缺血发作(TIA)和可逆性缺血性脑病(RIND)的诊断、脑梗死的诊断、癫痫灶的定位诊断、阿尔茨海默病的诊断与鉴别诊断、颅脑外伤的诊断、脑功能的研究、其他神经精神疾病如偏头痛等的诊断。

5. 数据采集时如患者头部位置移动,会严重影响影像质量,重建的图像可表现为脑内结构紊乱,需要用胶带强制固定,对神经或精神症状重,不能合作的患者,可预先给予镇静剂。

6. 如脉络丛、鼻黏膜未封闭或者封闭不够,可见静脉窦显影,尤其是鼻黏膜内放射性分布明显浓聚,可影响影像的清晰度,所以一定要用过氯酸钾封闭脉络丛等。

【实验报告】　根据实验观察和记录写出实验报告。

【实验思考】

1. 脑血流灌注显像为什么可以早期诊断 TIA?

2. 脑血流灌注显像在癫痫术前定位中有何价值?

第二节　甲状腺静态显像实验

【临床概述】　甲状腺有选择性摄取、浓聚碘的能力,甲状腺摄取碘的速度、量与甲状腺功能有关。^{131}I 与食物或药物中的碘一样,进入人体后可被有功能的甲状腺组织摄取,被摄取的量、速度与甲状腺功能有关,利用显像仪器可得到甲状腺影像,以了解甲状腺位置、形态、大小、有无占位性病变及病变部位的功能状态。另外,^{131}I 也能被有功能的甲状腺癌转移灶摄取而使之显影,故用来发现分化较好的甲状腺癌转移灶。^{99m}TcO$_4^-$与 ^{131}I 同为负一价离子,性质上有相似之处,也可被甲状腺组织摄取,且被摄取的量、速度也与甲状腺功能有关,故也可用 ^{99m}TcO$_4^-$进行甲状腺显像。

【诊断要求】　掌握了解甲状腺静态显像的检查流程、图像采集方法和图像处理过程。

【检查注意事项】　严格甲状腺静态显像适应证,操作过程,图像分析。

【实验目的】

1. 以启发式教学为主,通过见习及实际操作,加深同学对课堂讲授甲状腺静态显像显像原理、发生器、活度计及配套药盒的使用等知识的理解和认识。

2. 掌握甲状腺静态显像的显像原理、正常图像和异常图像、临床应用。

3. 了解甲状腺静态显像的显像方法和检查流程。

【实验内容】

1. 甲状腺静态显像的显像原理,图像采集方法。

2. 甲状腺静态显像的正常图像和异常图像,临床应用。

【实验器材】　γ 照相机或 SPECT、活度计、^{99}Mo-^{99m}Tc 发生器。

【实验方法与步骤】

1. 实验前准备　用放射性碘做显像剂时,检查前根据情况停用含碘食物及影响甲状腺功能的药物如甲状腺制剂和抗甲状腺药物一周以上,停用碘对比剂至少 3 周,检查当日空腹,其他显像剂无特殊要求。

2. 实验方法

(1) 甲状腺锝显像:静脉注射游离 ^{99m}Tc74 ~ 185MBq(2 ~ 5 mCi)20 ~ 30 min 后进行甲状腺显像,患者取仰卧位,颈下垫一软枕,充分暴露甲状腺,常规采集前后位,必要时采集斜位或者侧位图像。选用低能针孔准直器,能峰 140 kev,窗宽 20% 。采集矩阵 128×128,放大 2 ~ 4 倍。

(2) ^{131}I 显像:空腹口服 ^{131}I1.85 ~ 3.7MBq(50 ~ 100μCi),24h 后在颈前显像,若行异位甲状腺显像时,行可疑部位显像;如寻找分化较好的甲状腺癌转移灶,空腹口服 ^{131}I74 ~ 185MBq(2 ~ 5 mCi)24 ~ 48 h 后行前位和后位全身显像,必要时加做 72 h 显像,被检者取仰卧位,探头移动速度 5 ~ 10cm/min。选用高能准直器,能峰 364 kev, 窗宽 20% 。采集矩阵 128×128,放大 2 ~ 4 倍。

(3) 甲状腺断层显像:主要用于临床怀疑甲状腺结节,而平面显像未发现,特别是伴有甲状腺肿大等特殊情况,也可用于估算甲状腺大小或重量。静脉注射 ^{99m}TcO$_4$ 4296 ~ 370MBq(8 ~ 10mCi)后 20 min 行断层显像。采用低能高分辨平行孔准直器,采集矩阵 64×64 或 128×128,放大 2 倍,探头旋转 360°共采集 64 帧,每帧采集 15 ~ 20 s,或每帧采集 80 ~ 120 K 计数,采集结束后进行断层重建,获得横断面、矢状面、冠状面影像。

3. 正常图像　正常甲状腺形态呈蝴蝶形,分左右两叶,居气管两侧,两叶的下 1/3 处由峡部相连,有时峡部缺如。每叶长约 4.5cm,宽约 2.5cm,前位面积约 20cm^2,重量约 20 ~

25g。两叶甲状腺放射性分布均匀,边缘基本整齐光滑。正常甲状腺两叶发育可不一致,可行成多种形态变异,少数患者可见甲状腺锥体叶变异。

4. 异常图像　主要有甲状腺位置异常、形态异常、大小异常、放射性分布异常等。

(1)甲状腺位置异常:通常发生在胸骨后、舌根部、舌骨下、喉前,极少数可发生在卵巢内。甲状腺显像有独特的诊断价值,值得注意的是当怀疑胸骨后异位甲状腺时应进行^{131}I显像,因为使用^{99m}TcO$_4$进行甲状腺显像时,由于该部位较高的本底水平以及来自纵隔大血管的放射性会明显遮挡胸骨后甲状腺的影像致使图像质量欠佳。而^{131}I显像则能获得较高的靶/本底比。典型表现为正常甲状腺部位未见摄^{131}I影像,而在其他部位出现摄取^{131}I影像,或正常部位的甲状腺组织影像延伸至胸骨后即可诊断。

(2)甲状腺形态异常:表现为甲状腺形态不完整,或不规则,边缘不光滑,先天性一叶缺如等,可见于结节性甲状腺肿,手术后或者先天一叶缺如等。

(3)甲状腺大小异常:常表现为甲状腺体积增大,可见于单纯性甲状腺肿大、甲状腺炎、结节性甲状腺肿大等。

(4)甲状腺内放射性不均匀:见于弥漫性分布增高或降低,如甲亢可表现为整个甲状腺放射性分布异常浓聚;甲状腺功能低下或亚急性甲状腺炎表现为整个甲状腺放射性分布普遍性降低,局灶性放射性分布可增高或降低,如甲状腺的热结节、温结节、凉结节、冷结节等。

1)甲状腺内放射性结节性不均匀:可表现为局部结节性放射性增高、稀疏、或者与正常甲状腺组织相近。根据放射性是高于、相近或低于周围正常甲状腺组织(或无放射性分布),将甲状腺内异常放射性结节影分为热结节、温结节和冷(凉)结节。单发热结节主要见于功能自主性甲状腺腺瘤,但也有极少数分化好的滤泡型甲状腺癌表现为热结节;多发性热结节可见于结节性甲状腺肿的结节功能不一致而引起放射性分布不均匀;温结节主要见于功能正常的甲状腺腺瘤,结节性甲状腺肿和慢性淋巴细胞性甲状腺炎也可表现为温结节;温结节中甲状腺癌的发生率约为4.0%。冷(凉)结节主要见于甲状腺癌、甲状腺腺瘤、甲状腺囊肿、出血、钙化及局灶性亚急性甲状腺炎;冷(凉)结节中约80%属良性腺瘤或腺瘤伴出血、囊性变;单发冷(凉)结节癌变发生率较高,但多发冷(凉)结节癌变发生率则较低。单纯甲状腺静态显像不能判断甲状腺结节性质,因此,如果甲状腺显像发现有结节,一般应进一步作甲状腺亲肿瘤阳性显像(如^{99m}Tc-MIBI、^{201}Tl显像等),以协助判断结节良、恶性。

2)甲状腺内弥漫性放射性不均匀:甲状腺内弥漫性放射性增高,见于弥漫性甲状腺功能亢进症及慢性淋巴细胞性甲状腺炎、亚急性甲状腺炎的功能增加期。甲状腺内弥漫性放射性降低,见于甲状腺功能减低、亚急性甲状腺炎、慢性淋巴细胞性甲状腺炎等。

3)甲状腺内放射性不规则性不均匀:甲状腺显像呈现不规则性的显像剂分布,即"峰"、"谷"相间,或虫蚀样分布,可见于慢性淋巴细胞性甲状腺炎、亚急性甲状腺炎患者甲状腺纤维化改变时期。

(5)甲状腺外异常放射性聚集影:当肿块位于甲状腺轮廓外、不摄取^{131}I或^{99m}TcO$_4^-$、甲状腺形态完整时,则为甲状腺外肿块。当甲状腺形态轮廓不完整、肿块在甲状腺轮廓以内,肿块与甲状腺的显像剂浓聚(或稀疏)部位重叠,则为甲状腺内肿块。需要注意鉴别的是甲状腺外肿块压迫甲状腺、少数甲状腺内肿块向外生长等。

【实验学时】　3学时。

【实验总结】

1. 甲状腺具有选择性摄取和浓聚碘的能力,甲状腺摄取碘的速度和量与甲状腺的功能有关系。^{131}I与食物或药物中的碘一样,进入人体后可被有功能的甲状腺组织摄取,被摄取的量和速度与甲状腺功能有关,利用 SPECT 显像可得到甲状腺的影像,可以了解甲状腺位置、形态、大小、有无占位性病变以及病变部位的功能状态。

2. 正常甲状腺形态呈蝴蝶形,分左右两叶,由峡部相连。每叶长约 4.5cm,宽约 2.5cm,前位面积约 20cm^2,重量约 20~25g。两叶甲状腺放射性分布均匀,边缘基本整齐光滑。正常甲状腺两叶发育可不一致,可行成多种形态变异,少数患者可见甲状腺锥体叶变异。主要有甲状腺位置异常、形态异常、大小异常、放射性分布异常等。

3. 长期服用甲状腺激素、碘制剂、含碘的对比剂等可影响甲状腺对^{131}I的摄取,从而影响对甲状腺功能的评价。

【实验报告】 根据实验观察与记录写出实验报告。

【实验思考】

1. 常见的引起甲状腺显像时腺体内显像剂分布不均匀的疾病有哪些?

2. 寻找分化型甲状腺癌患者转移灶的甲状腺显像需要注意什么事项?

第三节 骨显像实验

【临床概述】 骨的组成成分包括骨质、骨髓、骨膜,并含丰富的血管、神经等,其中骨质由多种细胞和细胞间的骨基质组成,骨基质由有机物质和无机盐构成,主要包括胶原纤维、蛋白多糖、骨盐(由钙、磷酸根与羟基结合而成)。骨显像剂^{99m}Tc 标记的磷酸盐静脉注射后,通过血液循环到达骨表面,通过与骨的主要无机盐成分——羟基磷灰石晶体发生化学吸附、离子交换以及与骨组织中有机成分结合而进入骨组织,此外碱性磷酸酶促进了磷酸盐在有机质中的沉着。应用 γ 相机和 SPECT 可使骨骼显像。骨骼显像剂在骨骼中聚集的多少主要与骨的血流量、骨代谢和成骨活跃程度、破骨程度等有密切关系。当骨骼局部血流量较多、代谢更新旺盛、成骨活跃时,聚集的显像剂就较多,在图像上呈现为显像剂浓聚区。当骨代谢降低时,如成人附肢骨骨干,骨显像剂聚集相对较少。当骨骼组织血液供应减少,破骨细胞活性增强发生溶骨时,则呈现显像剂分布稀疏或缺损区。骨骼支配神经通过影响骨骼血流供应,也可影响显像剂在骨骼的分布。如果支配骨骼血管的交感神经过度兴奋,使毛细血管收缩,则显像剂的浓聚会相应减少;若病变使骨内交感神经受损,导致血管扩张,则局部血流增加,显像剂在骨内的聚集会相应增多。因此,骨显像通过显像剂在骨骼聚集的多少,反映骨骼的血流、代谢更新、成骨和破骨状态,对其病变进行诊断。

【诊断要求】 掌握骨显像的原理,了解检查流程、图像采集方法和图像处理过程。

【检查注意事项】 严格掌握骨显像适应证,操作过程,图像分析。

【实验目的】

1. 以启发式教学为主,通过见习及实际操作,加深同学对课堂讲授骨显像原理、发生器、活度计及配套药盒的使用等知识的理解和认识,多看实物或示教片。

2. 掌握骨态显像的显像原理、正常图像和异常图像、临床应用。

3. 了解骨态显像的显像方法和检查流程。

【实验内容】

1. 骨显像的显像原理,正常图像和异常图像。

2. 三时相、四时相骨显像、静态骨显像、全身骨显像、骨断层显像的图像采集方法。

3. 肿瘤骨转移的骨显像表现。

4. 代谢性骨病的种类及骨显像表现。

【实验器材】 SPECT;活度计;^{99}Mo-^{99m}Tc 发生器和配套药盒。

【实验方法与步骤】

1. 实验前准备

(1) 注射放射性药物后,鼓励患者多饮水(500~1000 ml),可以促进非骨组织内放射性药物的清除、降低非骨组织的本底,减少患者受辐射剂量,并可使显像更清晰。

(2) 实验前,嘱患者排空膀胱,排尿困难者应予导尿,减少膀胱内放射性物质对骨盆结构影响。留置导尿管者,排空尿袋,将尿袋与引流管置于腿外侧,避免遮盖局部骨骼的放射性。

(3) 注射部位应尽量避免可疑骨转移部位相邻处。

(4) 对于伴发剧烈疼痛的骨转移患者或老年患者,应适当增加注射剂量,以缩短检查时间,必要时可给予镇痛药物,避免患者在检查过程改变体位。

(5) 嘱患者排尿时避免尿液污染体表或衣裤,若污染应更换衣裤及擦洗污染的皮肤。

(6) 检查前嘱患者除去衣物上的金属物品,以避免出现假放射性减低区。

2. 实验方法

(1) 三时相骨显像:患者取平卧位,选择低能通用型准直器,能峰为 140 kev,窗宽20%,矩阵128×128 或256×256,Zoom 1.0~1.5,探头对准检查部位,包括对侧相应部位,以为弹丸式静脉注射^{99m}Tc-MDP,启动机器,立即以 1 帧/3 s 的速度,连续采集 20 帧,为血流相;然后以 1 帧/1~2 min 速度采集 5 帧,视为血池相;2~4 h 静态骨显像为延迟相。血流相,血池相,延迟相,三者称为三时相骨显像。必要时再加上一次 24 h 静态骨显像,为四时相显像。

通过计算机处理,利用感兴趣区(ROI)绘制时间-放射性曲线,进行定量或者半定量分析,算出局部血流灌注、血池和骨盐摄取比值,以便进行对比。

(2) 局部骨显像:患者仰卧位,选择低能通用型准直器,能峰 140 kev,窗宽20%,矩阵128×128 或者256×256,Zoom 1.0~1.5,预置计数为(4~15)×10^5,根据检查部位选择不同体位。

(3) 全身骨显像:患者多取仰卧位,选择低能高分辨率准直器,采集矩阵为 256×1024,Zoom 为 1.0,扫描速度根据放射性活度而定,使准直器尽量接近体表,常规取前后位及后前位,对可疑部位的阳性病变,可用局部显像或选择不同的角度斜位显像,必要时追加断层显像。

(4) 断层骨显像:用于骨结构重叠部位,如头颅、椎体、骨盆、髋关节等。如平面显像显示不清楚,诊断困难,应进行断层显像。一般选择低能通用准直器,能峰 140 kev,窗宽20%,矩阵128×128 或64×64,Zoom 1.0~1.5,应用圆形或者椭圆形轨迹旋转 360°,1 帧/6°,1 帧/6s,采集 60 帧。

SPECT/CT 融合图像:平扫定位,范围<500mm,电流 30 mA,电压 120 kV,SPECT 与 CT 扫描范围保持一致,后行螺旋 CT,层厚 3mm,间距 1.5mm,CT 准直器为 6.0×1.5,矩阵 512×512,能量 140 kV,标准分辨率,螺旋 CT 断层扫描后,SPECT 探头自动回位,随后行 SPECT 断层采集:矩阵 64×64,放大倍数 1.46,采集 360°,双探头各旋转 180°,每6°步进,每帧采集 30 s。

图像融合处理:使所得图像通过融合软件,实现 SPECT 和 CT 图像的同机自动融合。

3. 正常骨扫描图像

(1) 骨动态和多时相显像

1) 血流相:静脉注射显像剂后8~12 s,局部大血管显影,随后软组织轮廓影逐渐出现。两侧大血管和软组织放射性分布基本对称,显影时间基本相同,骨骼部位放射性分布很少。

血流相与局部血管血流灌注速率和灌注量密切相关。

2）血池相：软组织显影更加清晰，显像剂分布增多，基本均匀、对称；大血管影持续显示，骨骼影像不甚清晰。

3）延迟相：同骨静态显像，反映骨的代谢状态。

（2）骨静态全身和局部显像：骨骼显影清晰，全身骨骼显像剂分布左右对称、均匀。正常成人因中轴骨骼及附肢骨骺端代谢活跃、血供丰富，显像剂分布浓于附肢骨骼。儿童、少年由于生长发育期骨骺代谢活跃，骨显像时骺端显像剂分布明显增多。双肾及膀胱不同程度显影。

4. 异常骨扫描图像

（1）骨动态和多时相显像

1）血流相：局部大血管位置、形态或显影时间及顺序改变，骨骼部位或软组织内出现显像剂分布异常浓聚或稀疏缺损等，可提示病变部位血流灌注异常及血管病变。

2）血池相：局部软组织或骨骼显像剂分布异常浓聚或稀疏缺损改变，提示局部充血。

3）延迟相：同骨静态显像。

（2）骨静态全身和局部显像

1）显像剂分布异常浓聚：由于病变骨骼血流灌注增加、代谢和成骨活跃等因素致显像剂浓聚呈"热区"影像，可为全身弥漫性或局灶性。根据"热区"数目多少（单发或多发）、病灶形态（点状、团块状、梭形、不规则形）和排列（无规律散在、串珠）、累及骨骼（以中轴骨为主还是附肢骨）等特点，对疾病性质进行分析和判别。

A. 多发显像剂分布异常浓聚：其中不规则的多发显像剂分布异常浓聚常见于肿瘤骨转移。如乳腺癌骨显像以全身骨骼多发显像剂异常浓聚区最常见，病灶分布无规律，以中轴骨为主，肋骨、胸骨、椎骨是最多见的部位。肺癌的全身骨骼多发显像剂异常浓聚区，病灶分布无规律，以中轴骨为主。转移灶以肋骨和胸椎最多见，其次为骨盆和腰椎。约10%的肺癌患者伴有肥大性肺性骨关节病，前列腺癌骨转移骨转移灶主要以成骨反应为主，骨显像以中轴骨、股骨近端为主的多发显像剂异常浓聚区最多见；仅局限于骨盆骨也比较常见；单一转移灶少见；晚期患者多见"超级骨显像"。

其中规则的多发显像剂分布异常浓聚集多见于代谢性骨病，常见表现为：骨骼显像异常清晰；附肢骨整体及其关节显像剂摄取明显增高；颅骨、下颌骨显像剂摄取明显增高；胸骨显影明显，呈"领带征"表现；肋骨软骨连接处有明显的显像剂摄取，呈"串珠样"；肾脏不显影。常见病因是甲状旁腺功能亢进、Paget's病，即畸形性骨炎、骨质疏松症等。

B. 单发异常显像剂分布异常浓聚：多见于代谢活跃的骨骺部位，如股骨下端、胫骨或腓骨上端和肱骨上端。常见病因是原发性骨肿瘤和局部骨感染、股骨头无菌性坏死、Legg-Calve-Perthes病。原发性骨肿瘤骨显像的典型表现为病变部位有明显的显像剂异常浓聚，可伴有"冷区"改变。骨髓炎的骨静态显像最常见的征象是病变部位出现局限性显像剂分布明显增加的"热区"。在小儿，骨髓炎超急性期可因血管栓塞，软组织水肿压迫血管致骨骼血供下降，骨静态显像可表现为"冷区"或正常。股骨头无菌性坏死的不同病期可有不同的表现，在疾病的早期（2周～1个月），因局部血供减少、骨代谢降低，股骨头表现为显像剂摄取减少的"冷区"。此种改变早于X线检查，对股骨头无菌性坏死的早期诊断有较好的辅助意义。当血管再生和骨骼修复过程开始后，股骨头周边血供增加、成骨代谢活跃，骨显像时表现为显像剂摄取明显增加，呈现典型的"炸面圈"样改变，即"冷区"周边为"热区"改变。若病程继续发展，成骨更加活跃，整个股骨头区呈现弥漫性显像剂异常浓聚改变，在平面显像上可掩盖"冷区"。

C. 超级骨显像（super bone scan）：是显像剂异常浓聚的特殊表现。显像剂在中轴骨和附肢骨近端呈均匀、对称性异常浓聚，或广泛多发异常浓聚，组织本底很低，骨骼影像异常清晰，肾影和膀胱影像常缺失。常见于以成骨为主的恶性肿瘤广泛性骨转移、甲状旁腺功能亢进症等患者。

D. 闪烁现象（flare phenomenon）：是骨转移患者治疗中显像剂异常浓聚的现象。恶性肿瘤骨转移病灶在经过治疗后的几个月内，因局部血供增加、成骨修复活跃和炎性反应，出现病灶部位的显像剂浓聚较治疗前更明显，而患者的临床表现则有明显好转。再经过一段时间后（一般为6个月），骨骼病灶的显像剂浓聚会消退，这种现象称为"闪烁现象"。一般认为，"闪烁现象"是骨愈合和修复的表现。

2）显像剂分布异常稀疏和缺损：骨血流灌注减少、破骨活跃、骨坏死等可使显像剂分布稀疏、缺损，影像呈"冷区"改变。

3）显像剂分布浓聚与稀疏并存：病灶中心部分显像剂分布稀疏缺损，周围显像剂分布异常浓聚，即"冷区"和"热区"混合。原因是破骨细胞活跃导致溶骨性破坏时，周边骨骼成骨细胞活性增加修复骨质破坏。常见于多发性骨髓瘤，多发性骨髓瘤侵及骨骼的多见部位为颅骨、肋骨、椎骨、胸骨、骨盆和股骨等；骨质疏松、溶骨性破坏常使被检者发生多发性肋骨骨折、椎体压缩性骨折。

4）骨外组织浓聚骨显像剂：局灶性浓聚多见于恶性肿瘤原发灶、骨外组织新鲜坏死性病变、骨化性肌炎等。弥漫性分布增多可发生于迁徙性钙化、骨质疏松、胸腹腔积液等。

【实验学时】　3学时。

【实验总结】

1. 骨显像剂^{99m}Tc标记磷酸盐静脉注射后，通过血液循环到达骨表面，通过与骨的主要无机盐成分（羟基磷灰石晶体）发生化学吸附、离子交换及与骨组织中有机成分结合进入骨组织，此外碱性磷酸酶促进了磷酸盐在有机质中沉着。应用SPECT使骨骼显像。骨骼显像剂在骨骼中聚集的多少与骨血流量、骨代谢和成骨活跃程度、破骨程度等有密切关系。

2. 骨动态和多时相显像时：静脉注射显像剂后8～12 s，局部大血管显影，随后软组织轮廓影渐现，两侧大血管和软组织放射性分布基本对称，显影时间基本相同，骨骼部位放射性分布很少，此期为血流相。血流相与局部血管血流灌注速率和灌注量密切相关。随后软组织显影更清晰，显像剂分布增多，基本均匀、对称，大血管影持续显示，骨骼影像不显影或显影浅淡，此期为血池相。待显像剂分布在骨骼组织中摄取达到平衡后，进行采集可获得骨静态显像，反映骨代谢状态。此时骨骼显影清晰，全身骨骼显像剂分布基本左右对称、均匀。正常成人中轴骨骼及附肢骨骺端代谢较活跃、血供较丰富，显像剂分布浓于附肢骨骼。儿童、少年处于生长发育期，骨骺代谢活跃，骺端显像剂分布明显增多，双肾及膀胱不同程度显影。

3. 异常骨显像可表现为：局部大血管位置、形态或显影时间及顺序改变，骨骼部位或软组织内出现显像剂分布异常浓聚或稀疏缺损等，可提示病变部位血流灌注异常及血管病变；局部软组织或骨骼显像剂分布异常浓聚或稀疏缺损改变，可提示局部是否有充血；多发或单发显像剂分布异常浓聚、超级骨显像、闪烁显像、显像剂分布的异常稀疏或缺损，显像剂分布浓聚与稀疏并存等，骨外组织浓聚显像剂等。

【实验报告】　根据实验观察和记录写出实验报告。

【实验思考】

1. 何为三时相骨显像，四时相骨显像？

2. 骨扫描前嘱患者多饮水的目的是什么？

3. 代谢性骨病的骨显像表现有哪些？肿瘤骨转移的骨显像表现有哪些？

参 考 文 献

[1] 余建明. 医学影像技术学. 第二版. 北京:科学出版社,2009.

[2] 张云亭. 医学影像检查技术学. 北京:人民卫生出版社,2005.

[3] 中华医学会. 临床技术操作规范(影像技术分册). 北京:人民军医出版社,2004.

[4] 王鹏程. 医学影像物理学实验. 北京:人民军医出版社,2007.

[5] 李月卿,李萌. 医学影像成像原理. 第二版. 北京:人民卫生出版社,2012.

[6] 徐跃,梁碧玲. 医学影像设备学. 第三版. 北京:人民卫生出版社,2010.

[7] 袁德,陈本佳. 医学影像检查技术. 第二版. 北京:人民卫生出版社,2011.

[8] 侯淑莲,谢寰彤. 医学影像原理与实验. 北京:人民卫生出版社,2007.

[9] 李彦豪. 实用临床介入治疗学图解. 第二版. 北京:科学出版社,2007.

[10] 郭启勇. 介入放射学. 第三版. 北京:人民卫生出版社,2010.

[11] 曾永明. 数字X线成像技术操作规范与剂量优化. 重庆:重庆出版社,2009.

[12] 张培功,杜勇. 医学影像学新进展. 成都:四川科学技术出版社,2002.

[13] 张小明译著. MRI原理. 成都:四川科学技术出版社,2004.

[14] 杨正汉,冯逢,王霄英. 磁共振成像技术指南. 第二版. 北京:人民军医出版社,2010.

[15] 王新房. 超声心动图学. 第四版. 北京:人民卫生出版社,2008.

[16] 姜玉新,王志刚. 医学超声影像学. 北京:人民卫生出版社,2010.

[17] 中国医师协会超声医师分会. 血管和浅表器官超声检查指南. 北京:人民军医出版社,2011.

[18] 曹允希,刘慧琴,邱建峰,等. 数字化X线胸部摄影管电压选择对影像质量影响的研究. 中华放射学杂志,2009, 43(7):697-699.

[19] 邱建峰,王鹏程,鲁雯,等. 磁共振实验设计探讨. 中国医学装备,2005,2(12):30-32.

[20] 倪萍,陈自谦,张鲁闽,等. 高场磁共振应用安全和质量控制的规范化管理. 中国医疗设备,2011,26(2):1-4.

[21] 孙建忠,王志康,章伟敏,等. 数字X线胸部摄影适宜检查参数的研究. 中华放射学杂志,2010,44(10):1069-1072.

[22] 谢晋东,袁聿德. 噪声等价量子数和量子检出效率对放射成像系统像质评价的意义. 中华放射学杂志,2002, 36(11):1050-1051.

[23] 胡书鸿,张永军,郭建平,等. Drypro 752医用干式激光打印机的使用体会. 临床军医杂志,2005,34(1):123-124.

[24] 金绍林,周云. 磁场在现代骨科领域的应用进展. 生物医学工程与临床,2011,15(6):591-595.

[25] 杨丽,乔晓艳,董有尔,等. 磁场生物效应的研究现状与展望. 中国医学物理杂志,2009,26(1):1022-1024,1037.

[26] 王静,高磊,陆建平,等. 胰腺MRI动态增强扫描最佳延迟时间窗的研究. 实用放射学杂志,2006,22(9): 1067-1070.

[27] Rudski LG, Lai WW, Afilalo J, et al. Guidelines for the echocardiographic assessment of the right heart in adults: a report from the american society of echocardiography. J Am Soc Echocardiogr,2010,23(7):685-713.

[28] Viremouneix L, Monneuse O, Gautier G, et al. Prspective evaluation of nonenhanced MR imaging in acutepancreatitis. J Magn Reson Imaging,2007,26(2):331-338.